神经外科疾病诊断与手术精要

主编 陈会召 伍 军 赵东升 曾 晖
吴 妹 刘锡禹 何 莲 马志国

吉林科学技术出版社

图书在版编目（C I P）数据

神经外科疾病诊断与手术精要 / 陈会召等主编. ——
长春：吉林科学技术出版社，2020.9
ISBN 978-7-5578-6923-6

Ⅰ．①神… Ⅱ．①陈… Ⅲ．①神经外科学－疾病－诊
断②神经外科手术 Ⅳ．①R651

中国版本图书馆 CIP 数据核字（2020）第 050004 号

神经外科疾病诊断与手术精要
SHENJING WAIKE JIBING ZHENDUAN YU SHOUSHU JINGYAO

主　　编	陈会召　伍　军　赵东升　曾　晖
	吴　妹　刘锡禹　何　莲　马志国
出 版 人	李　梁
责任编辑	孟　盟　陈绘新
书籍装帧	济南新广达图文快印有限公司
开　　本	787mm×1092mm　1/16
字　　数	307 千字
印　　张	12.5
印　　数	1-1500册
版　　次	2020 年 9 月第 1 版
印　　次	2021年5月第2次印刷

出　　版	吉林科学技术出版社
发　　行	吉林科学技术出版社
地　　址	长春市净月区福祉大路 5788 号龙腾大厦 A 座 8 楼
邮　　编	130000
编辑部电话	0431－81629398
网　　址	www.jlstp.net
印　　刷	保定市铭泰达印刷有限公司

书　　号	ISBN 978-7-5578-6923-6
定　　价	50.00 元

编 委 会

前　言

随着近年来神经外科的迅速发展,新技术、新观念不断涌现,国内神经外科取得了长足的进步,相当多的地方医院已能独立开展神经外科手术,并且建立了比较完善的神经外科重症监护和治疗系统,为正确、及时地治疗神经外科患者奠定了良好的基础。随之而来的手术治疗疾病的范围在不断扩大,手术操作技巧有很多改进与创新,出现了许多新的手术方式,传统的手术方法也在改变。为了反映神经外科临床研究方面的最新成果,更好地服务于临床诊断和治疗神经外科疾患,本编委会在参阅了大量国内外文献资料基础上,编写了此书。

本书共三章,内容涉及神经外科常见疾病的诊治及护理,包括:颅脑损伤、脑血管疾病、颅脑肿瘤。

书中对疾病的叙述涵盖了病因病理、症状表现、检查诊断方法、鉴别诊断、手术治疗方法与步骤以及术后并发症防治、预后及护理等内容,强调本书的临床实用价值。

本书在编写过程中,参考了许多神经外科相关专业内容的书籍文献,在此表示衷心的感谢。由于编委会人员均身担神经外科一线临床工作,故时间及精力有限,虽然尽到最大努力,但难免出现诸多错误及不足之处,还望各位读者朋友给予谅解并提出意见及建议,以起到共同进步、提高神经外科诊治水平的目的。

《神经外科疾病诊断与手术精要》编委会

2020 年 9 月

目　　录

第一章 颅脑损伤

第一节 头皮损伤与颅骨骨折

一、头皮损伤

头皮损伤是原发性颅脑损伤中最常见的一种,它的范围可由轻微擦伤到整个头皮的撕脱伤。其意义在于头皮损伤有助于颅脑损伤的部位及轻重的判断。头皮损伤往往都合并有不同程度的颅骨及脑组织损伤,它可作为颅内感染的入侵门户及引起颅内的继发性病变,所以头皮损伤后的重建已越来越受到重视。相比于其他部位的重建手术,头皮重建术的重要性在于它可对其下覆盖的颅脑组织提供完整严密的保护,以及满足现代生活对美观的要求。

1. 头皮的解剖　头皮可分为 6 层:表皮、真皮、皮下脂肪、帽状腱膜、帽状腱膜下及颅骨外膜层。真皮层含有大量的汗腺、皮脂腺和毛囊。皮下脂肪层内有大量的纤维隔连接表皮和帽状腱膜并含大量脂肪可缓和外力的冲击,但使头皮缺乏收缩能力。帽状腱膜层是头皮解剖的最重要结构,它是前部额肌和后部枕肌腱膜的延伸。在颞肌部位,帽状腱膜则延伸为颞肌筋膜浅层。帽状腱膜下层是疏松结缔组织,无间隔,当有外力作用时可使头皮在这层中滑动,造成头皮损伤,但也在一定程度上缓解了外力作用在颅骨上的强度。头皮血供丰富,它由对称的血管组成互相连接的血管网,所以头皮伤后的愈合及抗感染能力较强但伤时出血凶猛,加之头皮血管收缩能力差,容易发生休克,年幼者更应注意。

2. 损伤类型和治疗原则

(1)头皮擦伤:是表皮层的损伤。

(2)头皮挫伤:损伤延及皮下脂肪层,可有头皮瘀血及肿胀。

(3)头皮裂伤:是由钝器打击头部造成的,此类损伤往往都有不规则伤口,且创缘都很薄,伴有挫伤。伤口内多有毛发、泥沙等异物嵌入,容易引起感染。这类损伤常合并颅骨骨折或脑损伤,故应做全面的神经系统检查和 CT 扫描,以明确是否有颅脑损伤。处理的原则为尽早行清创缝合术,常规应用抗生素和破伤风抗毒素(TAT)。清创缝合术原则:将伤口内的异物全部清除,并将坏死的创缘切除,以确保伤口的愈合。缝合时应将帽状腱膜同时缝合,以利止血。局部头皮缺损直径<3~4cm 的,可将帽状腱膜下层游离后缝合,或行"S"形、三叉形延长裂口,以利缝合。头皮缺损过大的可行皮瓣转移或移植术修复。由于头皮抗感染能力强,在合理应用抗生素的前提下,一期缝合时限可适当延长至伤后 48h 甚至 72h。

(4)头皮血肿:头皮血肿通常位于皮下组织、帽状腱膜下或骨膜下,不同的部位和范围有助于损伤机制的分析,并可对颅脑损伤作一初步的估计。

1)皮下血肿:血肿位于表皮层和帽状腱膜层之间,受皮下纤维纵隔的限制,血肿体积小、张力高、压痛明显。

2)帽状腱膜下血肿:多由于头皮受到斜向暴力作用,头皮产生滑动,造成此层的血管破裂,引起出血。由于无纤维间隔,故血肿弥散、出血量多,可波及全头颅,张力低,疼痛轻。

3)骨膜下血肿：多来源于板障出血或骨膜剥离。范围限于骨缝，质地较硬。头皮血肿一般只需加压包扎，待其自行吸收。如果血肿过大且长时间不吸收者，可在严格消毒下穿刺，抽取积血后加压包扎，可反复多次，但需严格无菌操作，以免继发感染。一旦感染，应立即切开引流。

(5)头皮撕脱伤：是头皮损伤中最严重的一种，几乎都是因为长发被卷入转动的机器中而致。大片甚至整个头皮自帽状腱膜下撕脱，有的连同额肌、颞肌或骨膜一并撕脱。创口可有大量出血，引起出血性休克；暴露的颅骨可因缺血引起感染或坏死。处理原则为纠正休克，并根据受伤时间的长短、撕脱头皮的面积和活力、裸露的颅骨上有否骨膜、有无感染的存在等因素采用不同的修复方法，如直接缝合、减张后缝合、转移皮瓣修复、血管重建头皮再植或颅骨外板钻孔，待肉芽组织形成后作二期皮瓣移植等。

二、颅骨骨折

颅骨骨折往往是由于钝性暴力或穿透性损伤造成，大多无须特殊处理，故骨折本身并不重要。但颅骨骨折的发生与暴力作用的方向、大小、减速距离等密切相关，且易合并有脑膜、血管、脑组织和脑神经的损伤，并可继发颅内感染、脑脊液漏或引起脑局部受压，造成肢体瘫痪、癫痫。因此，颅骨骨折应根据患者临床症状的不同而有不同处理。

1. 外力与颅骨骨折的关系　华山医院与交通大学应用光弹方法对颅骨受力后的应力分布进行测定，并用激光全息干涉法研究颅骨受力时的变形情况，摄取局部颅骨变形图像，发现施加同样外力以颞鳞部受力时变形最大，额骨正中受力时变形最小，如同时发生线性骨折则额骨以纵行及斜行方向为多见，颞骨以斜行和横行方向可能较大。外力作用颅盖部位时，应力可循颅骨内外板传达颅底，颅底的骨质较薄，可以出现颅盖未骨折而颅底眶板骨折现象。研究还指出，低速度、高能量、面积小的打击易造成小范围的凹陷性骨折；而低速、高能量、面积大的打击易造成散状的线性骨折；高速、小面积物体可致穿入性或粉碎性骨折；高速、大面积物体则造成广泛的凹陷骨折或粉碎性骨折。

2. 颅骨骨折的分类　颅骨骨折一般分为线性骨折、凹陷性骨折和粉碎性骨折3类。按骨折部位的不同分为颅盖骨折和颅底骨折。颅盖骨折，尤其是骨折线通过脑膜血管沟或静脉窦时，需注意硬膜外血肿的可能。凹陷性骨折见于局部暴力集中的较小颅骨区域，多为全程凹陷，少数仅为内板凹陷。颅盖骨折根据头皮的完整性又分为闭合性和开放性，开放性骨折特别是当硬膜撕裂时，颅内感染的可能性大大增加，甚至导致严重后果(图1－1)。

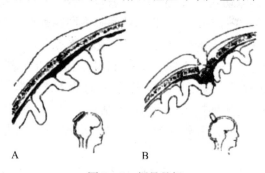

图1－1　颅骨骨折

A.线性骨折；B.粉碎凹陷性骨折(注意骨折可并发颅内出血和(或)脑组织损伤)

3. 颅盖的线性骨折　颅盖的线性骨折往往继发于大面积的暴力作用。线性骨折造成的损伤与颅骨在外力作用下的变形和移位有关。而外力作用的位置、方向和骨折线的延伸等因素对损伤的类型有着一定的影响。对于一般的闭合性线性骨折无临床表现，无须特殊处理。电生理研究发现伴有线性骨折的轻微颅脑损伤患者在骨折发生部位无脑电图的异常。但对于骨折线通过脑膜血管沟或静脉窦者，需提防有硬外膜血肿的可能。

当存在头皮的破裂时就形成开放性线性骨折，颅内感染的可能性就大大增加，特别当硬膜撕裂时则更甚。在婴幼儿阶段，伴有硬膜撕裂的开放性线性骨折可能逐渐增宽，造成所谓的"生长性骨折"，以致继发囊性脑膨出。这些病变可逐渐增大而需手术治疗，否则增大的囊肿可使脑组织移位或受压，引起相应的症状。

计算机断层扫描（CT）是目前用于颅脑损伤骨折最广泛应用的筛选方法，但平行于 CT 扫描方向的线性骨折不易发现，需要头颅 X 线拍片来补充明确诊断。

4. 颅底骨折　颅底骨折在所有的颅骨骨折中占 19％～21％，在所有的颅脑损伤中占4％。颅底骨折的产生多因为颅盖骨折的延伸，但也有是暴力直接作用的结果。在颅底有几处薄弱的区域，如蝶窦、蝶骨翼的内侧部、颞骨岩尖部，这些区域易发生骨折，骨折的类型则取决于外力的方向、局部骨结构和颅底的孔隙。

颅底骨折一般皆属线性骨折。颅底与硬脑膜粘连紧密，骨折时易致硬脑膜撕裂，加之颅底孔道众多，骨折线又常累及鼻旁窦，可使蛛网膜下腔与外界相同，而称"内开放性骨折"，导致脑脊液漏和脑损伤。颅前、中、后窝解剖结构不同，骨折后临床表现亦各具特点。典型的颅前窝骨折具有"熊猫眼"，伴有脑脊液鼻漏和嗅、视神经的损伤；对于出现"熊猫眼"征的患者，要注意眼球听诊以排除颈内动脉海绵窦瘘的可能。颅中窝骨折多以岩尖部骨折为主，岩尖部骨折占全部颅骨骨折的 15％～48％。它可分为横行骨折（5％～30％）和纵行骨折（70％～90％）。一半的横行骨折患者可有第 Ⅴ、Ⅵ、Ⅶ 或 Ⅷ 对颅神经的损伤，而纵行骨折则往往造成传导性耳聋。两者皆可表现出脑脊液耳漏、鼓室积血和 Battle 征。颅后窝骨折少见，可有乳突皮下瘀血和颈部肌肉肿胀，少数可有后组颅神经的损伤。

颅底骨折主要根据临床症状和体征诊断，头颅 CT 气颅有助诊断，颅底薄层 CT 可提高诊断阳性率。治疗主要是预防颅内感染，合并脑损伤或脑脊液漏的患者按相应原则处理。近颈静脉孔区的颅底骨折，在原发脑损伤并不严重、意识水平进行性下降而出现全脑肿胀的患者，注意行头颅 CT 静脉造影（CTV）检查，以排除颅底骨折导致颈内静脉损伤后的静脉窦血栓形成。

5. 凹陷性骨折　凹陷性骨折的发生一般因为局部暴力作用，当外力足够大或集中于面积较小的颅骨区域，造成颅骨内陷引起凹陷性骨折，多为全程凹陷（图 1-2），少数仅为内板凹陷。发生于成人者，在凹陷性骨折之边缘多有环形骨折线；发生于婴幼儿者，因骨板薄而富于弹性，可无骨折线，在生长过程中有自行复位的可能。

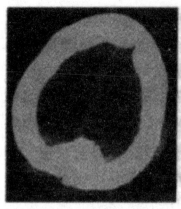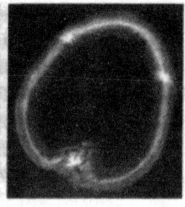

图1-2 凹陷性骨折

非手术治疗适合于没有硬膜穿破的临床和影像学证据、没有明显的颅内血肿、凹陷不大于1cm、没有额窦累及、没有伤口感染、气颅和伤口显著污染的患者。静脉窦部位的凹陷骨折，患者无神经功能缺失和其他手术指征时最好保守治疗。

手术指征：①凹陷深度等于或大于周围颅骨厚度，或深度＞10mm。②严重骨折畸形影响容貌，如前额部凹陷骨折。③复杂类型和开放性凹陷性骨折。④合并需要手术的颅内血肿。⑤凹陷骨折脑组织受压而导致神经功能缺损。

早期手术以尽可能降低感染率。术前需要预防性使用抗生素，清创可采用"S"形切口，颅骨钻孔在骨折和正常颅骨的边缘，轻轻地抬起凹陷的颅骨，直接抬起困难的或铣刀沿骨折周围取下凹陷颅骨，复位后微型钛片固定。新鲜、清洁的游离骨片可以用微型连接片固定。清洁无污染、新鲜且小的复杂游离骨折片，去除后可以考虑钛网一期颅骨成形修补。必须仔细探查硬膜是否破裂。如果存在硬膜下血肿和脑内血肿，必须打开硬膜进行血肿清除，严密止血，术后严密缝合硬膜。当伤口严重污染或＞24h，需要的颅骨成形修补术应在1～2个月后进行。

没有证据证明凹陷性骨折复位手术有助于减少外伤后癫痫的发生，癫痫可能与原发脑损伤关系更密切。

6.额窦骨折　复杂额窦损伤的患者，必须特别关注额窦前后壁同时损伤的患者。非凹陷性骨折单纯累及额窦后壁通常不需要手术修复。当足够大的暴力量穿透额窦前后壁，迟发的感染发生率很高，此类骨折需要在几天内探查修复，尤其是当有尖锐物体的刺入时。闭合性额窦前后壁骨折合并脑脊液漏超过1周，硬膜应行手术修补。冠状切口是手术的最佳入路。额窦的前壁需要重建，撕裂的硬膜必须致密缝合，必要时取骨膜或颞肌筋膜修补。额窦黏膜完全剥离，则填塞肌瓣或骨膜瓣，骨折的额窦后板可以去除。

三、颅面伤

颅面部区域从冠状缝延伸到下巴，骨性和软组织包括颅骨凸部、颅底的前部、面部骨骼和其表面的软组织，涉及脑前额叶、眶内容物、相关颅神经、上呼吸道、上消化道。这些解剖功能复杂区域的损伤需要多交叉学科合作良好的团队予以救治。

1.颅面伤原因　颅面外伤的原因在不同的地区具有显著的差别。发达国家和地区由于气囊和摩托车头盔的应用，颅面部损伤发病率明显下降，婴儿、老年人及自行车摔倒是最主要的原因,成人中摩托车伤仍具有很高的发病率。面部的骨折在脸部开放式头盔和不戴头盔的车手的损伤中常见。在发展中国家,颅面外伤多合并见于交通事故伤中的重型颅脑损伤,也见于高处坠落伤、暴力袭击伤、运动伤、工伤和火器伤。

2. 颅面伤病理生理 颅面部创伤容易导致气道梗阻和缺氧窒息。致脸部变形;嘴唇、舌头和口底肿胀;牙齿断裂和假牙;前颅窝的毁损破坏;牙关紧闭;气道内血性液和呕吐物;喉部断裂等都是气道梗阻的高危因素。

颅面部创伤易致前额叶、嗅神经、视神经等颅神经损伤。双侧额叶的损伤可导致认知功能、神经精神心理功能的障碍。前颅底硬膜与筛板连接紧密,前颅底骨折易致硬膜撕裂;蛛网膜撕裂伴随颅底骨折,与鼻腔或鼻旁窦相通,形成脑脊液鼻漏。

3. 颅面伤表现 在眶骨骨折的患者中,大约有 20% 的患者发生眼球的损伤。可以表现为复视、眼球凹陷、眼球损伤突出,可伴面颊部和上切齿的感觉丧失。眼球的钝性损伤包括角膜擦伤、前房出血、玻璃体出血和视网膜脱离;眼球的穿通伤可以导致即刻的失明或延迟的视力丧失。视神经损伤表现为直接对光反应消失,间接对光反应存在,视觉诱发电位有利于意识障碍患者视神经损伤的早期诊断。对光反应对于视力能否恢复具有很好的预测,如果没有对光反应,视力几乎不可能恢复。眶周软组织肿胀限制了眼球的运动并使早期动眼神经功能的检查受到限制。瞳孔的不对称或无光反应可能与眶上裂骨折损伤动眼神经有关。然而昏迷患者的瞳孔不对称被认为是脑干损伤或脑疝的可能表现。颅底骨折其他颅神经中,嗅神经和面神经损伤较常见。

此外,颅面伤可见鼻-眶-筛骨骨折、颧骨骨折、下颌骨骨折和上颌骨骨折,以及相应的软组织损伤。

4. 颅面伤诊断 首先是气道、呼吸、血压、意识等基本生命体征的评估。复苏成功后,应再次反复地进行详细的病情评估。意识状态早期通过 GCS 评分、瞳孔来反复评估。颅神经功能包括嗅觉、瞳孔的反应及对称性、视力、视野、眼球运动、角膜反射、面部的触觉和痛温觉、吞咽功能等应给予仔细评估。复苏后尽早做头颅 CT 以明确颅内情况,对于可能的前颅底和颌面的骨折,应予 CT 骨窗位薄层水平位和冠状位扫描及三维重建,有利于神经外科手术和颅面重建术前的评估做好准备。同时对于怀疑颈椎损伤的患者,应行颈椎 CT 检查以免颈椎骨折漏诊。在穿通伤和钝性损伤高度怀疑血管损伤时应考虑血管造影。磁共振成像在早期的评估中很少使用,但适合于鉴定脑脊液漏口、颅内木质和非金属异物穿通伤、脑损伤后期预后的评估和眼外伤评估。

5. 颅面伤的治疗 气道梗阻和大出血需要立即处理。首先要保持气道通畅保证氧供,控制出血,复苏纠正低血压休克,维持血流动力学稳定。气道控制首选喉镜直视下的经口气管插管,但咽喉断裂是气管插管禁忌,同时需考虑颈椎骨折时的保护措施;下颌骨骨折的患者气管导管固定不易。经鼻盲插管在前颅底骨折时危险,应慎用。局麻下的气管切开是广泛颌面部骨折患者气道保护的首选。环甲膜穿刺在无法气管插管时可以考虑。

颅面部损伤可导致严重的大出血而休克。出血可来自面浅动脉、颞动脉等颈外动脉的分支。浅部的出血压迫即可止血;鼻腔和鼻咽部出血可通过内镜检查,并烧灼止血;来自于鼻腔下半部分的出血,可以结扎上颌动脉翼腭段;出血来自鼻腔上半部分,应考虑结扎筛前动脉。深部出血部位在创伤紧急情况下不易明确,急诊血管介入造影能明确诊断并予血管内栓塞控制出血。

复苏后,神经外科和眼科的急症优先处理。颅骨、硬膜、脑组织和血管的暴露需紧急手术闭合,同时修复关键结构如眼睑、神经和唾液管。颅脑损伤早期易受缺氧和低灌注压损害,应早期复苏,预防低氧血症和低血压,手术处理颅内占位性血肿和脑挫裂伤,重建修补前颅底,变开放性颅脑损伤为闭合性颅脑损伤,控制颅内压保障脑灌注、预防感染。具有占位效应的颅内出血和挫裂伤、颅眶的穿通伤需在数小时内紧急处理。开放外露的复合颅骨骨折应在24h 内处理。

早期请眼科和颌面外科、五官科会诊,确定各部位手术的必要性、时机和手术方案。皮肤软组织和黏膜的裂伤,尽早给予清创缝合,减少感染机会和组织液的丢失。复杂的颅面骨折理想状态下能在 5～7d 内得到确切复位;但重建手术应不至于加重病情,脸部骨折的重建可以在外伤后 7～10d,甚至更长时间内进行。

第二节　原发性脑损伤

原发性脑损伤是指暴力作用于头部时立即发生的脑损伤。通常原发性脑损伤可分为弥漫性脑损伤和局限性脑损伤。前者主要有脑震荡(concussion)、弥漫性轴索损伤(diffuse axonal injuries,DAI),后者主要指颅内血肿、脑挫裂伤、脑干伤。以下分别阐述。

一、脑震荡

脑震荡(concussion)一词源自于拉丁语 concutera,意为“猛烈震荡”,是颅脑损伤中最常见的类型,属轻型脑损伤,患者 GCS 评分在 13～15 分。脑震荡通常是指头部遭受外力打击后,即刻发生短暂的脑功能障碍,并可引起短暂性昏迷、近事遗忘,以及头痛、恶心、呕吐、认知和情感障碍等一系列症状,但患者的神经系统检查无阳性体征发现。脑震荡是最轻的一种脑损伤,经治疗后大多可以治愈。其可以单独发生,也可以与其他颅脑损伤合并存在。美国神经学研究院(The American Academy of Neurology)最近提议对脑震荡的描述进行一定的修改,并强调“脑震荡是外伤引起的精神状态的改变,它可以包括或不包括意识的丧失”。

1. 流行病学　文献报道儿童和成年人脑震荡占颅脑损伤的 49%～90%。美国疾病预防中心估计全美每年发生脑震荡 1.6～3.8 万人。鉴于大多数脑震荡未到医院诊治,上述数据仅来源于来院就诊或留观者,因此难免会低估实际患病率。脑震荡常见的致伤原因:交通事故、跌倒、运动或娱乐有关外伤、暴力伤等。

2. 脑震荡发生的机制　虽然脑组织被脑脊液包围,可以防止轻度的损伤对脑组织的破坏,但是当受到严重暴力或快速的旋转力时,脑脊液的缓冲作用不再有效。外界的暴力按其作用方向可分为直线性、旋转或成角度的暴力,其中旋转性的暴力被认为是导致脑震荡的最主要原因,也是决定脑震荡严重程度的重要因素。旋转力主要影响中脑和间脑,损伤其中的网状结构,从而导致意识丧失。大脑的其他区域,如脑干的上部、穹窿、胼胝体、颞叶和额叶也可能受到旋转力的影响。目前对脑震荡病理生理改变的原因尚无清晰的阐述。有人认为与损伤当时颅压升高和脑干直接移位有关,有人则强调主要的脑损伤来自因脑组织移位和旋转加速所致的剪切伤,按照剪切力的强弱和方向不同,可以造成程度不等的损伤。有时损伤仅限于某些神经纤维,导致暂时的神经传导紊乱。不同程度的突触或轴突损伤就可表现为临床上不同程度的可逆性脑震荡。最近有人认为脑震荡、原发性脑干损伤、弥漫性轴索损伤的致伤机制相似,只是损伤程度不同,是病理程度不同的连续体,有人将脑震荡归类于弥漫性轴索损伤的最轻类型,只不过病变局限,损害更趋于功能性而易于自行修复,因此意识障碍呈一过性。

3.病理生理 过去认为脑震荡为一过性脑功能障碍,无形态变化。近期研究发现,脑震荡可引起下列一系列变化:

(1)脑代谢异常:颅脑损伤早期,糖代谢先增后降,可持续10d(根据动物实验)或1个月(人PET检查),并常伴有低镁、细胞内持续钙积聚、神经介质活性变化和广泛轴突伤。

(2)离子代谢异常:伤后兴奋性介质与兴奋性氨基酸,如N-甲基-D-天冬氨酸(NMDA)受体结合,使神经元去极化,造成细胞钙内流、钾外流,加剧兴奋后,继广泛神经元抑制。由于回复细胞离子平衡需要ATP提供能量,后者促使糖代谢。

(3)轴突损伤:近来放射示踪剂研究发现,在非致命性脑震荡中多伴有轴突伤,表现为轴突肿胀、轴突输送障碍等,可持续数小时至数天。

4.临床表现 颅脑外伤后立即出现短暂的意识丧失,历时数分钟乃至十多分钟,一般不超过半小时;但偶尔有患者表现为瞬间意识混乱或恍惚,并无昏迷;亦有个别出现为期较长的昏迷,甚至死亡者,这可能因暴力经大脑深部结构传导致脑干及延髓等生命中枢所致。患者遭受外力时不仅有大脑和上脑干功能的暂时中断,同时,也有下脑干、延髓及颈髓的抑制,而使血管神经中枢及自主神经调节也发生紊乱,引起心率减慢、血压下降、面色苍白、出冷汗、呼吸暂停继而浅弱及四肢松软等一系列反应。

意识恢复之后,患者常有头疼、恶心、呕吐、眩晕、畏光及乏力等症状,同时,往往伴有明显的近事遗忘(逆行性遗忘)现象,即对受伤前后的经过不能回忆。脑震荡的程度越重、原发昏迷时间越长,其近事遗忘的现象也越显著,但对过去的旧记忆并无损害。脑震荡另一种常见的症状是情绪变化,可表现为烦躁、悲伤、抑郁、紧张、焦虑、兴奋等。这些症状可能是短暂的或可能持续很长时间。

脑震荡恢复期患者常有注意力不集中、头昏、头疼、恶心、呕吐、耳鸣、失眠等症状,一般多在数周至数月逐渐消失,但亦有部分患者的症状长期存在,其中有部分是属于恢复期症状,若逾时3~6个月仍无明显好转时,除考虑是否有精神因素之外,还应详加检查、分析,有无迟发性损害存在。

根据症状的不同,一般可将脑震荡分为轻、中、重3个等级。目前比较公认的划分标准为:轻度——无意识丧失,伤后记忆丧失<30min;中度——伤后意识丧失<5min,记忆丧失达30min~24h;重度——伤后意识丧失>5min,记忆丧失>24h。

5.影像学检查 脑震荡造成的大多为短暂的脑组织代谢性异常,少有结构性破坏。因此,常用的影像学检查如CT、MRI大多正常。最近,功能磁共振成像和血氧水平依赖脑功能性成像(blood oxygen level dependent,BOLD)已经被用来研究脑震荡的功能变化。研究提示脑震荡后前额叶背外侧兴奋性下降,而颞叶和枕叶的兴奋性增加。正电子发射断层摄影/单光子发射断层摄像(PET/SPECT)检查也能证实前额叶的活动性减低。脑震荡后脑电图检查可发现各导联兴奋性均下降,尤其是在站立位时更明显。

6.累积效应和二次冲击综合征 累积效应是指反复多次的脑震荡对中枢神经系统功能造成的具有累积性质的损害。脑震荡累积效应的机制目前还不是很清楚,但一个主要特点是:即使后续的损伤发生在第1次损伤后的几个月甚至几年以后,后续发生的脑震荡症状较前加重,并可能对患者的心理状态产生影响,甚至导致精神疾病和长期记忆丧失。例如,在美国退役的橄榄球运动员中,有过3次以上脑震荡的运动员发生抑郁症的概率要比没有发生过脑震荡的运动员高出数倍。另外,有过3次以上脑震荡的运动员患老年痴呆症和记忆障碍的概率也比其他运动员分别高出5倍和3倍。

所谓的二次冲击综合征(second impact sydrome)是一个相对的小概率事件。它是指患者在第1次较轻的脑外伤(多为脑震荡)恢复期中,又受到第2次接连的脑损伤。在第2次打击后,常见的神经病理学变化是脑血管阻塞和脑血管的自动调节功能的丧失,并最终导致脑水肿。如果两次打击发生在24h之内,一般伴有血脑屏障的损害,这可能是二次损伤可迅速引起脑水肿和脑肿胀的原因之一。

7.治疗 除轻度脑震荡患者外,中度和重度脑震荡患者急性期应给予密切观察。脑震荡大多数是自限性的,病程也较短,无须任何特殊治疗,能自愈。当脑震荡合并创伤性意识障碍,头颅CT检查是有必要的。脑震荡后的其他症状如头晕、胸闷或注意力难以集中等可给予对症治疗和安慰。

二、弥漫性轴索损伤

弥漫性轴索损伤(diffuse axonal injury,DAI)是闭合性颅脑损伤中的一种常见的原发性脑损伤,是重要的脑外伤类型之一。DAI的命名一度比较混乱,如脑白质弥漫性变性、冲撞瞬发型弥漫性脑损伤、弥漫性白质剪力性损伤、急性脑外伤白质损伤和脑深部损伤等命名。Adams等1982年将其命名为弥漫性轴索损伤(DAI),得到了大多数学者的认可。目前,弥漫性轴索损伤作为一个独立的疾病类型,已被神经外科学界所接受。随着病理诊断技术的提高,多种动物模型的建立和高分辨率、高清晰度影像学技术的完善,为该病的诊断和治疗提供了有力的帮助。但迄今对于该病的研究还是初步的,尚无统一的诊断标准,与其他类型脑损伤的关系亦不甚明了,这都妨碍了对疾病本质的认识,也使治疗措施难以取得突破。

1.流行病学 DAI的发病原因以交通事故为多,其次为殴打伤,再次为坠落伤。DAI的发病率目前报道不一。Adams等报道434例严重闭合性脑外伤的患者尸检材料,证实DAI者为122例,占29%。国内外其他学者报道的DAI发病率在29%～43%不等,但这些结果仅为通过尸检重型死亡患者获得。目前倾向认为脑震荡可能为DAI的最轻型,这样DAI的发病率可能远不止上述数值。

2.病理和致伤机制 早在1835年,有学者曾提出了由于脑组织的顺应性很小,外伤时易产生断裂。1940年,物理学家Holboum根据致伤的机制,从力学角度曾提出了弥漫性脑损伤剪切力的概念。他认为脑内各组织间的质量不同,即使灰质与白质间的质量也有差别,因此它们的运动速度及惯性也不同。由于突然的加速或减速运动,各组织间可产生相对移位,形成一种剪切样力,造成颅脑损伤。DAI的形成正是这种剪切样力造成轴索的扭曲、断裂。随后,Lindeahery和Strich医生在脑损伤致死患者的尸检中肉眼发现了胼胝体损伤和出血。他们在显微镜下发现不仅在胼胝体,而且在灰、白质交界处,脑干、内囊等均可见有轴索的损伤。两者均认为是一种剪切力所致。后来,研究人员分别根据旋转加速后突然制动的原理成功地制造了脑震荡和DAI的动物模型,提供了脑震荡及DAI的实验性临床症状和病理资料。

弥漫性轴索损伤病理改变主要位于脑的中轴部分,即胼胝体、大脑脚、脑干及小脑上脚等处,多属挫伤、出血及水肿。镜下可见轴索断裂、轴浆溢出,稍久则可见圆形回缩球及红细胞

溶解含铁血黄素,最后呈囊变及胶质增生。在不同的 DAI 好发部位,其致伤机制可能略有不同:

(1)胼胝体损伤:过去曾认为是头顶受力,大脑镰边缘对之切割引起。现已清楚此种损伤常见于车祸、头颅突然受迎面损伤时、双大脑半球随重力突然向前移动,由双侧侧方牵拉,使胼胝体撕裂伤,或由于胼胝体在受伤的瞬间腹侧和背侧同时受压变形而损伤,若一侧半球移动快于对侧,胼胝体易有偏心性出血,之后胼胝体变薄。此种损伤常涉及临近中线结构如穹窿、扣带回、透明隔、尾状核头部和丘脑背侧损伤。

(2)桥脑头端背侧即小脑上脚损伤:此部脑干的出血性坏死,过去也曾认为是小脑幕切迹对脑桥的撞击导致。事实上,头部旋转的侧向暴力会立即拉长大脑小脑间的联络部,上脑干、特别是小脑上脚背侧最常见受累,导水管下端周围、大脑脚盖部的背部和中部、内侧纵束和皮质脊髓束均见病损,重者尚伴有小脑和半卵圆中心的轴索损伤性变化。

(3)灰、白质交界区广泛损伤:由于灰白质包括基底节结构的不同密度,即不同的坚韧性或与白质的不一致(不均匀)性,在旋转性暴力快速移动中,由于应力的不同,在灰白质交界和底节区,肉眼或 CT 见到伴发毛细血管撕裂(出血)的轴索伤。损伤轻者仅见于矢旁区,重者也见于小脑的皮质下,更轻者仅见于电镜下。

3.临床表现

(1)意识改变:多伤后即刻昏迷,昏迷程度深,持续时间较长,极少有清醒期,此为弥漫性轴索损伤的典型临床特点。当弥漫性轴索损伤涉及幕上白质、胼胝体、放射冠时,患者表现为持续的植物状态的可能增大,受损部位越多,预后也越差。约有 10% 的患者可有神经功能的不同程度恢复。这种症状的改善一般在伤后 1 年内可以看到。弥漫性轴索损伤可导致两侧半球信息传导障碍,通常合并听觉障碍。

(2)神经系统检查:无明显的定位体征。

(3)瞳孔:无变化或一侧或双侧瞳孔散大,光反射减弱或消失,双眼向病变对侧偏斜和强迫下视,或眼睛向四周凝视等。GCS 评分低的患者常有瞳孔改变。

(4)颅内压:DAI 的患者虽然临床症状很重,但颅内压可增高可不增高。

(5)DAI:单独存在时较少,往往合并下列损伤:颅骨骨折、急性硬膜下血肿、蛛网膜下腔出血、脑室内出血及基底节区血肿等。也有学者认为所谓脑干损伤实际上是 DAI 的一部分,而不是一种独立病症。

4.分级和分型　根据 DAI 的病理和临床表现,其分级和分型大致包括以下几种。

(1)按病理等级

Ⅰ级:病变仅见于显微镜下,镜下可见广泛区域轴索球,轴索损伤主要位于大脑半球的白质,包括胼胝体、脑干,偶见于小脑臂,肉眼看不到。

Ⅱ级:除Ⅰ级的特点外,在胼胝体、半球皮质下、小脑臂等处可见组织出血、坏死挫伤灶。

Ⅲ级:除Ⅱ级特点外,胼胝体及脑干头端背侧的局灶性病变(肉眼常见)。

(2)按损伤程度

1)轻度:肉眼观察呈正常状态。光镜下仅见大脑白质区轴索走行弯曲,轴索无明显肿胀及断裂,无间质水肿。

2)中度:肉眼观察在大脑皮质下及白质区有散在少量针尖样出血点,可见蛛网膜下腔出血。光镜下可见上述损伤部位轴扭曲、肿胀,偶可见部分轴索断裂及轴索缩球出现。可见轻度的间质水肿。

3)重度:肉眼可见大脑皮质下及白质区均可见散在或成簇状针尖样出血灶,部分可融合;在小脑皮质下、基底节及内囊区、海马区、脑干均可见针尖样出血灶,部分可融合。光镜下见在上述损伤部位轴索扭曲、肿胀、断裂,可见重度间质水肿。

(3)按意识障碍:将DAI分为3种:①轻型脑震荡:没有意识丧失,有短暂的神经功能紊乱。②典型脑震荡:有短暂的意识丧失(<6h)。③可逆性的神经功能紊乱。

(4)DAI昏迷超过6h,又分为轻、中、重、特重4型(Levi改良DAI分型)。

1)轻型DAI(DAI I型):昏迷6～24h,患者入院时GCS评分在6分左右,但通常3d可按吩咐动作。病理改变(轴索损伤)只见于显微镜下,CT扫描均属正常,但MRI可见出血点,虽然近80%患者3个月内恢复良好,但遗忘、呆滞或烦躁将持续较久。

2)中型DAI((DAI II型):昏迷超过24h,没有去脑强直和去皮质等明显的脑干症状。影像学上中型DAI指除镜下的弥漫性病变外,在某一脑区CT可见个别的出血灶,MRI表现与神经纤维平行的椭圆形出血小灶,或T_1加权像的低信号损伤区,阳性率较CT高。此种患者入院时GCS 4～5分者约占60%,且往往10d左右才转醒,能睁眼,但按吩咐动作大约需要2～3周时间,约35%可有强直性抽搐,恢复较慢,几周几月后尚可存在认知缺陷,并可能会有永久性智力缺陷、个性变化、工作能力降低和思维简单将较明显,伤后3～6个月,约35%恢复良好至中残,但也有部分死于并发症。

3)重型DAI(DAI III型):昏迷超过72h,有明显的脑干症状,轴索损伤或破坏更为广泛而严重。不同程度涉及间脑和脑干,故除深昏迷、去皮质强直持续状态或发作频繁表现外,常突出地伴有弥漫性脑肿胀。此型患者约占DAI的1/3,病死率高达34%～63%。

4)特重型弥漫性轴索损伤(DAI IV型):该型以深昏迷和持续去脑强直为表现特征。一般说IV型患者在CT扫描见不到明显的小出血灶,也不像III型有突出的弥漫性脑肿胀,故ICP可以不高。IV型患者的在病理上表现为弥漫性白质变性,GCS评分常在3～5分,患者复苏后常双瞳固定、光反射消失,且无脑干反射或软瘫。同时,患者往往有高热、高血压、多汗等交感神经系统亢进症状,脑干的异常体征如去脑强直、眼位不正等可以不对称,症状旷日持久,临床上在数月后恢复到好或中残等只占6.2%,少数遗留严重智力缺陷或双侧肢体运动障碍等重残,植物生存及死亡可达75%。

5.诊断　目前对于脑损伤的诊断多依赖CT、MRI等影像学技术,而DAI尤其是非出血性病灶和针尖样大小的出血点很难在CT上识别,尽管MRI较CT分辨率和敏感度增高,但对于微小病灶和轻型DAI,假阴性仍不在少数。所以,DAI的漏诊率相当高。

CT扫描不能直接发现轴索损伤,但可发现轴索剪切性损伤的伴随变化:轴索肿胀、扭曲、断裂及小血管剪切性损伤、瘀血、出血,间质水肿等改变。尤其是多发弥漫性或在特定部位(胼胝体、脑干、皮质下等)的病变(一般直径<2cm),往往提示DAI,但病灶大小、多少不一定与轴索损伤范围和程度完全平行。据统计,约20%弥漫性轴索损伤患者的急诊头颅CT可发现位于灰白质交界处、胼胝体或脑干的小出血点,但仍有50%～80%的弥漫性轴索损伤患者急诊头颅CT表现无明显异常,但在后期的随访过程中,头颅CT可能会出现脑组织水肿或萎缩。

随着MRI成像技术的发展,MRI多序列成像技术的临床应用,大大地提高了本病的检出率和准确率,为临床早诊、早治和评估预后提供有力的影像依据。弥漫性轴索损伤典型的磁共振成像表现为:出血病变部位在 T_1 加权图像出现高信号,非出血性病变在 T_2 加权序列出现高信号,轴索损伤部位在 DW 序列中显示为高信号;T_2 加权像见到单侧或双侧大脑皮质下区或白质区有单发或多发类圆形或有规则混杂信号或高信号影,无占位效应或轻度占位效应,灰一白质界限模糊,严重者可见在胼胝体、脑干、基底节、内囊区出现损伤灶,表现为不规则 T_2 延长区及出血性改变,另外还可见有弥漫性脑肿胀性改变,表现为脑沟、脑裂消失,侧脑室及第 3 脑室缩小,在随访过程中可见到非特异性的脑组织萎缩。自旋回波(Spin echo)序列比梯度回波序列(gradientecho sequences)在诊断点状出血中更具优势性。因前者仅显示毛细血管,后者包括毛细血管和小静脉。梯度回波成像往往能提示在 T_1 或 T_2 加权图像无明显异常的病变,而且该异常信号在伤后可持续数年。因此梯度回波成像已经成为磁共振排查剪切型脑损伤的首选序列。弥散张量成像(DTI)是一种较新的磁共振成像技术,该序列通过观察生物组织内水分子的扩散来判断白质的完整性,进而提示弥漫性轴索损伤的存在。

在诊断弥漫性轴索损伤的过程中,核医学检查目前不是常规开展的项目。但是,有研究指出单光子发射型计算机断层成像(SPECT)能显示损伤区域呈低灌注状态,并能提示磁共振未能显示的损伤区域。

6. 治疗　DAI 并无特殊的治疗方法,大多治疗措施也适用于其他重型颅脑损伤,简述如下。

(1)在发病现场立即建立气道和有效的循环支持。建立和维持通畅的气道以及恢复足够的通气是救治的首要任务。必要时应行气管插管。

(2)监测和控制颅内压,维持适当的脑灌注压。脑灌注压(CPP)被定义为平均动脉压(MAP)−颅内压(ICP)。在损伤初期,维持 MAP 和 CPP 的要点是维持有效的循环血量,根据需要合理输入各类晶体、胶体或血液制品。对于合并有蛛网膜下腔出血、中线移位、脑室形态异常的患者更应提防颅高压的出现。颅内压监测的方法有很多种,包括在脑室内、脑实质内、硬膜下植入探头等,而提高头位、渗透性治疗、过度通气、镇静、脑脊液外引流是常用的控制颅内压的方法。

(3)常规应用抗生素和促神经细胞代谢药物。

(4)适当补充水和电解质,防止水和电解质紊乱,静脉应用胰岛素,降低高血糖。

(5)控制脑水肿,根据颅内压增高的程度给予脱水药物。

(6)对伤后无脑干功能衰竭的患者,出现一侧瞳孔散大、昏迷加深,CT 检查提示一侧大脑半球肿胀或水肿,中线结构明显移位的患者采取去骨瓣减压治疗,以缓解颅内压增高所致的继发性脑损害。

(7)脑保护治疗包括使用钙离子拮抗剂,应用镇静、冬眠和抗癫痫药物等。曾被寄予希望的神经保护剂环孢素 A 经临床随机对照研究证实无效。黄体酮(1mg/kg,q12h×5d)在小样本、随机对照研究中可改善 GCS≤8 患者的伤后 3 个月预后,但还需大样本研究进一步验证。

(8)积极的防治并发症,如肺部、尿路、颅内及全身感染,包括细菌和真菌感染;呼吸功能衰竭,包括中枢性和周围性呼吸衰竭、急性肾衰竭、应激性溃疡等。

7. 预后　DAI 的症状多较严重,有时难以治愈,国外报道 DAI 死亡率在 50% 左右,植物生存状态在 15% 左右,痊愈率在 5%。DAI 的严重程度及预后与下列因素有关:年龄>50 周岁预后较差;GCS 评分<8 分预后较差;瞳孔有改变者较无改变者预后差;有高颅内压者较无

高颅内压者预后差;有其他心肺合并症者较无合并症者预后差。

三、脑挫裂伤

脑挫裂伤(源自拉丁文 contusio cerebri)是脑挫伤和脑裂伤的统称。从脑损伤的病理看,挫伤和裂伤常常同时存在,它们的区别只在于何者为主的问题。通常脑表面的挫裂伤多在暴力打击的部位和对冲的部位,尤其是后者,并常以额、颞前端和底部为多,这是由于脑组织在颅腔内的滑动及碰撞所引起的。脑实质内的挫裂伤,则常因脑组织的变形和剪性应力引起损伤,往往见于不同介质的结构之间,并以挫伤及点状出血为主。

脑挫伤是脑外伤后最常遇到的损伤之一,在中度和重度脑外伤中其发生率为 20%～30%。脑挫伤灶大多是楔形的,尖端指向脑白质。在同一个损伤区域,区别脑挫伤和脑裂伤的标准是软脑膜是否完好,如果是软脑膜被撕裂,该处损伤应定义为一个裂伤。脑挫伤可以不伴随裂伤,但裂伤总是与脑挫伤伴随发生。

1. 病理　脑挫裂伤的病理改变,以对冲性脑挫裂伤为例,轻者可见额颞叶脑表面瘀血、水肿,软膜下有点片状出血灶,蛛网膜或软膜常有裂口,脑脊液呈血性。严重时脑皮质及其下的白质挫碎、破裂,局部出血、水肿,甚至形成血肿,受损皮质血管栓塞,脑组织糜烂、坏死,挫裂区周围有点片状出血灶及软化灶,呈楔形伸入脑白质。4～5d 后坏死的组织开始液化,血液分解,周围组织可见铁锈样含铁血黄素染色,糜烂组织中混有黑色凝血碎块。甚至伤后 1～3周时,局部坏死、液化的区域逐渐吸收囊变,周围有胶质细胞增生修复,附近脑组织萎缩,蛛网膜增厚并与硬脑膜及脑组织发生粘连,最后形成脑膜脑瘢痕块。

脑挫裂伤早期显微镜下可见神经元胞质空泡形成、尼氏体消失、核固缩、碎裂、溶解,神经轴突肿大、断裂,脑皮质分层结构消失,灰白质界限不清,胶质细胞肿胀,毛细血管充血,细胞外间隙水肿明显。此后数日至数周,挫裂伤组织渐液化并进入修复阶段,病损区出现格子细胞吞噬解离的屑及髓鞘,并有胶质细胞增生肥大及纤维细胞长入,局部神经细胞消失,终为胶质瘢痕所取代。

2. 临床表现　脑挫裂伤的临床表现因致伤因素和损伤部位的不同而各异,悬殊甚大,轻症者可没有原发性意识障碍,如单纯的闭合性凹陷性骨折、头颅挤压伤即有可能属此情况。而重症者可致深度昏迷,严重废损,甚至死亡。

(1)意识障碍:伤后可立即昏迷,由于伤情不同,昏迷时间由数分钟至数小时、数日、数月乃至迁延性昏迷不等。长期昏迷者多有广泛脑皮质损害或脑干损伤存在。一般常以伤后昏迷时间超过 30min 为判定脑挫裂伤的参考时限。对伤后昏迷进行性加重或由清醒变昏迷者,应警惕颅内有进行性病变(如血肿或水肿),应及时做相应的检查和处理。

(2)头痛、呕吐:头痛症状只有在患者清醒之后才能陈述,如果伤后持续剧烈头痛、频繁呕吐;或一度好转后又复加重,应究其原因,必要时可行辅助检查,以明确颅内有无血肿。对昏迷的患者,应注意呕吐时可能吸入呕吐物而引起窒息的危险。

(3)生命体征:多有明显改变,一般早期有血压下降、脉搏细弱及呼吸浅快,这是因为头伤后脑功能抑制所致,常于伤后不久逐渐恢复,如果持续低血压,应注意有无复合损伤。反之,若生命体征短期内迅即自行恢复且血压继续升高,脉压差加大、脉搏洪大有力、脉率变缓、呼吸亦加深变慢,则应警惕颅内血肿和(或)脑水肿、肿胀。脑挫裂伤患者体温,亦可轻度升高,一般约 38℃,若持续高热则多伴有丘脑下部损伤。

(4)脑膜激惹征:脑挫裂伤后由于蛛网膜下腔出血,患者常有脑膜激惹征象,表现为闭目畏光、卷屈而卧,早期的低烧和恶心呕吐亦与此有关。颈项抗力约于1周逐渐消失,如果持久不见好转,应注意有无颅颈交界处损伤或颅内继发感染。

(5)局灶症状:依损伤的部位和程度而不同,如果仅伤及额、颞叶前端等所谓"哑区",可无神经系统缺损的表现;若是脑皮质功能区受损时,可出现相应的瘫痪、失语、视野缺损、感觉障碍以及局灶性癫痫等征象。额叶、颞叶、感觉运动皮质、小脑半球和下丘脑的脑挫裂伤在临床上可分别出现具有特征性的表现。脑挫裂伤早期没有神经系统阳性体征者,若在观察过程中出现新的定位征时,即应考虑到颅内发生继发性损害的可能,应及时进行检查。

1)额叶损伤:出现意识混乱或谵妄、方向的迷失、定位和定向能力的缺失,或兴奋、易怒、记忆障碍、虚构事实、日夜节律紊乱、大小便失禁等症状,如合并有癫痫发作,一般表现为大发作。

2)功能皮质挫裂伤:可出现中枢性面瘫,以及相应肢体偏瘫、感觉障碍、运动性失语、感觉性失语、视野缺损。如患者的功能障碍越来越明显,需要及时排除颅内血肿或颅内血管闭塞。

3)颞叶挫伤:在颅脑损伤中较为常见。据国外统计,在重型脑外伤中,含有颞叶挫伤的比例可达70%以上,而继发的颞叶水肿可能导致致命性的高颅压。颞叶的局灶性水肿和挫伤也可能压迫颅内血管,导致严重的灌注障碍和脑组织缺血。大多数颞叶挫伤是伴随额叶、脑干或其他部位脑损伤共同存在的,但在一些情况下,颞叶挫伤可单独存在,并可表现出特有的临床特征。国外一项包含236例颞叶脑挫伤的分析指出:颞叶脑挫伤主要发生在20～50岁之间的人群,占72.9%,20岁以下和50岁以上的颞叶脑挫伤患者分别为11.9%和15.7%。约2/3的患者从受伤开始就丧失意识,而约有17%的患者有类似硬膜外血肿的中间清醒期。将近2/3的颞叶挫伤患者(64.2%)有轻偏瘫,约一半的患者出现瞳孔异常。

4)小脑或小脑脚挫伤:不常见,通常由后枕部暴力伤导致并常伴随枕骨骨折。小脑或小脑脚挫伤常出现明显的单侧小脑体征,如肌张力减退、眼球震颤和肢体活动不协调。小脑性构音障碍、共济失调、步距宽等症状也可以看到。小脑挫伤可自行恢复,一般恢复较快,且大多不留后遗症。

(6)下丘脑损伤:单纯的下丘脑部损伤较少见,大多与严重脑挫裂伤或脑干损伤伴发。通常若颅底骨折越过蝶鞍或其附近时,常致丘脑下部损伤。当重度冲击伤或对冲性脑损伤致使脑底部沿纵轴猛烈前后滑动时,也可造成丘脑下部的损伤,而且往往累及垂体柄和垂体,其损伤病理多为灶性出血、水肿、缺血、软化及神经细胞坏死,偶见垂体柄断裂和垂体内出血。一般认为丘脑下部前区有副交感中枢,后区有交感中枢,两者在大脑皮质的控制下互相调节,故当丘脑下部受损时,较易引起自主神经功能紊乱。其临床表现可包括:

1)意识与睡眠障碍:丘脑下部后外侧区与中脑被盖部均属上行性网状激动系统,系维持醒觉的激动机构,是管理醒觉和睡眠的重要所在,一旦受损,患者即可出现嗜睡症状,虽可唤醒,但很快又入睡,严重者可表现为昏睡不醒。

2)循环及呼吸紊乱:心血管功能可有各种不同变化,血压有高有低、脉搏可快可慢,但以低血压、脉速较多见,且波动性大,如果低血压合并有低温则预后不良。呼吸节律的紊乱与后脑下部后份呼吸管理中枢受损有关,常表现为呼吸减慢甚至停止。视前区损伤时可发生急性肺水肿。

3)体温调节障碍:因丘脑下部损伤所致中枢性高热常骤然升起,高达41℃甚至更高,但皮肤干燥少汗,皮肤温度分布不均,四肢低于躯干,且无炎症及中毒表现,解热剂亦无效。有时出现低温,或高热后转为低温,若经物理升温亦无效则预后极差。

4)水代谢紊乱:多因丘脑下部视上核和室旁核损伤,或垂体柄内视上一垂体束受累致使抗利尿素分泌不足而引起尿崩症,每日尿量达 4000~10000ml 以上,尿比重低下。

5)糖代谢紊乱:常与水代谢紊乱同时存在,表现为持续血糖升高,血液渗透压增高,而尿中无酮体出现,患者严重失水,血液浓缩、休克,死亡率极高,即所谓"高渗高糖非酮性昏迷"。

6)消化系统障碍:由丘脑下部前区至延髓迷走神经背核有一神经束,专营上消化道自主神经管理,其任何一处受损均可引起上消化道病变。故严重脑外伤累及丘脑下部时,易致胃、十二指肠黏膜糜烂、坏死、溃疡及出血。其成因可能是上消化道血管收缩、缺血;或因迷走神经过度兴奋;或与促胃液素(胃泌素)分泌亢进、胃酸过高有关。除此之外,这类患者还常发生顽固性呃逆、呕吐及腹胀等症状。

由于丘脑下部损伤所引起的神经内分泌紊乱和机体代谢障碍较多,故在治疗上更为困难和复杂,必须在严密的观察、颅内压监护、血液生化检测,以及水、电解质平衡的前提下,稳妥细心地治疗和护理,才有度过危险的希望。

3.影像学检查

(1)X线颅骨平片:仍有其重要价值,不仅能了解骨折的具体情况,并对分析致伤机制和判断伤情亦有其特殊意义。

(2)头颅 CT 扫描:是脑挫裂伤急性期辅助检查的首选。CT 扫描能清楚地显示脑挫裂伤的部位、程度和有无继发性损害,如出血和水肿情况。同时,可根据脑室和脑池的大小、形态和移位情况间接估计颅内压的高低。在脑挫裂伤区域同时存在出血和水肿,因此 CT 扫描显示的挫裂伤病灶会根据出血和水肿的比例不同呈现混杂密度,国外有学者将这种特有的表现称为"盐和胡椒"样图像。一般而言,出血的高密度区域会在短时间内退去,而水肿引起的低密度区域会较持久。在脑挫裂伤面积较大的患者中,可能会伴随脑室移位或受压的情况出现(图 1—3)。

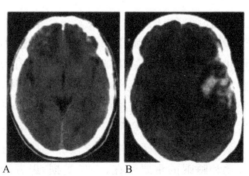

图 1—3 脑挫伤 CT 平扫显示急性期双额脑挫伤

A. 左颞脑挫伤;B. 挫伤灶内的出血和水肿呈现混杂密度

(3)MRI 检查:由于 MRI 成像时间较长,某些金属急救设备不能进入机房,躁动患者难以合作,故急性期少用 MRI,多以 CT 为首选检查项目。但在某些特殊情况下,MRI 优于 CT,如对脑干、胼胝体、颅神经的显示;对微小脑挫伤灶、轴索损伤及早期脑梗死的显示,以及对血肿处于 CT 等密度阶段的显示和鉴别诊断方面,MRI 有其独具的优势,因此可酌情选用。

4.治疗

（1）非手术治疗脑挫裂伤发生之际，也就是继发性脑损害开始之时，两者密切相连、互为因果，所以尽早进行合理的治疗，是减少伤残率、降低死亡率的关键。非手术治疗的目的，首先是防止脑伤后一系列病理生理变化加重脑损害，其次是提供一个良好的内环境，使部分受损脑细胞恢复功能。

1）一般处理：对轻型和部分损伤反应较小的中型脑挫裂伤患者，主要是对症治疗、防治脑水肿，密切观察病情，及时进行颅内压监护和复查CT。对处于昏迷状态的中、重型患者，应加强护理。必要时送入ICU，进行连续监测和专科护理。患者需保持气道通畅，若预计患者于短期内（3～5d）不能清醒时，宜早行气管切开，以便及时清除分泌物，减少气道阻力及无效腔（死腔）。同时应抬高床头15°～30°，以利于颅内静脉回流、降低颅压。每日出入量应保持平衡，补液过多可促进脑水肿。含糖液体补给时，应防止血糖过高以免加重脑缺血、缺氧损害及酸中毒。必要时应适量给胰岛素予以纠正，并按血糖测定值及时调整用药剂量。若预计患者短期内不能进食，可放置鼻饲管，给予流质饮食，维持每日热能及营养。此外，对重症患者应重视心、肺、肝、肾功能及合并症的防治。

2）特殊处理：严重脑挫裂伤患者常因挣扎躁动、四肢强直、高热、抽搐而致病情加重，应查明原因给予及时有效的处理。对伤后早期就出现中枢性高热、频繁去脑强直、间脑发作或癫痫持续发作者，宜行冬眠降温和（或）巴比妥治疗。外伤性急性脑肿胀又称散性脑肿胀，是重型脑损伤早期广泛性脑肿大，可能与脑血管麻痹扩张或缺血后急性水肿有关，好发于青少年。一旦发生应尽早采用过度换气、巴比妥及强力脱水，同时冬眠降温、降压也有减轻血管源性脑水肿的作用。

（2）手术治疗：原发性脑挫裂伤一般不需要手术治疗，但对脑挫裂伤严重，因挫碎组织及脑水肿而致进行性颅内压增高，降低颅压处理无效，引起颅内高压甚至脑疝形成时，则有手术之必要。对CT扫描示有占位效应、非手术治疗效果欠佳时或颅内压监护压力持续超过25mmHg或顺应性较差时，应及时施行开颅手术，清除糜烂组织，放置脑基底池或脑室引流；脑挫裂伤后期并发脑积水时，应先行脑室引流，待查明积水原因后再给予相应处理。

四、脑干损伤

脑干损伤是指中脑、脑桥和延髓的损伤，是一种严重的颅脑损伤，常分为两种：原发性脑干损伤，即外界暴力直接作用下造成的脑干损伤；继发性脑干损伤，即继发于其他严重的脑损伤之后，如脑疝或脑水肿而引起脑干损伤。单纯的脑干损伤并不多见。脑干包括中脑、脑桥和延髓，当外力作用在头部时，不论是直接还是间接暴力都将引起脑组织的冲撞和移动，可能造成脑干损伤。

1.病理　脑干位于脑的中心，其下为斜坡，背负大、小脑，当外力作用于头部时，脑干除了可直接撞击于坚硬的斜坡骨质外，还可受到大脑和小脑的牵拉、扭转、挤压及冲击等致伤，其中以鞭索性、扭转性和枕后暴力对脑干的损伤最大。通常额部受伤时，可使脑干撞击于斜坡上；头侧方暴力作用使脑干嵌挫于同侧小脑幕切迹上，枕后受力使脑干直接撞击于斜坡和枕骨大孔上；扭转和牵拉运动致伤可使脑干受到大小脑的作用受伤。头部因突然仰俯运动所致鞭索性损伤中，延髓受损机会较多；双脚或臀部着力时枕骨发生凹陷骨折，则可直接损伤延髓。此外，当头部受击引起颅骨严重变形，通过脑室内脑脊液冲击波亦可造成中脑导水管周围或四脑室底的损伤。

原发性脑干损伤的病理改变常为挫伤伴灶性出血,多见于中脑被盖区,脑桥及延髓被盖区次之,脑干受压移位、变形使血管断裂引起出血和软化等继发病变。国外学者提出所谓原发性脑干损伤实际上是DAI的一部分,不应作为一种独立病征。通常DAI均有脑干损伤表现,并需要依靠CT或MRI检查才能诊断。继发性脑干损伤可表现为脑干水肿、缺血、梗死、继发性出血,较原发性脑干损伤有更高的发生率,其重要的诱因是发生了颞叶钩回疝、脑干受挤压而导致脑干缺血损伤。通常情况下,原发性和继发性脑干损伤同时存在。

2.临床表现

(1)意识障碍:原发性脑干损伤患者,伤后常立即发生昏迷,轻者对痛刺激可有反应,重者昏迷程度深,一切反射消失。对进行性昏迷加重(如浅昏迷演变为深昏迷),应想到合并颅内血肿或其他原因导致的继发性脑干损伤。

(2)瞳孔和眼运动:中脑损伤时,初期两侧瞳孔不等大,伤侧瞳孔散大,对光反应消失,眼球向下外倾斜;两侧损伤时,两侧瞳孔散大,眼球固定。脑桥损伤时,可出现两瞳孔极度缩小,光反射消失,两侧眼球内斜,同向偏斜或两侧眼球分离等征象。延脑损伤多表现双瞳散大,对光反射消失,眼球固定。

(3)去皮质强直:是中脑损伤的重要表现之一。因为中脑前庭核水平存在促进伸肌收缩的中枢,而中脑红核及其周围网状结构是抑制伸肌收缩的中枢所在。两者之间切断时,便出现去皮质强直。表现为伸肌张力增高,两上肢过伸并内旋,下肢亦过度伸直,头部后仰呈角弓反张状。损伤较轻者可为阵发性,重者则持续发作。

(4)锥体束征:是脑干损伤的重要体征之一。包括肢体瘫痪、肌张力增高、腱反射亢进和病理反射出现等。在脑干损伤早期,由于多种因素的影响,锥体束征的出现常不恒定。但基底部损伤时,体征常较恒定。如脑干一侧性损伤则表现为交叉性瘫痪,包括肢体瘫痪、肌张力增高、腱反射亢进及病理反射阳性。严重损伤处于急性休克期时,全部反射可消失,病情稳定后才可出现。

(5)生命体征变化

1)呼吸功能紊乱:脑干损伤常在伤后立即出现呼吸功能紊乱。当中脑下端和脑桥上端的呼吸调节中枢受损时,出现呼吸节律的紊乱,如陈一施呼吸;当脑桥中下部的长吸中枢受损时,可出现抽泣样呼吸;当延髓的吸气和呼气中枢受损时,则发生呼吸停止。在脑干继发性损害的初期,如小脑幕切迹疝的形成时,先出现呼吸节律紊乱,陈一施呼吸,在脑疝的晚期颅内压继续升高,小脑扁桃体疝出现,压迫延髓,呼吸即先停止。

2)心血管功能紊乱:当延髓损伤严重时,表现为呼吸、心跳迅速停止,患者死亡。较高位的脑干损伤时出现的呼吸循环紊乱常先有一兴奋期,此时脉搏缓慢有力、血压升高、呼吸深快或呈喘息样呼吸,以后转入衰竭,脉搏频速,血压下降,呼吸呈潮式,终于心跳呼吸停止。一般呼吸停止在先,在人工呼吸和药物维持血压的条件下,心跳仍可维持数天或数月,最后往往因心力衰竭而死亡。

3)体温变化:脑干损伤后有时可出现高热,这多由于交感神经功能受损、出汗功能障碍、影响体热发散所致。当脑干功能衰竭时,体温则可降至正常以下。

4)内脏症状:可出现上消化道出血(为脑干损伤应激引起的急性胃黏膜病变所致);还有顽固性呃逆;神经源性肺水肿(是由于交感神经兴奋,引起体循环及肺循环阻力增加所致)。

3. 辅助检查

(1)颅骨 X 线平片检查:颅骨骨折发生率高,亦可根据骨折的部位,结合受伤机制推测脑干损伤的情况。

(2)颅脑 CT、MRI 扫描:原发性脑干损伤表现为脑干肿大,有点片状密度增高区,脚间池、桥池、四叠体池及第 4 脑室受压或闭塞。继发性脑疝的脑干损伤除显示继发性病变的征象外,还可见脑干受压扭曲向对侧移位,MRI 扫描可显示脑干内小出血灶与挫裂伤,由于不受骨性伪影影响,显示较 CT 扫描清楚。

(3)脑干听觉诱发电位(BAEP):是脑干听觉通路上的电生理活动,经大脑皮质传导至头皮的远场电位。它所反映的电生理活动一般不受其他外在病变的干扰,可以较准确地反映脑干损伤的平面和程度。BAEP 是耳机发放短声刺激后 10ms 内在头皮记录到的 6～7 个阳性波。虽然这些波存在多位点复合性起源可能性,但也可简单地认为Ⅰ波是听神经动作电位,Ⅱ波起源于耳蜗神经核,Ⅲ波来自脑桥上橄榄复合核与斜方体,Ⅳ波与Ⅴ波分别代表外侧丘系和中脑下丘核,Ⅵ波与Ⅶ波是丘脑内膝状体和听放射的动作电位波形。因此,Ⅰ、Ⅱ波实际代表听觉传入通路的周围性波群,其后各波代表中枢段动作电位。波Ⅰ～波Ⅴ等前 5 个波最稳定,其中波Ⅴ波幅最高,是辨认 BAEP 各波的标志。正常情况下,波Ⅱ与波Ⅰ,或波Ⅵ与波Ⅶ常融合形成复合波形。据统计,脑干损伤患者中,波Ⅳ和波Ⅴ的消失或波幅明显降低最常见,并常同时伴有波Ⅰ～波Ⅴ的潜伏期延长(图 1-4)。

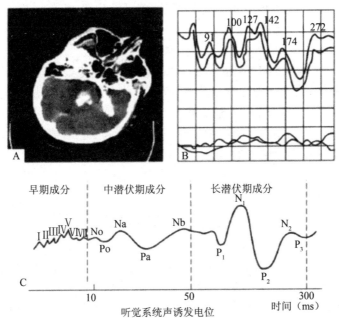

图 1-4　脑干损伤和听觉诱发电位检查

A. CT 平扫显示急性脑干损伤伴有出血;B. 听觉诱发电位检查,提示左侧(上半部分曲线);C. 听觉诱发电位与参考图形,相比尚处在正常范围,右侧(下半部分曲线)听觉诱发电位较平直,两次重复检查结果相似。

在神经重症监护室,BAEP 常被用来评估脑干损伤的严重程度和预测患者的预后。脑干损伤后双侧 BAEP 波形仍正常的患者大多可以有良好的预后。相反,患者在受伤后经过反复检查仍然不能测出诱发电位的,其预后大多为死亡或植物生存状态。复旦大学附属华山医院神经外科将近年国内外发表的诱发电位与重型脑外伤患者预后做了荟萃分析,我们发现脑干诱发电位对受伤后 6～12 个月获得良好预后患者的预测灵敏度为 0.69(95％CI,0.63～0.74),特异度为 0.73(95％CI,0.68～0.78),阳性似然比 2.71(95％CI,1.77～4.15);对预后不良预测的灵敏度为 0.58(95％CI,0.50～0.61),特异度为 0.82(95％CI,0.77～0.86),阳性似然比 3.61(95％CI,2.38～5.47)。脑干诱发电位对预后良好患者预测的特异度高于 GCS 评分,对预后不良预测的灵敏度与 GCS 相当,但对预后良好预测的灵敏度不如 GCS。

4.诊断和鉴别诊断　原发性脑干损伤往往与脑挫裂伤或颅内出血同时伴发,临床症状相互参错,难以辨明孰轻孰重,特别是就诊较迟的患者更难区别是原发性损伤还是继发性损伤。对于伤后立即昏迷并进行性加重、瞳孔大小多变、早期发生呼吸循环衰竭、出现去皮质强直,以及双侧病理征阳性的患者,原发性脑干损伤的诊断基本成立。

原发性脑干损伤与继发性脑干损伤的区别在于症状、体征出现的早晚。继发性脑干损伤的症状、体征皆在伤后逐渐产生。颅内压持续监护亦可鉴别,即原发性损伤颅内压一般不高,而继发性损伤颅内压常则明显升高。CT 和 MRI 检查也是鉴别诊断的有效手段。

5.治疗　原发性脑干损伤并无特殊的治疗方法。昏迷时间较长的重度原发脑干伤患者,要尽早行气管切开、呼吸机辅助呼吸及支持治疗。但是重度脑干损伤患者的昏迷时间长、死亡率很高,所以救治工作应仔细认真,要有长期的打算,且护理工作显得尤为重要,要密切注意防治各种并发症。对于轻度脑干损伤的患者,可按脑挫裂伤治疗,部分患者可获得良好疗效。脑干损伤治疗的措施一般包括以下几点:

(1)保护中枢神经系统,酌情采用亚冬眠疗法,降低脑代谢;积极抗脑水肿;使用激素及神经营养药物。

(2)全身支持疗法,维持营养,预防和纠正水、电解质紊乱。

(3)积极预防和处理并发症,最常见的是肺部感染、尿路感染和压疮。加强护理,严密观察,早期发现,及时治疗。对于意识障碍严重、呼吸功能紊乱的患者,早期实施气管切开甚为必要,但气管切开后应加强护理,减少感染机会。

(4)对于继发性脑干损伤应尽早明确诊断,及时去除病因。若拖延过久,则疗效不佳。

(5)恢复期应着重于脑干功能的改善,可用促苏醒药物,高压氧舱治疗,增强机体抵抗力和防治并发症。

第三节　颅内血肿

颅内血肿是颅脑创伤最常见的一种继发性病变,它是指当脑损伤后颅内出血在颅腔的某部位聚集,达到一定体积时形成局部占位效应,造成颅内压增高、脑组织受压而引起相应的临床症状。创伤性颅内血肿在闭合性颅脑创伤中约占 10％,在重型颅脑创伤中占 40％～50％,颅内血肿是重型颅脑创伤主要死因之一。病程往往呈进行性发展,若不及时处理,可引起脑移位、脑水肿、脑缺血、持续的颅内压增高和脑疝,而致严重后果。

按血肿症状出现的时间分为 3 型:72h 以内者为急性血肿,3d 以后到 3 周以内为亚急性血肿,超过 3 周为慢性血肿。颅内血肿按来源和部位可分为:①硬脑膜外血肿:血肿位于颅骨内板与硬脑膜之间。②硬脑膜下血肿:血肿于硬脑膜与蛛网膜之间的硬膜下腔内。③脑内血肿:血肿位于脑实质内。此外,还有些特殊类型的血肿,形成两个以不同部位或同一部位不同类型的血肿,称为多发性血肿;创伤后首次头颅 CT 扫描未发现血肿,当病情变化时再次 CT

检查发现血肿,称为迟发性颅内血肿;如果在 CT 扫描中发现原有的血肿扩大,为进展性颅内血肿。

一、硬膜外血肿

硬膜外血肿是指外伤后出血积聚于颅骨内板和硬脑膜间潜在空间的血肿。由于硬脑膜的骨膜层和颅骨膜在骨缝线处的连接组织非常紧密,因此血肿通常被骨缝线所限制。硬膜外血肿发生率在闭合性颅脑创伤中占 2%～3%;颅内血肿中占 25%～30%,仅次于硬膜下血肿。通常发生于青壮年,平均年龄在 20～30 岁,很少出现在 2 岁以下的儿童(由于不成熟颅骨的可塑性)或>60 岁的老年人(因为硬脑膜已经和颅骨内板粘连)。

1.病理生理机制　交通事故、跌落和袭击分别占硬膜外血肿总数的 53%、30% 和 8%。多因头部受过外力直接打击,着力点处的颅骨变形或骨折,伤及血管所致。血肿一般发生在受力点及其附近,出血积聚于硬膜与颅骨内板之间,并随着血肿的增大而使硬膜进一步分离,因此可根据骨折线通过脑膜血管和静脉窦的位置来判断血肿部位。由于骨折损伤脑膜中动脉引致硬膜外血肿占 3/4,其次是损伤脑膜中静脉、板障静脉或静脉窦而导致血肿。

硬膜外血肿以颞部和顶颞部最多,这与颞部含有脑膜中动脉和静脉,易为骨折所撕破有关。急性硬脑膜外血肿在枕部较少,因该处硬膜与枕骨贴附轻紧,且常属静脉性出血。但有时,由于骨折线穿越上矢状窦或横窦,亦可引起骑跨于窦上的巨大硬膜外血肿,这类血肿的不断扩张,多为硬脑膜与骨内板剥离后,因新的再出血所致,而非仅由静脉压造成继续出血。

血肿的大小与病情的轻重关系密切,血肿越大越严重。出血速度与临床表现也有紧密关系。发展急速的硬脑膜外血肿,其出血来源多属动脉损伤所致,血肿迅速增大,可在数小时内引起脑疝,威胁患者生命。若出血源于静脉,如硬脑膜静脉、板障静脉或静脉窦,则病情发展稍缓。为时较久的硬膜外血肿,一般于 6～9d 即有机化现象,由硬膜长入纤维细胞并有薄层肉芽包裹,且与硬膜及颅骨粘连。小血肿可以完全机化,大血肿则囊性变内储褐色血性液体。

2.临床表现

(1)外伤史:颅盖部特别是颞部的直接暴力伤,局部有伤痕或头、皮血肿,颅骨 X 线片发现骨折线跨过脑膜中动脉沟;或后枕部受伤,有软组织肿胀、皮下瘀血,颅骨 X 线片发现骨折线跨过横窦;皆应高度重视有硬脑膜外血肿可能。

(2)意识障碍:由于原发性脑损伤程度不一,这类患者的意识变化有 3 种不同情况:①原发性脑损伤较轻,有 12%～42% 的患者在伤后到手术期间均保持清醒。②原发性脑损伤较重,伤后昏迷,随后即完全清醒或有意识好转,但不久又再次陷入昏迷状态,这类患者即具有"中间清醒期"的典型病例,容易诊断,这类患者约占 47%。因此,中间清醒期不是硬膜外血肿的诊断性特征,其他创伤后损伤也可出现类似的临床表现。③原发性脑损伤严重,伤后持续昏迷,且有进行性加重表现,颅内血肿的征象常被原发性脑挫裂伤或脑干损伤所掩盖,较易误诊。

(3)颅内压增高:随着颅内压增高,患者常有头痛、呕吐加剧、躁动不安的典型变化,伴有血压升高、脉压差增大、体温上升、心率及呼吸缓慢等代偿性反应,即 Cushing 反应,等到衰竭时,则血压下降、脉搏细弱及呼吸抑制。

(4)神经系统体征:单纯的硬膜外血肿,早期较少出现神经受损体征,仅在血肿压迫脑功能区时,才有相应的阳性体征。当血肿不断增大引起颞叶钩回疝时,患者不仅有意识障碍加深、生命体征紊乱,同时将出现患侧瞳孔散大、对侧肢体偏瘫等典型征象。

3.影像学表现 硬脑膜外血肿绝大多数(85％)都有典型的 CT 特点:在颅骨内板下方有双凸形或梭形边缘清楚的高密度影,CT 值 40～100HU。有的血肿内可见小的圆形或不规则形的低密度区,认为是外伤时间短仍有新鲜出血(较凝血块的密度低),并与血块退缩时溢出的血清混合所致。少数血肿可呈半月形或新月形;个别血肿可通过分离的骨折缝隙渗到颅外软组织下。骨窗位常可显示骨折(图1-5)。此外,血肿可见占位效应,中线结构移位,病变侧脑室受压、变形和移位。

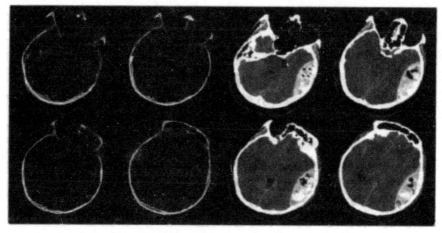

图1-5 CT 显示急性硬膜外血肿,骨窗位可见骨折线

硬膜外血肿的形态在 MRI 上和 CT 相仿。血肿呈双凸形或梭形,边界锐利,位于颅骨内板和脑表面之间。血肿的信号强度改变,与血肿的期龄有关。急性期,在 T_1 加权像,血肿信号与脑实质相仿。在 T_2 加权像血肿呈低信号。在亚急性和慢性期,在 T_1 和 T_2 加权像均呈高信号。此外,由于血肿占位效应,患侧脑皮质受压扭曲,即脑回移位征。尽管 MRI 能清楚地显示外伤性血肿的存在,但是由于急性出血时 MRI 不如 CT 清楚,以及操作时间较 CT 长,利用 MRI 对严重颅脑损伤的最初评价是不实用的。

4.诊断与鉴别诊断 幕上急性硬膜外血肿的早期诊断,应判定在颞叶钩回疝征象之前,而不是昏迷加深、瞳孔散大之后,故临床观察非常重要。着力部位除头皮挫伤外,常见头皮局部肿胀,出血经骨折线到骨膜下,或经破裂的骨膜至帽状筋膜下形成帽状筋膜下血肿时,应考虑到颅内血肿的存在。当患者头痛、呕吐加剧,有躁动不安、血压升高、脉压差加大和(或)出现新的体征时,即应高度怀疑颅内血肿,及时给予必要的影像学检查,包括 X 线颅骨平片和CT 扫描等。

需要与以下疾病鉴别:①硬膜下血肿:硬膜下血肿与硬膜外血肿的病因类似,但多是桥静脉或者脑皮质血管破裂引起,部位则位于脑表面与硬脑膜之间的间隙,CT 扫描表现为范围较宽的新月形高密度影,可以跨颅缝。②大脑半球占位病变:如脑内血肿、脑肿瘤、脑脓肿及肉芽肿等占位病变,均易与慢性硬膜外血肿发生混淆。区别主要在于无头部外伤史及较为明显的局限性神经功能缺损体征,确诊亦需借助于 CT 扫描和 MRI 检查。

5.治疗 急性硬膜外血肿,原则上一经诊断即应施行手术,清除血肿,以缓解颅内高压,术后根据病情给予适当的非手术治疗。手术指征包括:①不管患者的 GCS 评分多少,只要急性硬膜外血肿体积幕上超过 30ml,幕下超过 10ml,应该行血肿清除术。②血肿厚度>15mm,

中线移位＞5mm 的急性硬膜外血肿,应行血肿清除术。③儿童硬膜外血肿幕上＞20ml,幕下＞10ml 可考虑手术。

骨瓣开颅血肿清除术临床应用广泛。其优点是便于彻底清除血肿、立即止血和便于硬膜下探查。具体操作方法:①依据血肿部位、大小设计好皮瓣,常规开颅,骨瓣大小以能暴露血肿范围为宜。②翻开骨瓣后可见血肿,多为暗红色凝血块,附着在硬膜上,此时用剥离子或脑压板由血肿周边向中心轻轻剥离,也可吸引器吸除。血肿清除后,如遇到活动性出血,应仔细寻找出血来源,其出血点可用电凝或丝线结扎止血。若为骨管段内的脑膜中动脉出血,可用骨蜡止血;若为静脉窦或蛛网膜颗粒的出血则用明胶海绵压迫止血;若为硬膜表面的小血管出血,应行电凝止血。③悬吊硬脑膜于骨瓣边缘,如仍有渗血,应在硬膜与颅骨之间置入明胶海绵再悬吊,确认无出血后放回骨瓣,逐层缝合头颅。

术中注意事项:①清除血肿后硬膜张力仍高,硬膜下方发蓝,应切开硬膜探查。如有血肿应予以清除;如未见硬膜下血肿,则提示骨瓣邻近或远隔部位血肿,应予复查 CT 或钻孔探查,以免遗漏血肿。②在清除血肿过程中,与硬膜粘连紧密的皮质凝血块不要勉强剥离,以免诱发新的出血。③对手术前已发生脑疝的患者,主张血肿清除后去除骨瓣,以免术后发生脑梗死、水肿,再次发生脑疝。

手术禁忌证包括:除手术常规禁忌外,濒死的和 GCS 为 3 分的极度虚弱的、无反应的、瞳孔已散大的,没有自主呼吸或血压不升的患者;国外观点:年龄＞75 岁的 GCS 5 分或以下的患者,也应该非手术治疗,因为无论是否手术,预后都很差。

对于部分病情稳定的小血肿,也可采取非手术治疗。其适应证为:大脑凸面血肿量＜30ml,后颅窝血肿＜10ml,无明显占位效应(中线结构移位＜5mm,血肿厚度＜15mm),同时 GCS 高于 8 分,没有局灶性功能缺失,可在 CT 系列扫描和神经外科中心严密观察下,接受非手术治疗。

6.预后　年龄、瞳孔异常、并发的颅内损伤、伤后手术时间,以及颅内压已被确定为决定硬脑膜外血肿疗效的重要因素。

(1)年龄和 GCS:年龄对疗效的影响在硬脑膜外血肿患者中并不像在整个颅脑创伤患者中那样明显。多因素回归分析发现在接受血肿清除术治疗的硬脑膜外血肿患者中,入院时 GCS 评分或术前 GCS 评分是最重要的单一疗效预测因素。GCS 3～5 分的硬脑膜外血肿患者死亡率为 36％,而 GCS 6～8 分的硬脑膜外血肿患者死亡率仅为 9％。

(2)瞳孔:20％～30％接受手术的硬脑膜外血肿患者出现瞳孔异常,如瞳孔不等大或散大固定,62％的患者在入院时出现昏迷。一项研究表明同侧瞳孔散大与疗效差无关,并且在瞳孔散大 70min 内手术可以回缩。然而,双侧瞳孔散大与死亡率增高有关。van den Brinker 等在多因素分析相关预后因素模式中,发现在所有年龄段和 GCS 评分患者中,瞳孔异常与疗效差有显著相关性。30％的瞳孔反射正常患者,35％的单侧瞳孔固定患者,50％的双侧瞳孔固定的患者疗效差。

(3)并发损伤:成年接受清除术的硬脑膜外血肿患者有 30％～50％并发颅内损伤。大多数的脑挫裂伤和脑内血肿并发硬脑膜下血肿及弥散性脑肿胀。硬脑膜下血肿和(或)脑实质内损伤并发硬脑膜外血肿疗效良好的机会少。在 315 例患者接受硬脑膜外血肿清除术的两组研究中,并发颅内损伤的发生率为 33％,硬脑膜外血肿并发其他损伤与疗效差之间显著性相关。没有资料表明急性硬脑膜外血肿患者的疗效与并发的低血压有关。

（4）ICP：Lobato 等监测了 64 例硬脑膜外血肿清除术后昏迷患者中的 54 例颅内压（ICP），有 67%的病例出现 ICP 增高，ICP＞35mmHg 的病例与死亡率增高有明显的相关性。

7.后颅凹硬膜外血肿　后颅凹硬膜外血肿占硬膜外血肿的 5%左右，20 岁以内的患者更多见。虽然多达 84%伴有枕骨骨折，儿童枕骨骨折只有约 3%发生后颅凹硬膜外血肿。经常找不到出血来源，但硬膜静脉窦（横窦）撕裂的发生率也很高。多数缺乏或只有轻微的小脑体征。临床上，可能迅速恶化，伴有呼吸抑制，不伴有任何瞳孔改变或运动刺激征。头痛、恶心、呕吐、颈强直是最常见的症状和体征。总体死亡率约为 25%，伴随其他颅脑损伤死亡率增高。手术指征：①后颅凹血肿＞10ml、CT 扫描有占位效应（第 4 脑室的变形、移位或闭塞；基底池受压或消失；梗阻性脑积水），应该立刻进行外科手术治疗。②后颅凹血肿＜10ml、无神经功能异常、CT 扫描显示不伴有占位征象或有轻微占位征象的患者，可以进行严密的观察治疗，同时进行不定期的 CT 复查（图 1－6）。手术的原则和目的同小脑幕硬膜外血肿手术，如清除硬膜外血肿降低颅内压、彻底止血、行硬脑膜减张缝合和硬脑膜悬吊。鉴于可能出现梗死性脑积水，同时应该行右额脑室外引流术。骨窗范围向下包括枕骨大孔下缘和向上超过横窦边缘，目的是找出和控制静脉窦出血。

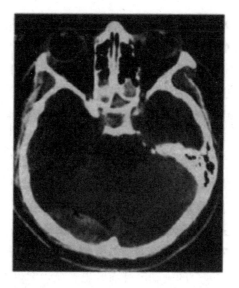

图 1－6　CT 显示后颅凹急性硬膜外血肿

二、硬膜下血肿

（一）急性硬膜下血肿

急性硬膜下血肿是指创伤 24～72h 内血液积聚在大脑硬膜下形成的血肿，是颅脑创伤常见的继发性损害，发生率约为 11%，占颅内血肿的 50%～60%。平均年龄为 31～47 岁，大部分为男性患者。急性硬脑膜下血肿致伤机制在年龄组别上有差异。大多数的硬脑膜下血肿由机动车事故、跌落和袭击引起。在一项研究中，年轻组（18～40 岁）急性硬脑膜下血肿患者有 56%由机动车事故引起，只有 12%由跌落引起。而老年组（年龄＞65 岁）硬脑膜下血肿，这两种致伤机制分别为 22%和 56%。在两组针对年龄＞75 岁和 80 岁患者的研究中，跌落已经被确定为外伤性硬脑膜下血肿的主要原因。

1.病理生理机制 外伤性急性硬膜下血肿的两个主要原因：

(1)出血在脑实质裂伤周围聚集，为脑挫裂伤所致的皮质动脉或静脉破裂，也可由脑内血肿穿破皮质流到硬脑膜下腔。此类血肿大多由对冲性脑挫裂伤所致，好发于额极、颞极及其底面。血肿下通常有严重的原发性脑损伤。患者一般无中间清醒期，局灶体征常出现较晚，不及硬膜外血肿明显。

(2)大脑加速－减速暴力运动时脑表面血管或桥静脉撕裂，如大脑上静脉注入上矢状窦血管、大脑中静脉和额极静脉注入蝶顶窦血管、颞叶后部的下吻合静脉注入横窦的血管损伤等。这一类型原发性脑损伤可能比较轻，有时出现中间清醒期，然后病情恶化。此类血肿可不伴有脑挫裂伤，血肿较广泛地覆盖于大脑半球表面。

血肿的发生部位与头部着力点和着力方式密切相关，头部侧方受击的加速伤，硬膜下血肿多见于同侧；头部侧方触撞物体的减速伤，同侧多为复合性硬膜下血肿，而对侧多为单纯性硬膜下血肿，有时在着力侧也产生硬膜外血肿或脑内血肿。一侧枕部着力的减速伤，硬膜下血肿多发于对侧额底、额极、颞底和颞极部位。一侧前额部着力的减速伤，硬膜下血肿多发生于同侧额底、额极、颞底和颞极等部位，但对冲的枕极和颅后窝则几乎不发生血肿。

急性硬膜下血肿也可见于应用抗凝治疗的患者，一般有外伤史(比较轻微)，有时可无外伤史。接受抗凝治疗使男性急性硬膜下血肿的风险增高7倍，女性增高26倍。

2.临床表现 急性硬膜下血肿临床表现特点为：①意识障碍变化特点为有中间清醒或好转期者少见，多为原发性昏迷和继发性昏迷相重叠，或昏迷程度逐渐加深。37%～80%的急性硬脑膜下血肿患者GCS初始评分为8分或<8分。②颅内压增高症状中，以呕吐和躁动多见，生命体征变化明显。③脑疝症状出现快，住院时或手术前观察到有30%～50%的患者瞳孔异常。④桥静脉出血引起的单纯性硬膜下血肿患者，由于原发性脑挫裂伤较轻，出血速度稍缓，且多为静脉性出血，故伤后能较快从昏迷中清醒，主诉头痛并出现恶心、呕吐症状。临床症状逐渐加重，可出现躁动、偏瘫、失语等表现。⑤接受手术的硬脑膜下血肿中只有30%～40%损伤是单一的。在大部分病例中，硬脑膜下血肿并发颅内或颅外其他创伤。脑挫裂伤和脑内血肿是最常见颅内并发损伤。有18%～51%的患者存在明显的颅外创伤，其中大多数病例包括面骨骨折、四肢骨折、胸部以及腹部创伤。

后颅窝急性硬膜下血肿比较少见，发生率为2.3%～3%。桥静脉撕裂、小脑幕撕裂、小脑挫裂伤或静脉窦损伤可导致后颅窝急性硬膜下血肿。这类患者可能会出现小脑体征、颈项强直、疼痛感或颅内高压症状。

3.影像学表现 CT扫描发现(图1－7)，急性硬膜下血肿在脑表面与硬脑膜内层间形成新月形高密度影，在大脑表面形成占位效应。该新月形高密度影跨越骨缝线，但不跨越大脑镰或小脑幕。与此相比，硬膜外血肿呈双凸面，很少跨越骨缝线，但有可能跨越大脑镰或小脑幕。脑组织与硬脑膜粘连或血肿增厚有时会导致急性硬膜下血肿呈双凸面。新月形硬膜下血肿的准确厚度应通过CT采用宽窗位将高密度的血块和颅骨区分。

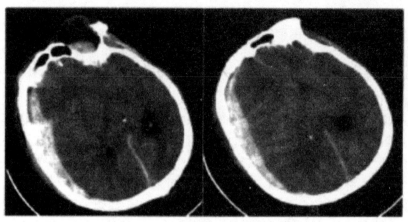

图1-7 CT扫描示急性硬膜下血肿

磁共振成像(MRI)扫描是诊断急性硬膜下血肿的敏感检测方法,小面积急性硬膜下血肿也可以在MRI上被识别。但磁共振扫描成像时间较CT扫描要长,头部受伤的烦躁不安患者可能会导致一些伪影出现。因此,与CT扫描相比磁共振成像检查不是头部受伤患者临床检查的最佳选择。在超急性期(数分钟到数小时),由于血红蛋白的结合,血肿在T_1加权成像上呈低信号,在T_2加权成像上呈高信号。在急性期(1~12h),由于脱氧血红蛋白的出现,导致血肿在T_1加权成像中呈等信号、在T_2加权成像上呈低信号。亚急性期(3~7d),可再被分为早期和晚期,在亚急性早期,高铁血红蛋白在T_1加权成像上呈高信号,在T_2加权成像上呈低信号。在亚急性晚期,高铁血红蛋白在T_1和T_2加权成像上均呈高信号。随着硬膜下血肿进入慢性期,这些信号在T_1和T_2加权成像上均呈低信号。急性硬膜下血肿将引起中线偏移,出血量较大时可导致前角消失、脑沟和脑回模糊及第3脑室受压。MRI检查在发现与急性硬膜下血肿相关的小挫伤、对侧损伤或脑干损伤上较CT扫描更敏感。

4.治疗 急性硬脑膜下血肿病情发展快、伤情重,一经诊断,应刻不容缓,争分夺秒地尽早手术治疗,以便迅速缓解颅内高压,减轻脑缺氧,解除脑干受压,提高手术治愈率和患者生存质量。手术目的是为了清除血肿及任何潜在的相关损伤,减轻占位效应,改善神经功能缺损。如果患者无脑干反射及肌肉张力低下,无自主反应,手术治疗可能没有意义。

急性硬膜下血肿手术治疗的指征为:①不管急性硬脑膜下血肿患者的GCS评分多少,只要CT扫描显示血肿厚度>10mm或中线移位>5mm,应该手术清除血肿。②对于具有ICP监测技术的医院,所有处于昏迷状态(GCS评分<9分)的急性硬脑膜下血肿患者,应该进行颅内压监测。③昏迷的(GCS评分<9分)、血肿厚度<10mm或中线移位<5mm的急性硬脑膜下血肿患者,如果入院时比受伤时的GCS评分下降2分或更低,和(或)瞳孔不对称或固定散大和(或)ICP超过20mmHg,应该手术清除血肿。

手术治疗方式:①骨瓣开颅血肿清除术:适用于血肿定位明确、可经钻孔抽吸后的危重症患者,或钻孔探查血肿呈凝块状,难以冲洗抽出血肿者。手术中清除血肿、妥善止血、清除挫碎及糜烂的脑组织,并探查排除和(或)清除脑内血肿,必要时行脑室外引流术。如果骨瓣开颅血肿清除术后,发现脑肿胀、颅内压增高,可能存在多发性血肿,或原有的小血肿扩大,应进一步探查,必要时再行头颅CT检查,以免遗漏血肿。②去骨瓣减压术及内减压术:去骨瓣减压骨窗的大小和部位应达到减压的要求,去骨瓣减压术应减张缝合硬脑膜。

对于临床最常见的额颞顶急性硬膜下血肿,特别是合并脑挫裂伤颅高压的患者,提倡采用标准外伤大骨瓣开颅术(10~12)cm×(12~15)cm,进行血肿清除,根据术中颅内压情况决定保留或去骨瓣减压,硬膜减张缝合。标准外伤大骨瓣开颅术能达到下列手术要求:①清除额颞顶硬脑膜外、硬脑膜下及脑内血肿。②清除额叶、颞前以及眶回等挫裂伤区坏死脑组织。③控制矢状窦桥静脉、横窦以及岩窦撕裂出血。④控制颅前窝、颅中窝颅底出血。⑤修补撕裂硬脑膜、防止脑脊液漏等。标准外伤大骨瓣开颅术能清除约95%单侧幕上颅内血肿,另外5%幕上顶后叶、枕叶和颅后窝血肿则需行其他相应部位骨瓣开颅术。例如,顶后和枕部颅内血肿应该采用顶枕瓣,颅后窝血肿则需要行颅后窝直切口或倒钩切口,双额部颅内血肿应该采用冠状切口等。

对于伴有严重脑挫裂伤和(或)脑水肿,在清除血肿后颅内压降幅不满意者;开颅清除血肿后颅内压高、脑肿胀明显;术前患者已存在瞳孔散大有脑疝形成,去脑强直,应行骨瓣减压术。但应严格掌握去骨瓣减压术的适应证,不可随意弃去骨瓣,因为大骨瓣减压术后,由于脑膨出而造成脑移位、变形及脑实质水分大幅流向紊乱等不良后果,早期可引起颅内迟发性血肿及局部水肿加重、脑结构变形、扭曲,加重神经功能缺损;后期尚可导致脑软化、脑萎缩、皮瓣下积液、脑穿通畸形、脑积水和癫痫等并发症。去骨瓣减压术可使部分危急患者度过术后脑肿胀、高颅压危险期,从而挽救生命。内减压术适用于经血肿清除及去骨瓣减压术后仍不能有效缓解脑肿胀及颅内压增高,或术中因脑肿胀严重,缝合头皮有困难,而又无其他残留血肿的患者。内减压术是将额极和(或)颞极切除,以减少颅腔内容而降低颅内压。

非手术治疗虽有个别急性硬脑膜下血肿可以自动消散,但为数甚少,不可存侥幸心理,事实上仅有少数亚急性硬脑膜下血肿患者,如果原发脑损伤较轻,病情发展迟缓,始可采用非手术治疗。Mathew提出硬膜下血肿患者进行保守治疗的指征:①GCS评分≥13的损伤。②CT扫描显示无其他的颅内血肿或水肿。③中线偏移<10mm。④未出现基底池消失。

5.预后 急性硬膜下血肿患者的死亡率差异很大(42%~90%),影响预后的因素包括:①GCS评分:是决定预后的最重要因素。GCS 3~5分的患者死亡率为76%,14%预后良好;GCS 6~8分的患者死亡率为36%,40%预后良好。②瞳孔:瞳孔不对称与预后较差有关。双侧瞳孔异常的患者,死亡率超过80%;单侧瞳孔扩大但有反应的患者,死亡率约为50%;单侧瞳孔扩大且没有反应的患者,死亡率约为58%。③神经体征:去大脑强直、肌张力低患者(死亡率77%~95%)比轻偏瘫和偏瘫患者(死亡率35%~48%)的预后更差。④年龄:由于年轻患者系统疾病较少,其预后较老年患者要好。⑤CT表现:CT表现如血凝块厚度、体积、中线偏移和基底池受压与预后相关,但特定阈值还有待确定。⑥手术时机:损伤4h后接受手术治疗的昏迷患者死亡率显著高于4h内采取手术治疗的患者。⑦颅内压:术后颅内压持续升高(>20mmHg)与预后较差有关。⑧相关损伤:Jamieson和Yelland根据患者的相关损伤将急性硬脑膜下血肿分为无脑损伤的单纯性急性硬脑膜下血肿(死亡率22%);伴有脑挫伤的急性硬脑膜下血肿(死亡率30%)及复杂的急性硬脑膜下血肿(伴有颅内血肿,死亡率53%)。⑨系统疾病:肺部感染、败血症、脑膜炎、休克、心律失常、上消化道出血都有可能影响预后。

(二)慢性硬膜下血肿

慢性硬膜下血肿为创伤后3周以后出现症状,血肿位于硬膜与蛛网膜之间,是具有包膜的血肿。慢性硬膜下血肿临床并不少见,好发于中老年人,平均年龄约63岁。在硬膜下血肿中约占25%,占颅内血肿的10%。其中双侧血肿发生率高达14.8%。本病可因轻微颅脑创伤引起,甚至不能记忆有创伤史,起病隐匿,临床表现无明显特征,容易误诊。从受伤到发病时间,一般为 1～3 个月。

1.病理生理机制　老年患者由于脑组织体积减小,硬膜下间隙增多,因此血肿厚度常更大。典型的慢性硬膜下血肿为"酱油色"陈旧不凝血。关于出血原因,可能与老年性脑萎缩的颅内空间相对增大有关,遇到轻微惯性力作用时,脑与颅骨产生相对运动,使进入上矢状窦的桥静脉撕裂出血。血液积聚于硬脑膜下腔,引起硬脑膜内层炎性反应形成包膜,新生包膜产生组织活化剂进入血肿腔,使局部纤维蛋白溶解过多,纤维蛋白降解产物升高,后者的抗血凝作用,使血肿腔内失去凝血功能,导致包膜新生的毛细血管不断出血及血浆渗出,从而使血肿再扩大。慢性压迫使脑供血不全和脑萎缩更加显著,造成此类患者的颅内压增高程度与血肿大小不成比例;早期包膜较薄,如及时作血肿引流,受压脑叶易于复位而痊愈;久后包膜可增厚、钙化或骨化。

2.临床表现　有轻微颅脑创伤史,或创伤史已不能记忆。伤后长时间内无症状,或仅有头痛、头昏等症状。常于伤后 2～3 个月逐渐出现恶心、呕吐、复视、视物模糊、一侧肢体无力、精神失常等临床症状及体征。临床表现可归纳为以下几种类型:①慢性颅内压增高症状,如头痛、恶心、呕吐和视乳头水肿等。②血肿压迫所致的局灶症状和体征,如轻偏瘫、失语和局限性癫痫等。③脑萎缩、脑供血不全症状,如智力障碍、精神失常和记忆力减退等。

慢性硬膜下血肿头部损伤往往较轻,不引起重视,伤后长时间无症状,特别是老年人颅腔容积代偿间隙较大,当血肿增大引起脑受压症状及颅内压升高症状时,患者早已忘记创伤病史,因此容易误诊。

3.影像学表现　近年来头颅 CT 扫描及 MRI 检查的广泛应用,提高了慢性硬膜血肿的早期诊断水平,不仅能从血肿形态上估计其形成时间,而且可从密度上推测血肿的期龄。一般从新月形血肿演变为双凸形血肿需 3～8 周时间,头颅 CT 扫描显示高密度血肿的期龄平均为 3.7 周;低密度血肿平均为 6.3 周;等密度平均为 8.2 周。MRI 检查对头颅 CT 扫描呈等密度时的血肿或积液,图像显示良好,可资鉴别。

4.诊断与鉴别诊断　慢性硬膜下血肿须与以下几种疾病相鉴别:①创伤性硬膜下积液,亦可称创伤性硬膜下水瘤。为创伤造成的蛛网膜撕裂,脑脊液经蛛网膜瓣状裂口进入硬膜下腔而不能反流,以至形成张力性水囊肿。临床表现与硬膜下血肿相似,慢性积液多为无色透明的液体,蛋白质含量稍高于正常脑脊液,但低于慢性硬膜下血肿。头颅 CT 扫描与慢性硬膜下血肿亦很难鉴别。MRI 检查对于颅内血肿很敏感,具有较好的鉴别价值(图 1-8)。②脑蛛网膜囊肿:致病原因不明,可能为先天性脑叶发育不全,病变多位于颅中窝和外侧裂表面,临床表现与慢性硬膜下血肿相似,常被误诊。CT 扫描为低密度,且形状呈方形或不规则,这与慢性血肿呈规则的新月形不同。③颅内肿瘤:脑脓肿及肉芽肿等占位病变,易与慢性硬膜下血肿混淆,区别是无头部创伤史,借助头颅 CT 扫描及 MRI 检查可以明确诊断。④正常颅压脑积水、脑萎缩、神经官能症等,可表现为记忆力减退、理解差、智力下降、精神障碍等,易误诊。区别是无颅内压增高症状,影像学检查可予确诊。

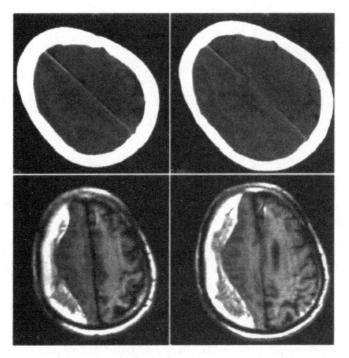

图1-8 慢性硬膜下血肿的CT扫描及MRI检查表现

5.治疗 手术指征:①临床出现颅高压症状和体征,伴有或不伴有意识改变和大脑半球受压体征。②CT扫描或MRI检查显示单侧或双侧硬膜下血肿厚度>10mm、单侧血肿导致中线移位>10mm。③对于无临床症状和体征、CT扫描或MRI检查显示单侧或双侧硬膜下血肿厚度<10mm、中线移位<10mm患者可采取动态临床观察。

治疗慢性硬膜下血肿常见的手术方案:①钻2个骨孔,用温盐水反复冲洗直至流出的冲洗液清亮。②钻1个骨孔,硬膜下置管,引流24～48h。③开颅硬膜下包膜切除术适合上述方法处理后反复复发的病例。可能是由于从包膜渗出导致复发,这时开颅手术不失为一安全有效的手段。不要试图切除深部粘连于脑组织表面的脏层包膜。

清除血肿后,患者保持平卧或头低脚高位,术后轻度增高水负荷,24～48h拔除引流管,有助于使脑组织膨胀,排出残存的硬膜下液体,减少液体的存留和防止血肿复发。

虽然上述方法一般治疗结果良好,但也可能出现严重的并发症:①癫痫:包括难以控制的癫痫持续状态。60%的75岁以上患者脑组织迅速减压后立即出现血肿下脑皮质充血,可能是与脑内出血和癫痫并发症有关,75岁以下患者无这一现象发生。所有并发症更容易发生于老龄和体弱患者。②脑内出血发生率0.7%～5%,严重影响预后,1/3患者死亡,另外1/3重残。③脑组织膨胀不良和(或)硬膜下积血或积液复发。④张力性气颅。⑤硬膜下积脓,也可见于未手术治疗的硬膜下积液或血肿。

6.预后 积液/血肿液排出约20%以后,硬膜下的压力降低接近0,这时临床症状将出现好转。硬膜下压力高的患者比压力低者脑组织膨胀和临床症状的缓解更快。治疗后CT检查常见有硬膜下液体残留,但临床症状的好转并不一定有CT上积液的完全消失。术后第10天CT可见液体残留者占78%,40d以后占15%,完全吸收有可能需要长达6个月。建议不要处理术后的积液残留,尤其是在20d以内,除非CT所见病变扩大和患者症状不恢复或恶化。

三、外伤性脑内血肿

脑内血肿是指脑实质内的出血,以直径在3.0cm以上,血肿量不少于20ml为标准。在颅脑损伤中占8.2%,在重型颅脑创伤中达13%～35%。可发生在脑组织的任何部位,好发于额叶及颞叶前端,占总数的80%,其次是顶叶和枕叶,约占10%左右,其余则分别位于脑深部、脑基底节、脑干及小脑内等处。位于额、颞前部和底部的浅层脑内血肿,往往与脑挫裂伤及硬脑膜下血肿相伴发,临床表现急促。深部血肿,多于脑白质内,系因脑受力变形或剪力作用致使深部血管撕裂出血而致,出血较少、血肿较小时,临床表现亦较缓。血肿较大时,位于脑基底节、丘脑或脑室壁附近的血肿,可向脑室溃破造成脑室内出血,病情往往重笃,预后不良。

1.病理生理　脑内血肿多发生于脑挫裂伤较严重的部位,为脑深部小血管损伤破裂出血,形成血肿。常见引起脑内血肿的创伤如下:①颅骨凹陷骨折:骨折挫伤或骨折片刺伤脑组织,损伤脑组织内血管,因此凹陷骨折处的脑内血肿较多见,血肿部位就在凹陷骨折处。②颅脑创伤:脑移动与眶顶骨嵴或蝶骨嵴摩擦和冲撞,造成额叶底部和颞极部脑挫裂,损伤局部血管出血形成血肿,血肿部位多发生于额叶底部和颞极。

脑内血肿与着力部位的关系为:头部侧方着力,着力同侧的脑内血肿较对冲部位多见;枕部着力脑内血肿多见于对冲部位,额叶底面或颞叶前面,或在着力点部位;额前部着力伤,脑内血肿多见于着力点部位,而小脑和枕叶少见。

脑内血肿多与硬膜下血肿伴发,有时也与硬膜外血肿伴发,脑内血肿约有10%可破入脑室。外伤性脑内血肿好发于额叶及颞叶,约占全数的80%,常为对冲性脑挫裂伤所致,其次是顶叶及枕叶,约占10%,系因直接打击的冲击伤或凹陷性骨折所引起,其余则为脑深部、脑干及小脑等处的脑内血肿,为数较少。血肿形成的初期仅为一血凝块,浅部者四周常与挫碎的脑组织相混杂,深部者四周亦有受压坏死、水肿的组织环绕。约4～5d之后血肿开始液化,变为棕褐色陈旧血液,四周有胶质细胞增生,此时,手术切除血肿可见周界清楚,很少出血,较为轻易。至2～3周时,血肿表面有包膜形成,内储黄色液体,并逐渐成为囊性病变,相邻脑组织可见含铁血黄素沉着,局部脑回变平、加宽、变软,有波动感,但临床上已无颅内压增高表现。脑实质深部血肿约2个月可完全吸收。

2.临床表现　急性外伤性脑内血肿的临床表现,与血肿的部位及合并损伤的程度相关。额叶、颞叶血肿多因合并严重脑挫伤或硬膜下血肿,多表现颅内压增高症状及意识障碍,而缺少定位症状与体征。脑叶血肿与挫伤累及主要功能区或基底节区血肿可表现偏瘫、偏身感觉障碍、失语等,小脑血肿表现同侧肢体共济及平衡功能障碍,脑干血肿表现严重意识障碍及中枢性瘫痪。顶枕及颞后着力的对冲性颅脑损伤所致脑内血肿患者,伤后意识障碍较重且进行性加重,部分有中间意识好转期或清醒期,病情恶化迅速,易形成小脑幕切迹疝。颅骨凹陷骨折及冲击伤所致脑内血肿,脑挫伤相对局限,意识障碍少见且多较轻,除表现局部脑功能损害症状外,常有头疼、呕吐、眼底水肿等颅内压增高的征象,尤其是老年患者因血管脆性增加,较易发生脑内血肿。

急性脑内血肿与脑挫裂伤硬脑膜下血肿相似,患者于颅脑损伤后,随即出现进行性颅内压增高及脑受压征象时,即应进行CT扫描,以明确诊断。由于这类血肿多属复合性血肿,且常为多发性,故而根据受伤机制分析判断血肿的部位及影像学检查,这十分重要,否则,于术中容易遗漏血肿,应予注意。急性期 90% 以上的脑内血肿均可在 CT 平扫上显示高密度团块,周围有低密度水肿带,但 2～4 周时血肿变为等密度,易于漏诊,至 4 周以上时则呈低密度,又复可见。此外,迟发性脑内血肿是迟发性血肿较多见者,应提高警惕,必要时应作 CT 复查。

3.诊断与鉴别诊断 脑内血肿与脑挫裂伤、硬膜下血肿相似,患者伤后出现进行性颅内压增高及脑受压症状,头颅 CT 扫描和 MRI 检查可明确诊断(图 1—9)。急性期的头颅 CT 扫描显示高密度团块,周围有低密度水肿带,2～3 周血肿呈等密度,4 周以上可显示低密度影。脑内血肿常为复合性血肿,且有多发性血肿,而迟发性脑内血肿是迟发性血肿中较多见的类型,为避免遗漏血肿,观察病情变化,随时或定期复查头颅 CT 扫描是必要的。

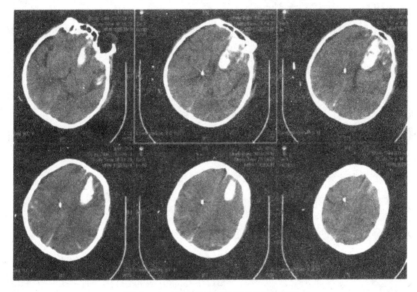

图 1—9 脑内血肿的 CT 扫描表现

4.颅内血肿大小的测量 Kothari 等基于测量椭圆体体积的概念,提出的 ABC 法测量脑内血肿的大小。圆体的体积公式:$V=4/3\pi(A/2)(B/2)(C/2)$,式中:A、B 和 C 是 3 个直径。因为 $\pi\approx3$,所以公式可变为:$V=ABC/2$。按下列步骤可以近似计算脑出血的体积:确定出血区域最大的 CT 层面(层面 1)。A:测量层面 1 最大直径,为 A。B:测量垂直于 A 的最大直径,为 B。C:计数厚度为 10mm 的层面数。将每一个层面与层面 1 进行比较。若层面的出血量超过层面 1 的 75%,则将此层面记作 1;若层面的出血量在层面 1 的 25%～75% 之间,则将此层面记作 0.5。若层面的出血量小于层面 1 的 25%,则不计算此层面。将所有层面累加起来为 C。

5.治疗 对急性脑内血肿的治疗与急性硬脑膜下血肿相同,两者还时常相伴发。手术指征为:①对于急性脑实质损伤(脑内血肿、脑挫裂伤)的患者,如果出现进行性意识障碍和神经功能损害,药物无法控制高颅压,CT 出现明显占位效应,应该立刻行外科手术治疗。②评分在 6～8 分以及额、颞叶挫裂伤体积>20ml,且中线移位>5cm 和(或)CT 扫描上有脑池受压表现的患者,应该立刻行外科手术治疗。③任何损伤体积>50ml 的患者均应该接受手术治疗。④急性脑实质损伤(脑内血肿、脑挫裂伤)患者无意识改变和神经损害表现,药物能有效控制高颅压,CT未显示明显占位,可在严密观察意识和瞳孔等病情变化下,继续药物保守治疗。

手术方法:①对于额颞顶广泛脑挫裂伤合并脑内血肿、CT出现明显占位效应患者,应该提倡采用标准外伤大骨瓣开颅清除脑内血肿和失活脑挫裂伤组织、彻底止血,常规行去骨瓣减压,硬膜减张缝合技术。②对于无脑内血肿、额颞顶广泛脑挫裂伤脑肿胀合并难以控制高颅压、出现小脑幕切迹疝征象的患者,应常规行标准外伤大骨瓣开颅,硬膜减张缝合技术,去骨瓣减压。③对于单纯脑内血肿、无明显脑挫裂伤、CT出现明显占位效应的患者,按照血肿部位,采用相应部位较大骨瓣开颅清除血肿、彻底止血,根据术中颅内压情况决定保留或去骨瓣减压,硬膜原位缝合或减张缝合。④对于后枕部着地减速性损伤、对冲伤导致的双侧大脑半球脑实质损伤(脑内血肿、脑挫裂伤)导致的脑内多发血肿,应该首先对损伤严重侧病灶进行开颅手术,必要时行双侧开颅大骨瓣减压手术。

6.预后　脑内血肿的疗效与已知的"颅脑创伤"预后变量相关。这些因素包括年龄、入院时或复苏后的GCS、颅骨骨折的出现、瞳孔反射脑干反射的存在、呼吸功能不全、ICP,以及在CT扫描上基底池或第3脑室的形态。而且,还有其他变量与疗效明显相关联。这些(变量)包括损伤部位、脑内血肿的血肿量、随访CT时GCS、最低的GCS计分、周围水肿的严重程度、手术时机、术前神经功能恶化、急性半球脑肿胀或伴发的硬脑膜下血肿。尽管这些研究包括非外伤性损伤,但Andrews等指出患者颞部或颞顶部30ml或更大的脑内血肿,极有可能发展成脑干受压或小脑幕切迹疝,提示这些患者应该早期接受清除术,以清除即将惹祸的占位损伤。然而,这些预后变量不能单独用来确定何种患者需要接受手术治疗。

四、特殊类型血肿

(一)多发性颅内血肿

多发性颅内血肿是指颅脑创伤后,同时形成两个以上不同部位或类型的血肿。常伴发严重脑挫裂伤,发生率为颅内血肿的14.4%～21.4%,同一部位多发血肿约占40%,不同部位多发血肿占60%。

1.多发性颅内血肿的类型　①不同部位同一类型血肿,以多发性硬膜下血肿占绝大多数,见于枕部和前额部减速伤,血肿多发生于额底、额极、颞底和颞极部位。头部侧方着力的减速伤,硬膜下血肿可同时发生于着力侧和对冲部位。但多发性硬膜外或脑内血肿少见。②同一部位不同类型血肿,多见于头部侧方着力,以硬膜外血肿和硬膜下血肿较多,其次为硬膜下和脑内血肿,以硬膜外和脑内血肿少见。亦多见于额颞对冲性脑挫裂伤,急性硬膜下血肿伴脑内血肿。③不同部位不同类型的血肿见于头一侧着力的减速伤,以同侧硬膜外血肿和对冲部位硬膜下血肿较多。枕部着力的减速伤可产生同侧颅后窝硬膜外血肿和对冲部位额底、额极、颞底和颞极硬膜下血肿。其他不同部位不同类型血肿亦少见。

2.多发性颅内血肿的诊断　多发性颅内血肿一般较单发性颅内血肿症状严重,伤后持续性昏迷或昏迷程度逐渐加深者较多,症状进展迅速,脑疝出现早,伤后患者常于短时间内即处于濒死状态。对可疑有多发性颅内血肿者,应及早行头颅CT扫描和MRI检查,早期明确诊断(图1—10)。在紧急抢救时,术前未明确为多发血肿的手术患者,应注意清除血肿后的颅内压改变,若颅内压无明显缓解,或一度好转随即又复增高,或血压正常而脑组织搏动欠佳,甚至仍有脑膨出时,应考虑有多发性颅内血肿的可能。对可能发生多发血肿的部位,应该进行认真仔细地探查,以免遗漏血肿。

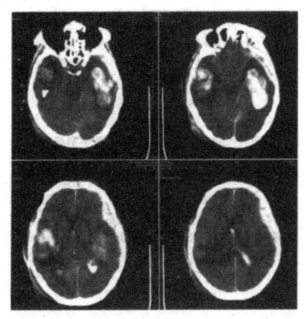

图 1—10 CT 扫描示颅内多血肿,双侧颞叶脑内血肿,左侧急性硬膜下血肿

3.治疗与预后 在伤情紧急、检查条件受限的条件下,对可疑为颅内血肿的患者进行手术探查时,必须结合着力部位和着力方式考虑存在多发性颅内血肿的可能性,按次序进行钻颅探查,以防遗漏血肿。

同一部位不同类型血肿的清除:最常见的是额颞部对冲性脑挫裂伤,急性硬膜下血肿伴脑内血肿,此类血肿可在同一手术野内一并清除。对硬膜外血肿伴硬膜外血肿或局部脑内血肿,清除硬膜外血肿后,可疑时必须切开硬脑膜探查硬脑膜下,或行脑穿刺探查,以免遗漏血肿。

不同部位同一类型血肿的清除:多见于双侧硬膜下血肿,双侧硬膜外血肿少见。手术时应根据血肿大小、脑受压的症状,如患者有脑疝,应先于脑疝的一侧或血肿较大的一侧开颅清除血肿。

总之,多发性颅内血肿的诊断和处理比较复杂,病情进展快,病死率高,应尽可能一次清除颅内血肿。术后应行颅内压监测及影像学检查,严密观察病情变化,以降低病死率,提高生存质量。

(二)创伤性迟发性颅内血肿

创伤性迟发性颅内血肿是指颅脑创伤后首次行头颅检查未发现颅内血肿,经过一段时间再次检查方出现颅内血肿者;或清除血肿后经过一段时间复查头颅 CT 扫描,在不同部位又发现血肿者,均称为创伤性迟发性颅内血肿。创伤性迟发性颅内血肿包括脑内血肿、硬膜外血肿、硬膜下血肿和多发性颅内血肿。创伤性迟发性颅内血肿占颅脑创伤患者的 3.37%~7.4%。迟发性颅内血肿可见于任何年龄,但以中老年人较多见。头部创伤着力部位多见于顶枕部,血肿发生部位则以额颞部为主,此与颅中窝、颅前窝的生理解剖特点以及头部减速性损伤易引起对冲性颅脑创伤有关,颅内血肿以单发多见。

1.创伤性迟发性颅内血肿的发病机制 目前尚无一致意见,主要有以下几种学说:①血管舒缩机制障碍:头颅创伤后引起血管(毛细血管、小静脉)麻痹,出现血管收缩机制障碍,局部二氧化碳和酸性代谢物蓄积,导致血管扩张、血细胞渗出,并形成血管周围血肿;另外血管痉挛,致小动脉各层组织缺血与坏死,最后血管破裂出血形成血肿;损伤区释放的酸性代谢产物的直接作用,亦可对血管壁软化与破坏起到一定作用。②低氧血症、低血压、弥散性血管内凝血与纤维蛋白溶解等全身因素:低氧血症可使动脉压增高,转输至静脉,因脑受伤部位的血管自动调节功能丧失,有利于血细胞外渗而形成出血。低血压、颅脑创伤伴全身多处创伤者发生低血压,是预防颅内血肿的"保护机制",当患者血压上升和有效血容量恢复后,则成为造成迟发性颅内血肿的因素。弥散性血管内凝血与纤维蛋白溶解导致凝血机制紊乱,出血是其必然的结局。③脑挫裂伤与迟发性颅内血肿:脑挫裂伤是部分创伤性迟发性颅内血肿发生的基础,脑挫裂伤后,毛细血管、小静脉扩张、充血、停滞直至淤阻,血细胞外渗,形成点状出血,融合形成血肿。④手术清除血肿、去骨瓣减压术后,使用甘露醇等降低颅内压的药物,使颅内压降低、脑血流量增加,因填充作用而发生创伤性迟发性血肿。⑤控制性过度换气,使胸内压增加,从而导致颅内静脉压升高,增加了脑出血倾向,亦可产生迟发性血肿。

2.创伤性迟发性颅内血肿的临床表现 根据血肿位置、大小以及血肿形成的速度而不同。患者伤后经过一段好转或稳定期,又出现颅内压增高的临床表现,意识障碍加重,或出现局灶性症状及体征,应及时复查头颅CT扫描,明确迟发性颅内血肿的诊断。迟发性颅内血肿在重复头颅扫描时,有以下几种表现:①首次头颅扫描正常,重复扫描发现颅内血肿。②首次CT扫描为脑挫裂伤,重复扫描时在原脑挫裂伤基础上出现脑内血肿。③首次CT扫描证实有颅内血肿,再次扫描时在不同部位又出现新的血肿。④清除颅内血肿或去骨瓣减压术后,复查CT扫描显示在其他部位又有新的血肿形成。

3.创伤性迟发性颅内血肿的治疗和预后 对创伤性迟发性颅内血肿的治疗,原则上均应采取手术治疗。迟发性颅内血肿患者多预后不良,病死率为25%～55%,因此在急救过程中应高度警惕,尤其是对临床检查可疑者应立即行CT扫描,若发现颅内血肿引起大脑中线移位或脑组织受压者,应及时清除血肿,可望获得良好的预后。

(三)创伤性进展性颅内血肿

创伤性进展性颅内血肿在第2次CT上出现新的病灶,或首次CT上的出血性病灶有扩大(超过25%)。它不同于迟发性颅内血肿,后者是指首次检查未发现而再次检查出现的血肿,或颅内血肿清除术后另一部位又出现的血肿。这种出血性病灶可为各种类型的颅内血肿,包括硬膜外血肿、硬膜下血肿、脑内血肿、脑室内血肿,可单独发生,但更常见的是脑挫裂伤合并硬膜下血肿和(或)脑内血肿、蛛网膜下腔出血等多发性血肿同时发生。创伤性进展性颅内血肿发生率为20%～50%,随着院前急救体系的不断完善,首次CT的时间越来越早,复查CT的时间间隔也越来越短,其发生率也随之提高,Oerter等认为发生率已上升至近50%。

创伤性进展性颅内血肿的发生机制尚未清楚,但可能与以下几种情况有关:①颅脑损伤后早期破裂的血管尚未完全闭塞或形成血栓,活动性出血仍在继续、血肿仍在增大,当患者病情加重或无改善而再次CT检查时发现的血肿就是后期出血与前期出血的总和。②颅脑损伤后早期不适当的大剂量脱水剂、过度换气,使脑水肿减轻、颅内压降低,引起脑回缩,失去脑水肿的填塞效应及对撕裂血管的压迫作用,使出血血管继续出血。③颅脑损伤常伴有低血压,使用血管活性药、补液、输血等后,使原已破损、丧失自主调节功能的小血管因血管近远端压力差增高破裂出血,从而使颅内血肿增大。④颅脑损伤后出现不同程度的低氧血症,引起伤区局部 CO_2 和酸性代谢产物蓄积,导致受损组织内血管扩张,血细胞外渗形成血管周围血肿。⑤颅脑损伤后随着时间的推移,病变部位的小血管变性、坏死、破裂及血栓脱落再次出血,使原有血肿扩大。⑥颅脑损伤后受损的脑组织释放大量组织因子进入血液,激活Ⅶ因子,从而触发外源性凝血途径,当患者合并缺氧、酸中毒、细菌感染或休克时,由于内皮细胞受损,又可触发内源性凝血途径和血小板聚集;同时,纤溶酶原与纤维蛋白结合后提高了对纤溶酶原激活物的敏感性,或因纤溶酶原被激活,引起纤溶亢进。这种凝血、纤溶功能异常在颅脑外伤后进展性颅内血肿的形成过程中也起一定的作用。

颅脑外伤后进展性颅内血肿的临床表现除原发性脑损伤的临床表现外,还取决于血肿的量、部位和形成速度等。早期原发性脑损伤的临床表现主要为有或无意识障碍、头痛、呕吐,随着血肿量的逐渐增加和继发性脑损害的不断加重,出现进行性意识障碍或意识障碍加重,以及肢体运动障碍、抽搐、视乳头水肿、尿失禁等。患者是否出现躁动在进展性颅内血肿的临床表现中意义重大。入院时意识清楚或嗜睡的患者出现躁动可能是由于血肿增大所致,而出现躁动的患者在排除镇静药物影响的前提下,静息下来或进入昏迷状态时应考虑血肿扩大的可能。

颅脑外伤后进展性颅内血肿的早期诊断、早期治疗对改善预后有重要意义。随着CT的普及和广泛应用、院前抢救时间的缩短,外伤性颅内血肿早期即可发现,但部分患者早期血肿量较小,如果过分依赖首次检查结果而忽视外伤进展性颅内血肿的存在,不仅会延误治疗还可能造成患者终身残疾、甚至死亡。对入院时无手术指征的小血肿,在治疗过程中出现下列情况时,应高度重视进展性血肿的可能:①首次头颅CT扫描距受伤时间<2h,尤其是伴有较重的脑挫裂伤或颅骨骨折的患者。②意识清楚的患者入院后进入嗜睡、朦胧或昏迷状态。③GCS评分较入院时低,意识障碍无好转,且逐渐加重而不能单纯以脑水肿来解释者。④头痛、呕吐加重,包括头痛性质的改变及持续时间的延长。⑤清醒或嗜睡者出现躁动,随后又安静下来或进入昏迷状态。⑥出现脑受压的定位性体征,如偏瘫、偏身感觉障碍及单侧病理征阳性等。⑦逐渐出现生命体征的改变,如Cushing反应,预示颅内压升高甚至可能是脑疝前征象。

创伤后进展性颅内血肿的预后受多因素影响,除与患者原发脑损伤的轻重、血肿形成的速度、血肿大小、年龄、合并伤、并发症等有关外,早期诊断和治疗措施是否得当至关重要。对创伤进展性颅内血肿的治疗绝不能仅仅依赖首次CT结果即制订一成不变的治疗方案,而应根据患者血肿量的变化及时调整治疗方案。正确认识其临床特征,伤后早期24h动态CT检测,72h内严密观察病情变化,及时有效的治疗是降低死亡率和致残率的重要环节和保证。

第四节　开放性颅脑损伤

开放性颅脑损伤(open head injuries)是指由锐器、严重钝器打击或由火器穿透造成头皮、颅骨、硬膜和脑组织直接或间接与外界相通的创伤。按致伤物的不同分为:非火器伤和火器伤。两者均易造成颅内感染和出血。因为两者的损伤机制、病理改变和预后均有不同,故分别阐述。

一、非火器性颅脑开放伤

非火器性颅脑开放伤是指由锐器或钝器严重打击造成的开放性颅脑损伤。常见的锐器为刀、斧、锥、剪、钉、匕首或竹竿等长条状异物。锐器造成的损伤往往与致伤物和颅脑的接触面有关,具有阔刃的利器所造成的头皮裂伤,其创缘整齐,颅骨骨折多在受力处形成槽状,伴有相应部位的颅内血肿。有尖端的锐器常引起穿通伤,伤口形态与致伤物的横截面相似(图1—11)。

与火器伤不同的是它没有因能量的发散而造成的中心凝固性坏死区域,它也不会产生受力部位的对冲伤。其损伤以受力点附近的颅脑损伤和继发颅内血肿为主。颅脑损伤的严重程度取决于受伤部位和深度。一般来说,额部的损伤可引起个性的改变,但预后较好。颞部的损伤是由于颞部与脑干和主要血管比较接近,故损害较大;可造成海绵窦、第Ⅲ～Ⅵ对颅神经或颈内动脉的损伤(前部),以及基底动脉或脑干的损伤(后部)。后颅窝的损伤则可能致命。

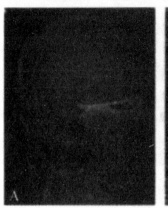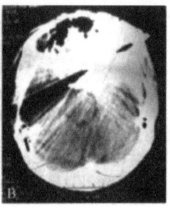

图1—11　匕首穿刺伤

A. CT定位片;B. CT水平位片

在我国,随着经济建设的发展,特别是家庭汽车的普及,交通事故频发,开放性颅脑创伤有逐年增加的趋势,应引起重视。

1. 诊断　非火器开放伤的诊断比较容易,根据受伤情况,体检可做出判断。对于异物穿通伤,需要根据异物的大小、质地、深入颅内的深度及角度,来判断是否有重要脑血管和脑损伤。对于颅骨骨折、脑组织损伤、颅内异物的诊断需依靠X线检查和CT扫描来明确,对于可能的重要脑血管损伤,急诊首先考虑行CTA检查,必要时行DSA检查来明确是否有脑重要血管损伤的诊断,这对于充分术前准备、确定最佳手术方案的选择和预后评估具有重要的指导意义(图1—12)。

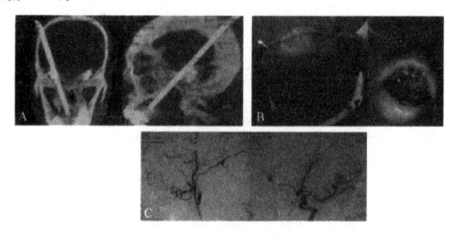

图1—12　右颅钢筋穿通伤

A. 右颅钢筋穿通伤头颅CT;B. 钢筋入颅点和上腭穿出点;C. DSA造影明确钢筋颅内血管的影响

2. 治疗原则　及时恰当的院前急救、充分的术前评估和准备、多科协作讨论确定最佳诊疗方案,尤其是优化手术策略、术后围手术期严密的监测和治疗,是避免加重原发性损伤、减少并发症,是成功救治开放性颅脑损伤,尤其是复杂性异物颅脑、眶颅穿通伤的必要条件。

尽早、彻底清创,切除糜烂、坏死的脑组织,清除颅内异物或血肿,修复缺损硬膜和头皮创口,变开放性为闭合性。开放性颅脑损伤患者,凝血功能障碍发生率高,应根据血小板计数、血细胞比容、DIC全套检查结果来确定凝血功能和纤溶功能状态,个体化补充凝血底物或抗纤溶治疗,在围手术期及时纠正异常凝血功能状态,减少继发性脑损伤。

需在72h内注射破伤风针。手术清创应争取在,18～72h内进行,如患者有休克,则先尽快纠正休克,完善术前准备。对异物穿通伤,术前的切口设计必须考虑异物的暴露、颅内脑挫裂伤和颅内血肿的相应处理。尽早彻底的清创手术、合理的抗生素使用和增强患者的免疫力是预防控制感染的关键。术中清洁创口,完全清除异物;脑组织创面可用庆大霉素盐水反复冲洗干净,非脑组织创面可用聚维酮碘溶液、过氧化氢(双氧水)及庆大霉素盐水反复冲洗清洁。经验性抗生素使用需要选择能覆盖革兰阴性、革兰阳性菌和厌氧菌的广谱抗生素,同时取创面分泌物做细菌涂片和培养,并根据细菌学监测作相应的调整。伤后3～6d者,伤口只作部分缝合或完全开放。伤后7d以上者或创口已严重感染者,不宜行清创手术,应使创面引流通畅,待感染控制后再作进一步处理。对于异物穿通伤的患者,在术前CTA甚至DSA明确异物与颅内重要血管的关系后,术前、术中应做好相应准备和手术策略,避免大出血。颅内深部的异物残留,应选择合适的手术入路,不增加额外脑损伤的前提下,可在神经导航指引下手术去除。

开放性颅脑损伤癫痫发生率和颅脑损伤的严重程度密切相关,建议伤后7d内预防性使用抗癫痫药物;没有癫痫发作的患者,通常7d之后不建议常规预防性使用抗癫痫药物。

二、火器性颅脑开放伤

火器造成的颅脑损伤在战时多见,和平时期相对较少。相对闭合性颅脑损伤,它造成的颅脑损伤更重,死亡率更高。在第一次世界大战期间为50%左右,第二次世界大战期间15%,近年的死亡率仍在10%以上。相比战争时的枪弹伤,和平期间的头部枪弹伤死亡率更高,死亡率在90%左右,甚至更高,大约2/3在事故现场死亡,而预后良好者仅占2.4%左右。损伤后的脑组织功能障碍、颅内血肿、合并伤及继发的颅内感染是死亡的主要原因。

1. 损伤机制 研究火器伤的损伤机制对诊断及治疗很有帮助,进入脑组织的能量多少决定了损伤的类型。根据物理学的基本原理:物体的动能是速度的平方。所以,火器伤的速度是主要的决定因素。越战时期,火器伤造成的死亡率在23%左右,而其中低速度的火器伤死亡率只有7.5%。除了速度之外,致伤物的体积、直径、致伤时角度、运动类型及颅内组织的结构都能影响火器伤的范围和程度。由于火器高速度地通过脑组织,造成在弹道的出入口之外或被挤压形成弹道壁。这就形成了一个持久的、直径是火器的3～4倍的损伤通道。同时颅内可形成"暂时性空腔",产生超压现象,冲击波向四周脑组织传递,使脑组织顿时承受高压和相继的负压作用而引起脑挫裂伤。"暂时性空腔"的范围可达到火器直径的30倍以上,它引起的损伤范围远远大于肉眼所见的弹道范围。

切线伤则是高速(>330m/s)的火器以切线方向冲击头部,但是并不进入颅内而造成的脑损伤。它除了造成接触点的头皮挫裂伤之外,还可使颅骨骨折、脑挫裂伤甚至更远部位的损伤。这是由于接触部位瞬时的压迫和减压形成的"震波"所致。波速为15～20m/s,波幅在70～80kg/cm^2(1kgf=7.8×10^{4}Pa)的"震波"在颅内可产生巨大的压力变化,引起损伤。

所以,火器伤的致伤机制主要为:①挤压和撕裂。②空腔形成。③震波效应。低速度的损伤机制为直接的挤压和撕裂,而高速的损伤机制主要是空腔形成和震波效应。动物实验发现火器伤后还可造成系统血压的升高和心输出量的减少,继发形成颅内压升高、脑灌注压下降。另外,血液凝固系统的改变对伤后脑组织水肿和出血也有一定作用。火器对脑直接接触性和非接触性损伤,包括穿过和大量能量的急剧破坏脑组织和主要的脑血管、挤压脑干,引起心跳呼吸骤停,导致超过70%的伤者即刻死亡。火器弹道直接导致脑叶、多脑叶、皮质下白质、基底节、中脑、脑干和通道血管的损伤,并由此产生蛛网膜下腔出血、颅内血肿、创伤性颅内动脉瘤和动静脉瘘;高频和低频冲击波在极短的时间内破坏血-脑屏障并产生大范围的脑肿胀,这使得紧急开颅去骨瓣减压非常必要。低能的火器伤,其冲击波也会使细胞骨架和弥漫性轴索损伤,而导致神经退行性变。所以,火器伤导致高死亡率,存活患者易有不同程度的意识障碍、脑干功能的损伤、局灶性神经功能缺损,与创伤后应激障碍。

爆炸伤是战场上士兵常见的颅脑损伤机制。脑是爆炸伤最易损伤的器官。爆炸伤的机制分5类:①爆炸初级伤,是指爆炸气浪直接导致的损伤,含气脏器和气-液界面的脏器最常受累。②爆炸次级伤,是飞物,包括武器弹片和环境中飞来物导致的损伤,是所有爆炸伤中最主要的死亡和损伤原因。③爆炸三级伤,是指由于爆炸浪引起周围结构倒塌或直接推力导致的损伤。④爆炸四级伤,爆炸导致的化学和热烧伤。⑤爆炸五级伤,爆炸后有害物质的损失,包括辐射、毒气、金属和细菌等。

2.分类　按火器损伤的弹道情况的不同,可分为3类:①穿透伤,投射物贯穿颅腔,有入口也有出口,出口一般较入口大。入口及出口附近均有头皮损伤、颅骨骨折及脑组织挫裂伤。颅脑损伤广泛,出口较入口更为严重。②盲管伤,投射物穿入颅内,停留在盲管伤道的远端,仅有入口而无出口。伤道内有异物和碎骨片存在,弹片在皮肤下可及或体内不可及。③切线伤,投射物以切线方向冲击头部,造成头皮、颅骨和脑组织沟槽状损伤,脑组织中可有碎骨片存留(图1-13)。此外,可以根据损伤部分为额部伤、顶部伤、颞部伤、枕部伤、后颅窝伤。按投射物速度分为高速伤和低速伤等。

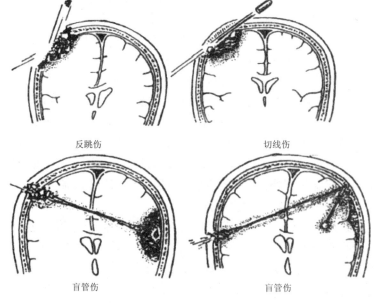

反跳伤　　　　　　　切线伤

盲管伤　　　　　　　盲管伤

图1-13　常见火器伤示意图

3. 临床诊断与治疗原则

(1)诊断:火器伤主要取决于武器的种类、弹片的大小速度和距离,其导致头颈部的损伤可引起气道梗阻和严重的失血导致低血容量性休克,甚至死亡。因此最初的治疗主要是建立气道、保持气道通畅、控制出血、恢复血流动力学稳定。

复苏后,仔细检查表面的伤口,鉴定弹片的入口和出口,观察伤口是否有血、脑脊液和脑组织流出,明确组织缺损的范围,彻底检查头颈部的损伤,详细的神经专科检查和GCS评分;实验室检查包括血气分析、血电解质、血常规、凝血功能、血型匹配。

放射学诊断至关重要,X平片和头颅CT明确弹道入颅口、终端弹道、颅内的骨折碎片、弹片、弹道和血管、颅底结构的关系;是否存在气颅、脑室、基底节和脑干的损伤;明确是否弹道穿过中线、多个脑叶损伤、基底池消失、脑疝形成和相关的占位效应;是否存在颅内血肿、脑水肿和脑缺血的程度。影像学检查对于手术的决断、手术的方式、开颅部位和范围、异物取出的路径的选择具有重要诊断意义。

火器伤迟发性蛛网膜下腔出血(SAH)、无法解释的SAH和颅内血肿形成应该建议行DSA检查。对于高度怀疑脑血管损伤的患者,应该行CTA和进一步的DSA检查,如:弹道靠近侧裂、前床突颈内动脉、椎—基底动脉、海绵窦和主要的硬膜静脉窦。颅脑穿通伤常见的血管并发症包括创伤性颅内动脉瘤、动静脉瘘、血管痉挛、蛛网膜下腔出血、血管痉挛。创伤性颅内动脉瘤主要为假性动脉瘤,一旦CTA或DSA确诊,尽早行手术或血管内治疗。

(2)治疗原则:基本生命支持、液体复苏,控制气道保证氧供,稳定血流动力学。软组织和骨性结构的创伤尽可能的一期彻底清创并重建。无法一期清创重建时可以分期处理和重建,诊治过程中注意心理创伤的治疗。

外科手术应在伤后12h内进行,以降低感染并发症。最近更趋向于相对保守的清创处理深部骨片和弹片、更加积极的抗生素预防来努力改善预后。但是,考虑到弹片等异物本身的重量和脑波动易致异物在脑内的移位,加重继发性脑损伤而造成严重的后果,可以在神经导航下,严密设计手术方案,尽可能地取出异物。因为污染的异物、皮肤、毛发、骨片沿着弹道进入脑组织中,火器伤感染并发症常见,具有很高的死亡率和致残率。感染包括局部的伤口感染、脑膜炎、脑室炎和脑脓肿。感染的并发症在脑脊液瘘、气窦伤口、脑室和过中线的损伤中更多见。葡萄球菌是最常见的致病菌,革兰阴性菌也是常见菌,对于所有的火器伤患者,广谱抗生素必须尽早使用;抗生素使用时间不少于7~14d,甚至有学者建议联合使用头孢菌素、甲硝唑(灭滴灵)和万古霉素至少6周。

开颅术和去骨瓣减压术哪个疗效更好颇有争议。最近一个战斗伤员的大样本研究认为早期的去骨瓣减压术疗效更佳,硬膜致密缝合下的去骨瓣减压术后,快速转运到大的创伤中心,随后进行严密的神经重症监护治疗,这样战时的穿通伤疗效更佳,但战时的损伤与平民的火器伤有所不同,此数据应用于平民的损伤时应该慎重。切口的选择要根据清创的要求并考虑皮瓣的血供,凡是弹道致气窦开放,术中都应该致密缝合硬膜以避免脑脊液漏。脑脊液漏在颅脑穿通伤中常见,难以自愈、经脑室或腰大池引流不能治愈的患者应考虑手术颅底探查重建。

颅脑火器伤的患者,颅内压增高的比例更高,高死亡率和颅内压增高密切相关,对于火器伤存在高颅内压高危因素的患者都应该考虑给予颅内压监护。

火器伤患者因为直接的大脑皮质损伤和瘢痕的形成,其发生率和颅脑损伤的严重程度密切相关,建议伤后7d内预防性使用抗癫痫药物,如苯妥英钠、卡马西平、丙戊酸钠等,如果伤后没有癫痫发作,通常 7d 之后不建议常规预防性使用抗癫痫药物。

火器伤的头皮裂伤伤口通常被污染,已灭活的皮缘很难修复,早期清创并去除坏死皮缘的情况下,请整形科专家来协助力求一期闭合创口。

GCS 9 分以上和 CT 扫描显示单脑叶损伤的患者手术治疗效果最佳。而不良预后的相关因素有:年龄>50 岁、自杀的火器近距离伤、穿透伤、低血压、凝血功能异常、呼吸窘迫、GCS<8 分、双瞳孔散大无光反应、颅内压增高,CT 扫描显示双侧、多脑叶损伤、脑室出血、脑疝、蛛网膜下腔出血等。

第二章 脑血管疾病

第一节 自发性蛛网膜下腔出血

颅内血管破裂,血液流入蛛网膜下腔,称为蛛网膜下腔出血(subarachnoid hemorrhage, SAH)。SAH 有创伤性和非创伤性之分,前者指颅脑外伤引起,后者又称为自发性 SAH (spontaneous SAH)。

一、发病率

在最近全球范围的大样本前瞻性人群调查中,自发性蛛网膜下腔出血每年的发病率为 10.5/100000(Linn,1996)。但是自发性 SAH 发病率存在地区、年龄、性别等差别,各组统计数据差异很大,从 1.1/100000 到 96.0/100000。研究方案设计、动脉瘤性 SAH 的独立划分等也可影响发病率的统计。一般认为动脉瘤破裂引起自发性 SAH 的年发生率为 6～35.3/10 万人。地区分布上,中国、印度和中东地区的发病率最低,约为 1～2/(10 万人·年),日本和芬兰发病率较高,约为 26.4～96.1/(10 万人·年)。北美每年约有 28000 人罹患自发性 SAH,其中导致死亡或伤残者 18000 人。

自发性 SAH 女性多见,女:男为 1.3～1.6:1。发病率随年龄增长而增加,并在六十岁左右达到高峰。最多见于 60～69 岁,但年龄进一步增大,发病率反而下降。

二、病因

自发性 SAH 的病因很多,最常见为颅内动脉瘤和动静脉畸形破裂,占 57%,其次是高血压脑出血。其他病因见表 2－1。但有些患者尸解时仍不能找到原因,可能为动脉瘤或很小的动静脉畸形(AVM)破裂后,血块形成而不留痕迹。此外,大多数尸解未检查静脉系统或脊髓蛛网膜下腔,这两者均有可能成为出血原因。

表 2－1 自发性 SAH 的常见病因

血管病变	动脉瘤、AVM、动脉硬化、高血压、脑血栓、血管淀粉样变、SLE、巨细胞性动脉炎、局灶性血管坏死、结节性多动脉炎、毛细血管扩张症、Sturge－Weber 综合征等
静脉血栓形成	妊娠、服用避孕药、创伤、感染、凝血系统疾病、消瘦、脱水等
血液病	白血病、霍奇金病、血友病、淋巴瘤、骨髓瘤、多种原因引起的贫血和凝血障碍、DIC、使用抗凝药物等
过敏性疾病	过敏性紫癜、出血性肾炎、许兰－亨诺综合征等
感染	细菌性脑膜炎、结核性脑膜炎、梅毒性脑膜炎、真菌性脑膜炎、多种感染、寄生虫病等
中毒	可卡因、肾上腺素、单胺氧化酶抑制剂、酒精、安非他明、乙醚、CO、吗啡、尼古丁、铅、奎宁、磷、胰岛素、蛇毒等
肿瘤	胶质瘤、脑膜瘤、血管网状细胞瘤、垂体瘤、脉络膜乳头状瘤、脊索瘤、血管瘤、肉瘤、骨软骨瘤、室管膜瘤、神经纤维瘤、肺源性肿瘤、绒癌、黑色素瘤等
其他	维生素 K 缺乏、电解质失衡、中暑等

危险因素:相关危险因子如表 2－2 所示,其中吸烟是自发性 SAH 的重要相关因素,约半

数 SAH 病例与吸烟有关,并呈量效依赖关系。经常吸烟者发生 SAH 的危险系数是不吸烟者的 11.1 倍,男性吸烟者发病可能性更大。吸烟后的 3 小时内是最易发生 SAH 的时段。酗酒也是 SAH 的好发因素,也呈量效依赖关系,再出血和血管痉挛的发生率明显增高,并影响 SAH 的预后。拟交感类物使用者易患 SAH,如:毒品可卡因可使 SAH 的罹患高峰年龄提前至三十岁左右。高血压症是 SAH 的常见伴发症,并与 SAH 的发病具有相关性。高血压与吸烟对诱发 SAH 具有协同性。文献报道,高血压患者同时吸烟,发生 SAH 的危险性比不吸烟且无高血压的正常人高 15 倍。但其他可引起动脉粥样硬化的危险因素如:糖尿病、高脂血症也可使 SAH 的发病率增高。口服避孕药是否增加 SAH 的发病率,目前尚有争议。最新研究认为,35 岁以下服用并不增加 SAH 的发病率,但可增加 35 岁后服用者发病的危险性,特别是同时患有高血压病的吸烟女性。激素水平可能影响 SAH 的发病率。尚未绝经且不服用避孕药的女性患 SAH 的危险性比相仿年龄已闭经的女性低。未绝经女性如发生 SAH,月经期是高危时期。绝经期使用激素替代疗法能降低发生 SAH 的危险性。

表 2-2　SAH 发病危险因素

危险因素	危险程度*
吸烟	↑ ↑ ↑
酗酒	↑ ↑ ↑
高血压	↑ ↑ ↑
可卡因(和其他拟交感类药物)	↑
口服避孕药	↑ ↓
轻体重	↑ ↓
糖尿病	↔
高脂血症	↔
激素替代疗法	↓

＊ ↑=危险性增加,↓=危险性降低,↑↓=尚有争议,↔=不增加危险性

三、病理

(一)脑膜和脑反应

血液流入蛛网膜下腔,使 CSF 红染,脑表面呈紫红色。血液在脑池、脑沟内淤积,距出血灶愈近者积血愈多,例如侧裂池、视交叉池、纵裂池、桥小脑池和枕大池等。血液可流入脊髓蛛网膜下腔,甚至逆流入脑室系统。头位也可影响血液的积聚,仰卧位由于重力影响,血液易积聚在颅后窝。血块如在脑实质、侧裂和大脑纵裂内,可压迫脑组织。少数情况,血液破出蛛网膜下腔,形成硬膜下血肿。随时间推移,红细胞溶解,释放出含铁血黄素,使脑皮层黄染。部分红细胞随 CSF 进入蛛网膜颗粒,使后者堵塞,产生交通性脑积水。多核白细胞、淋巴细胞在出血后数小时即可出现在蛛网膜下腔,3 天后巨噬细胞也参与反应,10 天后蛛网膜下腔出现纤维化。严重 SAH 者,下视丘可出血或缺血,Neil-wyer 在 54 例患者中,发现 42 例伴有下视丘和心肌损害,提示 SAH 后自主神经功能紊乱。

(二)动脉管壁变化

出血后动脉管壁的病理变化包括:典型血管收缩变化(管壁增厚、内弹力折叠、内皮细胞空泡变、平滑肌细胞缩短和折叠)以及内皮细胞消失、血小板黏附、平滑肌细胞坏死、空泡变、

纤维化、动脉外膜纤维化、炎症反应等引起动脉管腔狭窄。目前虽然关于脑血管痉挛的病理变化存在分歧，即脑血管痉挛是单纯血管平滑肌收缩还是血管壁有上述病理形态学改变，导致管腔狭窄，但较为一致的意见认为，出血后 3～7 天(血管痉挛初期)可能由异常平滑肌收缩所致。随着时间延长，动脉壁的结构变化在管腔狭窄中起主要作用。

（三）其他

除心肌梗死或心内膜出血外，可有肺水肿、胃肠道出血、眼底出血等。

SAH 后颅内病理变化见表 2－3。

表 2－3　SAH 颅内病理变化

一、即刻反应	
1.出血	(1)蛛网膜下腔
	(2)硬膜下
	(3)脑内
	(4)脑室内
	(5)动脉瘤内
	(6)继发脑干出血
2.脑疝	(1)大脑镰下疝
	(2)小脑幕裂孔疝
	(3)枕大孔疝
3.急性脑积水	
4.急性脑肿胀	
二、迟发反应	
1.动脉瘤再出血	
2.脑肿胀	
3.脑梗死	(1)血管痉挛
	(2)脑内血肿局部压迫
	(3)脑疝引起血管受压
	(4)全身低血压、颅压增高、低血容量、低钠引起脑灌注压降低
4.慢性脑积水	

四、病理生理

1.颅内压　由动脉瘤破裂引起的 SAH 在出血时颅内压会急骤升高。出血量多时，可达到舒张压水平，引起颅内血液循环短暂中断，此时临床上往往出现意识障碍。高颅压对 SAH 的影响，既有利又有弊：一方面高颅压可阻止进一步出血，有利于止血和防止再出血。另一方面又可引起严重全脑暂时性缺血和脑代谢障碍。研究表明，病情恶化时，颅内压升高；血管痉挛患者颅内压高于无血管痉挛者；颅内压＞15mmHg 的患者预后差于颅内压＜15mmHg 的患者。临床症状较轻患者，颅内压在短暂升高后，可迅速恢复正常(小于 15mmHg)；临床症状较重者，颅内压持续升高(大于 20mmHg)并可出现 B 波，表明脑顺应性降低。SAH 后颅内压升高的确切机制不明，可能与蛛网膜下腔内血块、脑脊液循环通路阻塞、弥散性血管麻痹和脑内小血管扩张有关。

2.脑血流、脑代谢和脑自动调节功能　由于脑血管痉挛、颅内压和脑水肿等因素的影响，SAH后脑血流(CBF)供应减少，约为正常值的30%～40%，脑氧代谢率($CMRO_2$)降低，约为正常值的75%，而局部脑血容量(rCBV)因脑血管特别是小血管扩张而增加。伴有脑血管痉挛和神经功能缺失者，上述变化尤其显著。研究显示，单纯颅内压增高须达到7.89kPa(60mmHg)才引起CBF和rCMRO$_2$降低，但SAH在颅内压增高前已有上述变化，颅内压增高后则加剧这些变化。世界神外联盟分级Ⅰ～Ⅱ级无脑血管痉挛的CBF为42ml/(100g·min)[正常为54ml/(g·min)]，如有脑血管痉挛则为36ml/(100g·min)，Ⅲ～Ⅳ级无脑血管痉挛的CBF为35ml/(100g·min)，有脑血管痉挛则为33ml/(100g·min)。脑血流量下降在出血后10～14天到最低点，之后将缓慢恢复到正常。危重患者此过程更长。颅内压升高，全身血压下降，可引起脑灌注压(CPP)下降，引起脑缺血，特别对CBF已处于缺血临界水平的脑组织，更易受到缺血损害。

3.SAH后脑自动调节功能受损，脑血流随系统血压而波动，可引起脑水肿、出血或脑缺血。

4.生化改变　脑内生化改变包括：乳酸性酸中毒、氧自由基生成、激活细胞凋亡路径、胶质细胞功能改变、离子平衡失调、细胞内能量产生和转运障碍等，这些都与SAH后脑缺血和能量代谢障碍有关。由于卧床、禁食、呕吐和应用脱水剂，以及下视丘功能紊乱，患者血中抗利尿激素增加等，可引起全身电解质异常，其中最常见有：①低血钠：见于35%患者，常发生在发病第2～10天。低血钠可加重意识障碍、癫痫、脑水肿。引起低血钠的原因主要有脑性盐丧失综合征和ADH分泌异常(SIADH)。区分它们是很重要的，因为前者因尿钠排出过多导致低血钠和低血容量，治疗应输入生理盐水和胶体溶液；后者是ADH分泌增多引起稀释性低血钠和水负荷增加，治疗应限水和应用抑制ADH的药物如苯妥英钠针剂。②高血糖：SAH可引起高血糖，特别好发于原有糖尿病者，应用类固醇激素可加重高血糖症。严重高血糖症可并发癫痫及意识障碍，加重缺血缺氧和神经元损伤。

5.脑血管痉挛(cerebral vasospasm)　最常见于动脉瘤破裂引起的SAH，也可见于其他病变如脑动静脉畸形、肿瘤出血等引起的SAH。血管痉挛的确切病理机制尚未明确。但红细胞在蛛网膜下腔内降解过程与临床血管痉挛的发生时限一致，提示红细胞的降解产物是致痉挛物质。目前认为血红蛋白的降解物氧化血红蛋白(oxyhemoglobin,oxyHb)在血管痉挛中起主要作用。除了能直接引起脑血管收缩，还能刺激血管收缩物质如内皮素－1(ET－1)的产生，并抑制内源性血管扩张剂如一氧化氮的生成。进一步的降解产物如超氧阴离子残基、过氧化氢等氧自由基可引起脂质过氧化反应，刺激平滑肌收缩、诱发炎症反应(前列腺素、白三烯等)、激活免疫反应(免疫球蛋白、补体系统)和细胞因子作用(白介素－1)来加重血管痉挛。

6.其他

(1)血压：SAH时血压升高可能是机体一种代偿性反应，以增加脑灌注压。疼痛、烦躁和缺氧等因素也可促使全身血压升高。由于血压升高可诱发再出血，因此应设法控制血压，使之维持在正常范围。

(2)心脏：91%SAH者有心律异常，其中少数可引发室性心动过速、室颤等危及患者生命，特别见于老年人、低钾和EKG上QT间期延长者。心律和心功能异常常可加重脑缺血和缺氧,应引起重视。

(3)胃肠道:约 4%SAH 者有胃肠道出血。在前交通动脉瘤致死病例中,83%有胃肠道出血和 Cushing 溃疡。

五、临床表现

SAH 是卒中引起猝死的最常见原因,许多患者死于就医途中,入院前死亡率在 3%~26%左右。死亡原因有脑室内出血、肺水肿以及椎-基底动脉系统动脉瘤破裂等。即使送至医院,部分患者在明确诊断并得到专科治疗以前死亡。1985 年的文献报道,动脉瘤破裂后只有 35%的患者在出现 SAH 症状和体征后 48 小时内得到神经外科相应治疗。

(一)诱发因素

约有 1/3 的动脉瘤破裂发生于剧烈运动中,如:举重、情绪激动、咳嗽、屏便、房事等。如前所述,吸烟、饮酒也是 SAH 的危险因素。

(二)先兆

单侧眼眶或球后痛伴动眼神经麻痹是常见的先兆,头痛频率、持续时间或强度改变往往也是动脉瘤破裂先兆,见于 20%患者,有时伴恶心呕吐和头晕症状,但脑膜刺激征和畏光症少见。通常由少量蛛网膜下腔渗血引起,也可因血液破入动脉瘤夹层,瘤壁急性扩张或缺血。发生于真正 SAH 前 2 小时至 8 周内。

(三)典型表现

多骤发或急起,主要有下列症状和体征。

1. 头痛 见于 80%~95%患者,突发,呈劈裂般剧痛,遍及全头或前额、枕部,再延及颈、肩腰背和下肢等。Willis 环前部动脉瘤破裂引起的头痛可局限在同侧额部和眼眶。屈颈、活动头部和 Valsalva 试验以及声响和光线等均可加重疼痛,安静卧床可减轻疼痛。头痛发作前常有诱因:剧烈运动、屏气动作或性生活,约占发病人数的 20%。

2. 恶心呕吐、面色苍白、出冷汗 约 3/4 的患者在发病后出现头痛、恶心和呕吐。

3. 意识障碍 见于半数以上患者,可有短暂意识模糊至昏迷。17%的患者在就诊时已处于昏迷状态。少数患者可无意识改变,但畏光,淡漠、怕响声和震动等。

4. 精神症状 表现为谵妄、木僵、定向障碍、虚构和痴呆等。

5. 癫痫 见于 20%患者。

6. 体征 ①脑膜刺激征。约 1/4 的患者可有颈痛和颈项强直。在发病数小时至 6 天出现,但以 1~2 天最多见。Kernig 征较颈项强直多见。②单侧或双侧锥体束征。③眼底出血(Terson 征),表现为玻璃体膜下片状出血,多见于前交通动脉瘤破裂,因 ICP 增高和血块压迫视神经鞘,引起视网膜中央静脉出血。此征有特殊意义,因为在 CSF 恢复正常后它仍存在,是诊断 SAH 重要依据之一。视神经乳头水肿少见,一旦出现则提示颅内占位病变。由于眼内出血,患者视力常下降。④局灶体征:通常缺少。可有一侧动眼神经麻痹,单瘫或偏瘫、失语、感觉障碍、视野缺损等。它们或提示原发病和部位或由于血肿、脑血管痉挛所致。

(四)非典型表现

1. 少数患者起病时无头痛,表现恶心呕吐、发热和全身不适或疼痛,另一些人表现胸背痛、腿痛、视力和听觉突然丧失等。

2. 老年人 SAH 特点 ①头痛少(<50%)且不明显。②意识障碍多(>70%)且重。③颈硬较 Kernig 征多见。

3.儿童 SAH 特点　①头痛少,但一旦出现应引起重视。②常伴系统性病变,如主动脉弓狭窄、多囊肾等。

(五)分级

Botterell 最早对 SAH 患者进行分级,旨在了解不同级别进行手术的风险有无差异。目前临床分级作用不仅限于此,而且对各种治疗的效果评价、相互比较都有重要作用,应用也更加广泛。有多种分级方法,大多根据头痛、脑膜刺激症状、意识状态和神经功能损害等来分级,其中应用广泛的是 Hunt 和 Hess 分级。对 SAH 患者的预后判断较为准确。一般,Ⅰ～Ⅱ级 SAH 患者预后较好,而Ⅳ～Ⅴ级患者预后不佳。以哥拉斯格昏迷评分(Glasgow coma score,GCS)为基础的世界神经外科联盟分级越来越受到人们重视,有利于各地区资料相互比较。三种主要分级方法见表 2-4。Gotoh(1996)等前瞻性研究 765 例脑动脉瘤患者应用世界神经外科联盟分级表与预后的关系,发现患者术后预后与术前 GCS 有关(P<0.001),即术前 GCS 高分者,预后较好,特别是 GCS 15 分与 14 分之间有显著差别(P<0.001)。但是 GCS 13 分与 12 分。7 分与 6 分之间差别不明显,影响Ⅲ级与Ⅳ级、Ⅳ级与Ⅴ级患者预后的评估的准确性。可见,任何一种分级方法不可能十全十美,有待临床的验证和不断修改和完善。近来,Chiang(2000)报道如果各种分级和评分对预后评估有价值,必须以治疗前的分级和评分为准。

表 2-4　SAH 临床分级表

级别	Botterell 分级(1956)	Hunt 和 Hess 分级*(1968,1974)	世界神经外科联盟分级(1988)	
			GCS	运动功能障碍
1	清醒,有或无 SAH 症状	无症状或头痛,颈项强直	15	无
2	嗜睡,无明显神经功能缺失	脑神经麻痹(如Ⅲ,Ⅳ)中～重度头痛,颈硬	13～14	无
3	嗜睡,神经功能丧失,可能存在颅内血肿	轻度局灶神经功能缺失嗜睡或错乱	13～14	存在
4	因血肿出现严重神经功能缺失,老年患者可能症状较轻,但合并其他脑血管疾病	昏迷,中～重度偏瘫,去大脑强直早期	7～12	存在或无
5	濒死,去大脑强直	深昏迷,去大脑强直,濒死	3～6	存在或无

*:如有严重全身系统疾病如:高血压、糖尿病、严重动脉硬化、慢性肺部疾病或血管造影显示血管痉挛,评级增加一级

六、辅助诊断

(一)计算机辅助断层扫描(CT)

头 CT 平扫是目前诊断 SAH 的首选检查。其作用在于:①明确 SAH 是否存在及程度,提供出血部位的线索。②增强 CT 检查,有时能判断 SAH 病因,如显示增强的 AVM 或动脉瘤的占位效应。③能了解伴发的脑内、脑室内出血或阻塞性脑积水。④随访治疗效果和了解并发症。CT 检查的敏感度取决于出血后的时间和临床分级。发病 1 小时,90%以上病例能发现 SAH 的积血,5 天后 85%的患者仍能从 CT 片上检出蛛网膜下腔积血,1 周后为 50%,2 周后 30%。CT 片上 SAH 的量和部位与血管痉挛的发生有很好的相关性。临床分级越差,CT 上出血程度越严重,预后越差。表 2-5 为根据 CT 上积血程度的 SAH Fisher 分级表。

表 2－5　SAH Fisher 分级表

级别	CT 表现	血管痉挛危险性
1	CT 上未见出血	低
2	CT 上发现弥散出血,尚未形成血块	低
3	较厚积血,垂直面上厚度>1mm(大脑纵裂,岛池,环池)或者水平面上(侧裂池,脚间池)长×宽>5mm×3mm	高
4	脑内血肿或脑室内积血,但基底池内无或少量弥散出血	低

(二)脑脊液检查

腰穿脑脊液检查也是诊断 SAH 的常用方法。特别是头 CT 检查阴性者。但应掌握腰穿时机。SAH 后数小时腰穿所得脑脊液仍可能清亮。所以应在 SAH 后 2 小时后行腰穿检查。操作损伤引起的出血有别于 SAH:①连续放液,各试管内红细胞计数逐渐减少。②如红细胞>250000/ml,将出现凝血。③无脑脊液黄变。④RBC/WBC 比值正常,并且符合每增加 1000 个红细胞,蛋白含量增加 1.5mg/100ml。⑤不出现吞噬有红细胞或含铁血黄素的巨噬细胞。脑脊液黄变是由于 CSF 中蛋白含量高或有红细胞降解产物,通常在 SAH 后 12 小时开始出现。分光光度计检测可避免遗漏。一般在出血后 12 小时～2 周 CSF 黄变检出率 100%,3 周后 70%,4 周后 40%。腰穿属有创性检查,可诱发再出血或加重症状,操作前应衡量利弊,并征得家属同意。

(三)脑血管造影

仍是本病的标准诊断方法,一般应行四血管造影,以免遗漏多发动脉瘤或伴发的动静脉畸形。血管数字减影技术已能查出大多数出血原因。如血管造影仍不能显示病变者,颈外动脉造影可能发现硬脑膜动静脉瘘。如颈痛背痛明显,并以下肢神经功能障碍为主,应行脊髓血管造影除外脊髓动静脉畸形、动脉瘤或新生物。血管造影是否引起神经功能损害加重,如脑缺血、动脉瘤再次破裂,目前尚无定论。造影时机:由于脑血管痉挛易发生在 SAH 后 2～3 天,7～10 天达高峰,再出血好发时间也在此范围,因此目前多主张脑血管造影宜早,即出血 3 天内只要病情稳定,应行脑血管造影,以尽早作病因治疗。如已错过 SAH 后 3 天,则需等待至 SAH 后 3 周进行。首次脑血管造影阴性者,2 周后(血管痉挛消退)或 6～8 周(血栓吸收)后应重复脑血管造影。

(四)计算机断层扫描血管造影(CTA)

通过螺旋 CT 薄层扫描,捕捉经造影剂显影的动脉期血管图像,进行计算机重建,可获得良好的颅内血管三维结构。目前已能分辨 2～3mm 的动脉瘤,敏感性在 77%～97%,特异性87%～100%。血管的三维结构可按任意平面进行旋转,以便寻找病变原因和决定手术入路。但目前 CTA 重建技术费时较长,操作人员需熟悉颅底解剖,并具有丰富的神经外科临床知识,对 SAH 急性期的病因诊断价值有限。临床主要用于高度怀疑动脉瘤破裂出血,但患者烦躁不能配合脑血管造影、未手术患者随访、有家族史和治疗后的随访。

(五)头 MRI 和磁共振血管造影(MRA)

过去认为头 MRI 很难区别急性蛛网膜下腔出血和脑实质信号,但目前研究提示 MRI 对SAH 的检出率与 CT 检查相似。对颅后窝、脑室系统少量出血以及动脉瘤内血栓形成、判断多发动脉瘤中破裂瘤体等,MRI 优于 CT。但价贵、操作费时是其缺点。头 MRI 检查是否会引起金属动脉瘤夹移位,目前说法不一。故动脉瘤夹闭后,不了解动脉夹特性前,慎用头 MRI

复查。

磁共振血管造影(MRA)是近来发展的无创性诊断手段,可作为SAH的筛选手段,能检出直径大于3～5mm的动脉瘤,目前MRA对检出动脉瘤的敏感性在81%左右,特异性为100%。

(六)经颅多普勒超声(TCD)

可以无创测得脑底大血管的血流速度,对临床SAH后血管痉挛有诊断价值,目前已作为SAH后血管痉挛的常规监测手段。优点:实时、无创、床旁、重复进行。缺点:只能提供颅底大血管的流速,不能测定末梢血管的血流变化;需依靠操作者的主观判断;部分患者特别是老年患者颞窗较厚,探测不出血流信号。大脑中动脉的血流速度最常用来诊断血管痉挛。流速与血管痉挛程度呈正相关。大脑中动脉流速正常范围在33～90cm/s,平均为60cm/s左右。流速高于120cm/s,与血管造影上轻中度血管痉挛相似,高于200cm/s,为严重血管痉挛,临床上常出现缺血和梗死症状。因此大脑中动脉流速高于120cm/s,可作为判断脑血管痉挛的参考标准。与血管造影显示的血管痉挛比较,特异度为100%,但敏感度为59%。此外,流速增快速度也与临床缺血程度有关。Lindegaard建议采用大脑中动脉和颅外颈内动脉流速的比值来判断血管痉挛,可以矫正全身血流改变对脑血流的影响,也可鉴别血管痉挛与脑充血和血液稀释的区别,从而更准确地评价脑血管痉挛。当比值大于3,血管造影可发现血管痉挛;比值大于6,可出现严重血管痉挛,临床可有缺血表现。除了测定脑血管流速外,TCD还可用于评价脑血管的自动调节功能,但相应的监测指标和临床表现的一致性尚有待进一步研究。

七、诊断和鉴别诊断

首先应明确有无SAH。突然发作头痛、意识障碍和脑膜刺激症及相应神经功能损害症状者,应高度怀疑SAH。突发剧烈头痛的鉴别诊断如表2—6所示。及时进行头CT检查,必要时腰穿,以明确出血。

对SAH前的先兆性头痛等症状应引起注意,并与偏头痛、高血压脑病和其他系统性疾病进行鉴别。

SAH引起的突发剧烈头痛,需与以下疾病引起的头痛进行鉴别(表2—6):

表2—6 突发剧烈头痛的鉴别诊断

1.颅内

A.血管性

(1)SAH

(2)垂体卒中

(3)静脉窦栓塞

(4)脑内出血

(5)脑栓塞

B.感染

(1)脑膜炎

(2)脑炎

C.由新生物、颅内出血或脑脓肿引起的颅内压增高

（续表）

2.良性头痛

(1)偏头痛

(2)紧张

(3)感染性头痛

(4)良性疲劳性头痛

(5)与兴奋有关的头痛

3.来自脑神经的头痛

(1)由于肿瘤、动脉瘤、Tolosa－Hunt 征、Raeder 三叉神经痛、Gradenigo 征引起脑神经受压或炎症

(2)神经痛：①三叉神经。②舌咽神经

4.颅内牵涉痛

(1)眼球：①球后神经炎。②青光眼

(2)鼻窦炎

(3)牙周脓肿、颞下颌关节炎

5.系统疾病

(1)恶性高血压

(2)病毒性疾病

(3)颈段脊髓 AVF 可引起 SAH。对 DSA 颅内检查者（－），应做脊髓血管造影。

　　从临床表现鉴别 SAH 和颅内出血或缺血性卒中有时较为困难。一般有脑膜刺激症状、缺少局灶性神经系统症状和年龄相对较轻（小于 60 岁），SAH 的可能性较大。突发头痛和呕吐并不是 SAH 的特有症状，常不能以此作为与颅内出血或缺血性卒中鉴别诊断的依据。SAH 患者的癫痫发生率与颅内出血患者相似，但缺血性卒中患者较少发生癫痫。

　　临床怀疑自发性 SAH 后的诊断程序见图 2－1。

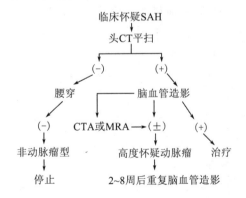

图 2－1　临床怀疑自发性 SAH 的诊断程序

　　确诊自发性 SAH 后，应作 SAH 病因诊断。主要以脑血管造影或 3D－CTA 进行筛选。

　　但第一次脑血管造影可有 15％～20％的患者不能发现阳性结果，称为"血管造影阴性SAH"。其中又有 21％～68％不等的患者在 CT 平扫时只表现为脑干前方积血，称为"中脑周围 SAH"（perimesencephalic SAH），这是一种较为特殊预后良好的自发性 SAH，在自发性SAH 中占 10％左右。与血管造影阳性的患者相比，年龄偏轻，男性较多，临床分级较好。CT

上出血仅位于脑干前方,不累及脑沟和脑室。再出血和出血后血管痉挛发生少,预后良好。目前原因不明,可能由静脉出血引起。但椎—基底动脉系统动脉瘤破裂出血也可有相似的头CT表现。故不能轻易诊断为"中脑周围SAH"。

对脑血管造影阴性的SAH应在2周左右重复脑血管造影,文献报道病因的检出率在2%～22%不等。

当确诊SAH的原因为多发动脉瘤破裂出血,应进一步识别破裂瘤体,以下几点可供参考:

1)除外硬膜外动脉瘤。

2)CT片显示局部SAH。

3)在血管造影上破裂动脉瘤附近有血管痉挛或占位效应。

4)大而不规则动脉瘤较小而规则者易破裂。

5)定位体征有助诊断。

6)重复血管造影,见动脉瘤增大和局部血管形态学改变。

7)选择最可能破裂动脉瘤,如前交通动脉瘤。

8)最大、最近端的动脉瘤破裂可能性最大。

八、SAH后的并发症

(一)神经系统并发症

1.迟发性缺血性障碍(delayed ischemic deficits,DID)　又称症状性脑血管痉挛。由于脑血管造影或TCD提示脑血管痉挛者,不一定出现临床症状。只在伴有脑血管侧支循环不良情况下,rCBF<18～20ml/(100g·min)时,才引起DID。因此,脑血管造影和TCD诊断SAH后脑血管痉挛的发生率可达67%,但DID发生率为35%,DID致死率为10%～15%。血管造影显示的血管痉挛常发生在SAH后2～3天,7～10天为高峰,2～4周逐渐缓解。脑血管痉挛的发生与头CT上脑池内积血量有一定关系。DID临床表现:①前驱症状:SAH的症状经治疗或休息而好转后又出现或进行性加重,血白细胞持续增高,持续发热。②意识由清醒至嗜睡或昏迷。③局灶体征,取决于脑缺血部位。如颈内动脉和大脑中动脉分布区,可出现偏瘫伴或不伴感觉减退或偏盲。大脑前动脉受累可出现识别和判断能力降低、下肢瘫、不同程度意识障碍、无动性缄默等。椎—基底动脉者则引起锥体束征、脑神经征、小脑征、自主神经功能障碍、偏盲或皮质盲等。上述症状多发展缓慢,经数小时或数天才达高峰,持续1～2周后逐渐缓解,少数发展迅速,预后差。DID的诊断:一旦出现上述临床表现,即应做头CT,排除再出血、血肿、脑积水等,并做TCD和脑血管造影进行诊断。CT显示脑梗死有助于诊断。此外,也应排除水电解质紊乱、肝肾功能障碍、肺炎和糖尿病等全身系统疾病,可行相应检查。

2.再出血　是SAH患者致死致残的主要原因,死亡率可高达70%～90%。首次出血后48小时为再出血高峰,2周内出血率为20%～30%,以后则逐渐减少。半年后出血率为3%。

3.脑积水　出血急性期脑积水发生率约为20%,常同时伴有脑室出血。出血后期脑积水则多与脑脊液吸收障碍有关。慢性脑积水的发生率各家报道差异较大,从6%～67%不等,主要与脑积水判断标准、评价时间不同有关。在3251例动脉瘤引起的SAH患者中,15%的患者 CT 检查可发现有脑积水，13.2％的患者临床出现脑积水症状（Kassell，1990）。Vale 分析 108 例因动脉瘤破裂引起 SAH 并进行早期手术的患者情况，发现约有 20％的患者在 SAH 后 30 天内需接受脑室腹腔分流手术。有再出血和脑室出血史的患者脑积水发生机会更多。

（二）全身系统并发症

严重的全身并发症是 23％SAH 死亡的原因，好发于危重患者和高级别的患者。因此防治 SAH 后全身系统并发症的重要性与防治 DID 和再出血一样重要，应引起重视。

1. 水电解质紊乱　常见低血钠，见于 35％患者，好发于出血第 2～10 天。可加重意识障碍、癫痫、脑水肿。引起低血钠原因：脑性盐丧失综合征和促利尿激素分泌异常综合征（SIADH）。应注意鉴别上述两综合征，因为两者处理原则完全不同。脑性盐丧失综合征，是因尿钠排出过多导致低血容量和低血钠，治疗包括输入生理盐水和胶体溶液，不能限制水分，否则可加重血管痉挛和脑缺氧。SIADH 则因 ADH 不适当分泌增多，引起稀释性低钠血症和水负荷增加，治疗除补钠外，还包括限水和应用抑制 ADH 药如苯妥英钠针剂。

2. 低血容量也为 SAH 后常见并发症，见于 50％以上的患者中，在 SAH 后最初 6 天内血容量可减少 10％以上。血容量降低，可增加红细胞的黏滞度，影响脑微循环，增加血管痉挛的易感性。扩容升高血压可防止因血管痉挛而引起 DID。

3. 高血糖　SAH 可引起血糖增高，特别是见于隐性糖尿病的老年患者。应用类固醇激素可加重高血糖症。严重高血糖症则可引起意识障碍、癫痫，可恶化脑血管痉挛和脑缺血。

4. 高血压　多数 SAH 患者有代偿性血压升高（Cushing 反应），以应答出血后的脑灌注压降低，但过高的血压（收缩压持续维持在 180～200mmHg 以上）可诱发再出血，特别是不适当地降低颅内压，同时未控制血压。兴奋、烦躁不安、疼痛和缺氧等可促发血压升高。

（三）全身其他脏器并发症

1. 心脏　心律失常见于 91％患者，高龄、低血钾、心电图有 QT 间期延长者易发生心律失常。常见有室性、室上性心动过速、游走心律、束支传导阻滞等，多为良性过程，但少数患者因室性心动过速、室颤、室扑等而危及生命。以往认为心律失常的临床意义不大，但目前认为上述心律失常提示 SAH 诱发的心肌损害。约有 50％的患者可有心电异常，如 T 波倒置、ST 段压低、QT 间期延长、U 波出现。

2. 深静脉血栓形成　约见于 2％SAH 患者，其中约半数患者可发生肺栓塞。

3. 胃肠道出血　约 4％SAH 患者有胃肠道出血。因前交通动脉瘤出血致死的患者中，83％有胃肠道出血和胃十二指肠溃疡（Cushing 溃疡）。

4. 肺　最常见的肺部并发症为肺炎和肺水肿。神经性肺水肿表现为呼吸不规则，呼吸道内粉红色泡沫样分泌物，蛋白含量高（大于 4.5g/dl），见于约 2％的 SAH 患者，最常见于 SAH 后第一周内，确切原因不清，与 SAH 后肺部毛细血管收缩，血管内皮受损，通透性增加有关。

九、治疗

病因治疗是 SAH 的根本治疗。动脉瘤的直接夹闭不仅能防止再出血，也为以后的血管痉挛治疗创造条件。

1. 一般处理　包括绝对卧床 14 天，头抬高 30°，保持呼吸道通畅，限制额外刺激。避免各种形式的用力，用轻缓泻剂保持大便通畅，低渣饮食有助于减少大便的次数和大便量。

2.监测 血压、血氧饱和度、中心静脉压、血生化和血常规、EKG、颅内压及每天的出入水量等。

3.补液 维持脑正常灌注压,对血管痉挛危险性相对较低者,可维持正常血容量;对血管痉挛高危患者,应采用扩容治疗,并使血压不低于 180mmHg。

4.镇痛 适当给予镇痛剂。大多数患者的头痛可用可待因控制。焦虑和不安可给适量的巴比妥酸盐、水合氯醛、或三聚乙醛(副醛),保持患者安静。

5.止血 目前对止血剂在 SAH 治疗的作用仍有争论。一般认为,抗纤溶药物能减少 50％以上再出血。但抗纤溶可促使脑血栓形成,延缓蛛网膜下腔中血块的吸收,易诱发缺血性神经系统并发症和脑积水等,抵消其治疗作用。因此,对早期手术夹闭动脉瘤者,术后可不必应用止血剂。对延期手术或不能手术者,应用止血剂,以防止再出血。但在有妊娠、深静脉血栓形成、肺动脉栓塞等时为禁忌证。使用方法:

(1)6－氨基乙酸(EACA):16～24g/d 静脉点滴,给药 3～7 天,病情平稳后改 6～8g/d (口服),直至造影或手术。

(2)氨甲环酸(凝血酸):比 EACA 作用强 8～10 倍,且有消毒作用。应用剂量 2～12g/d, 与抑肽酶(30 万～40 万 u)联合应用,疗效优于单独使用。

6.控制颅内压 颅内压低于正常时,易诱发再出血;当颅内压接近舒张压时,出血可停止。因此,SAH 急性期,如颅内压不超过 1.59kPa(12mmHg),此时患者多属神经外科联盟分级Ⅰ～Ⅱ级,一般不需降低颅内压。当颅内压升高或Ⅲ级以上者,则应适当地降低颅内压。表 2－7 示平均颅内压(MICP)变化与患者临床分级的关系,有利于指导降颅压药物的应用。

表 2－7 临床分级与颅内压变化间关系

Ⅰ～Ⅱ级	MICP<1.59kPa(12mmHg)
Ⅲ级	MICP=1.99～5.32kPa(15～40mmHg)
Ⅳ级	MICP=3.99～9.97kPa(30～75mmHg)
Ⅴ级	MICP>9.97kPa(75mmHg)

一般应用 20％甘露醇 1mg/kg 静脉点滴。

7.症状性脑血管痉挛(DID)的防治 目前症状性脑血管痉挛治疗效果不佳,应重在预防。防治过程分为五步:①防止血管狭窄。②纠正血管狭窄。③防止由血管狭窄引起的脑缺血损害。④纠正脑缺血。⑤防止脑梗死。

(1)扩容、升压、血液稀释治疗(hypervolemia, hypertension, hemodilution 简称 3H 治疗):此法既可用于预防,也可治疗血管痉挛。很多医疗中心不对 SAH 患者限水,相反每天给予数千毫升液体量,维持中心静脉压在 1.06～1.33kPa(8～10mmHg)或肺动脉楔压在 1.6～1.86kPa(12～14mmHg),并采用药物适度升高血压,使血压较正常值升高 5.32～7.98kPa (40～60mmHg),维持血细胞比容在 30％左右,可有效减少血管痉挛发生。但上述方法,特别是升高血压宜在动脉瘤夹闭后使用,以免诱发再出血等并发症。

(2)钙离子拮抗剂:尼莫地平(nimodipine),这种二氢吡啶类药物是目前临床运用较多的钙离子拮抗剂,可用来预防和治疗血管痉挛。一般应在 SAH 后 3 天内尽早使用,按 0.5～ 1mg/(kg·h)静脉缓慢点滴,2～3 小时内如血压未降低,可增至 1～2mg/(kg·h)。采用微泵控制静脉输液速度使点滴维持24小时,通常本药50ml(10mg)经三通阀与5%～10%葡萄糖溶液250～500ml同时输注。由于尼莫地平易被聚氯乙烯(PVC)吸收,因此应采用聚乙烯(PE)输液管。静脉用药7～14天,病情平稳,改口服(剂量60mg,3次/日)7天。

(3)抗氧化剂和抗感染药物:实验研究证实脂质过氧化反应和炎症反应在血管痉挛的病理机制中起作用。21－氨基类固醇做为一种自由基清除剂,能有效抑制血管痉挛和神经元损害过程中的自由基反应。抗感染药物如布洛芬、甲泼尼松在动物实验中能改善血管痉挛的临床症状,但还需进一步临床研究。

(4)重组组织纤维蛋白酶原激活剂(rtPA):近年来,SAH治疗上带观念性改变的是由原来使用抗纤溶药物以防止再出血,改为使用尿激酶和rtPA等纤溶药物,以减少脑缺血损害的发生。一般在动脉瘤夹闭后,清除基底池血块,经导管用rtPA 2.5万～60万单位Q8h(或尿激酶3万～6万单位/日)基底池缓滴和引流。

(5)腔内血管成形术(transluminal angioplasty):Zubkov在1984年最早采用腔内血管成形术来治疗血管痉挛,目前此项技术在临床得到较为广泛应用。当血管造影证实血管痉挛后,并在症状性血管痉挛出现以前进行治疗,这是治疗成功的关键,一般应在SAH后出现血管痉挛24小时内进行治疗。约60%～80%的治疗患者临床症状可得到显著改善。由于使用中少数病例出现动脉瘤或动脉破裂,目前趋于采用药物进行药物性成形术,取代机械性成形术。一般用0.5mg尼莫地平、6000u～12000u尿激酶灌注,然后用0.2%罂粟碱1ml,以0.1ml/s的速度,重复多次灌注。整个过程在DSA监控下进行,并全身肝素化。

(6)其他并发症的治疗:心电图异常者应给予α或β肾上腺素能阻滞药如普萘洛尔;水电解质紊乱、高血糖、脑积水等并发症治疗与其他疾病中的治疗相同,不再赘述。

十、预后

影响SAH预后的因素很多,病因、血管痉挛和治疗方法为主要因素。病因不同,差异较大。脑动静脉畸形引起的SAH预后最佳,而血液系统疾病引起的SAH效果最差。动脉瘤破裂的死亡率在55%左右。动脉瘤破裂未经手术夹闭,可再次发生出血。最常发生于第一次SAH后4～10天。每天发生率为1%～4%。前交通动脉瘤再出血的几率最大。第二次出血的死亡率为30%～60%,第三次出血者几乎是100%。但在第一次SAH后3～6个月再出血的危险性显著降低,以后出血的死亡率可能不会超过第一次出血的死亡率。患者的年龄、性别和职业以及第一次发病的严重程度,对复发的可能性似无关联,但高血压可能增加其危险性。

血管痉挛也是SAH患者致死致残的主要原因,约有13.5%的动脉瘤破裂引起的SAH患者因血管痉挛而死亡或致残。在致残患者中约39%因血管痉挛而起。

随着对SAH病理生理研究的深入和治疗方法的改进,SAH的预后已有了很大改善,Cesarini对一地区二十多年内,动脉瘤破裂引起的SAH预后进行分析,发现近十年来Hunt和Hess分级Ⅰ级和Ⅱ患者的发病后6个月死亡率明显低于前十年(16%与34%),临床症状和生存质量也优于以前。但Hunt和Hess分级Ⅲ～Ⅴ级患者的死亡率无明显改善。

对SAH患者首次血管造影未发现病因者,预后与头CT上积血分布情况有关,属于"中脑周围 SAH"的患者预后较好,再出血的几率也小于其他患者。这些患者的死亡率仅 6%,而找到动脉瘤的患者的死亡率约为 40%。除此之外,其他血管造影阴性的 SAH 患者也比动脉瘤破裂引起的 SAH 预后佳,文献报道约 80% 血管造影阴性的 SAH 患者能恢复正常工作,而只有 50% 的动脉瘤破裂引起的 SAH 患者能恢复健康。

第二节　脑血管痉挛

脑血管痉挛(cerebral vasospasm,CVS)是指自发性蛛网膜下腔出血(SAH)后出现超长时间的血管收缩,随着时间的推移脑动脉渐出现病理学及组织学上的改变。自发性蛛网膜下腔出血的年发病率约 6/10 万,其中约 65%～80% 由颅内动脉瘤破裂引起。动脉瘤性蛛网膜下腔出血预后很差,50%～75% 的患者死亡或致残。CVS 是 SAH 后常见的高危险性并发症,发生率高达 30%～90%。常发生于动脉瘤出血后的邻近动脉主干上,也可扩展到较大的脑动脉。CVS 可引起严重的局部脑组织缺血或迟发性缺血性脑损害,甚至导致脑梗死,是 SAH 致残和致死的主要原因。同时因脑的广泛缺血缺氧所引起的脑水肿可使颅内压增高。但是,一旦狭窄的血管内腔,只要能耐受痉挛极期的缺血,则在 3～4 周后可重新恢复原状。CVS 也可继发于脑外伤。本节主要讨论 SAH 后的 CVS。

一、分型、分级与分期

Saito 等(1977)将 Pool & Pott 对 CVS 的分类法加以改良分为三型:1 型:广泛而弥漫的脑血管变细,范围涉及颈内动脉、大脑中动脉与大脑前动脉的近段,血管呈线状纤细;2 型:广泛性或多支脑动脉细狭,呈节段性的狭窄;3 型:动脉细狭只限于动脉瘤邻近的动脉分支。Auer(1984)将 CVS 分为三级:1 级:局部血管痉挛范围不到 50%;2 级:局部血管痉挛,范围超过 50%;3 级:弥漫而广泛的痉挛。

CVS 分为两期,SAH 后 1～3 天为急性期,随后是慢性痉挛期,可持续约 10～14 天后才逐渐消退。脑血管急性痉挛期死亡率高,以颅内压增高、脑血流量降低和脑灌注压降低为特征。SAH 后早期发生的脑血管收缩在动物模型上十分明显,在人类较少发生。但是颅内压增高、脑血流量降低和脑灌注压降低提示微循环已受影响。一些研究者认为该期对药物治疗较为敏感。而慢性 CVS 是造成神经功能损害和致死的主要原因,并且对药物治疗反应较差。现在还不清楚急性 CVS 是否加速或加重迟发的 CVS。病理学研究表明,发生痉挛的血管内皮细胞肿胀,部分脱落,内膜增生,中层平滑肌细胞变性、坏死,外膜有大量的粒细胞和巨噬细胞浸润等炎性改变是慢性 CVS 的主要特点。

二、发病机制

CVS 的发病机制十分复杂,其确切机制尚未完全阐明。但是,可以肯定的是存在于蛛网膜下腔的积血,尤其是在动脉瘤破裂处周围的凝血块所引起的机械压迫和生化反应对血管壁发生慢性病理变化起着主要作用。CT 显示蛛网膜下腔有高密度积血影的患者几乎都可能发展成 CVS。CVS 的程度与出血量多少有关。出血量大者痉挛较重,出血量小者痉挛程度较轻。受累血管多位于出血区或其附近。所以,CVS的发生与红细胞破坏所产生的致痉挛物质有关,如氧合血红蛋白、血管紧张素、组胺、血清素、前列腺素、儿茶酚胺、血栓素 A_2 等。

目前,CVS机制的研究主要集中在以下几个方面:

1.脑血管的自动调节机制　血管张力的调节涉及血管平滑肌和内皮细胞的多个代谢通路。血管平滑肌和内皮细胞均可对血管内基本物理条件的变化作出反应。如血压和血流发生变化,脑血管可自动调节血管张力和切应力,使脑血流量在相当大的血压范围内保持恒定,即脑血管的自动调节机制。血管张力增高使平滑肌细胞收缩,血管直径缩小,阻力增高,并使血管内切应力增高,触发内皮细胞释放松弛因子,脑内血管最重要的松弛因子是一氧化氮(NO)(图2-2)。血管平滑肌细胞与内皮细胞调节血管的机制受到多种因子(包括代谢、激素、神经)的调控。影响平滑肌张力的代谢因素包括细胞外 pH、乳酸、腺苷、ATP、氧和二氧化碳等。

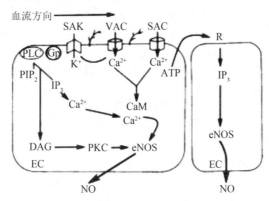

图2-2　切应力引起内皮细胞释放NO

牵张可激活钾通道,引起细胞膜超极化和钙内流,内皮细胞释放的 ATP 可使邻近细胞释放 NO　EC:内皮细胞;SAK:力学操纵的钾通道;DAG:二酰基甘油;eNOS:内皮细胞一氧化氮合成酶;PIP_2:磷脂酰肌醇二磷酸;IP_3:肌醇三磷酸

2.内皮细胞调节机制　内皮细胞调节机制被认为是 SAH 引起的血管痉挛中起着主要作用。该机制包括依赖内皮细胞的松弛作用受损、内皮细胞源性收缩因子(EDCFs)产生增加和钾通道活性受损。内皮细胞可产生内皮细胞源性松弛因子(EDRFs)和内皮细胞源性收缩因子(EDCFs)。EDRFs 中最重要的是 NO 或相关物质、前列腺素衍生物如前列环素和内皮细胞源性超极化因子(EDHF)。EDCFs 中最重要的是内皮素(ET)。内皮细胞还可分泌其他的血管收缩因子,如血管紧张素Ⅱ、血栓素、前列腺素 $F_{2\alpha}$。SAH 后,血红蛋白可与 NO 结合而最终导致血管收缩。铁的化合物如血红蛋白可促进氧自由基的产生,而氧自由基可使内皮细胞通透性增高,细胞内钙浓度增高,1,4,5-三磷酸肌醇水平增高并引起细胞去极化,也可导致 CVS。内皮素是至今所发现的作用最强、时间最久的血管收缩因子,但其在血管痉挛中的作用机制目前尚不明确(图2-3)。

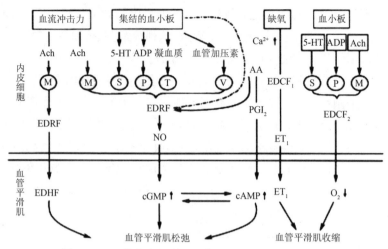

图2-3 血管内皮细胞对血管平滑肌张力的调节机制

Ach:乙酰胆碱;5-HT:5-羟色胺;ADP:二磷酸腺苷;Ca^{2+}↑:钙离子浓度增高;M:毒蕈碱能受体;S:5-羟色胺能受体;P:嘌呤能受体;T:凝血酶能受体;V:血管加压素能受体;EDRF:内皮源性舒张因子;AA:花生四烯酸;PGI$_2$:前列腺素I$_2$;EDCF:内皮细胞源性收缩因子;NO:一氧化氮;ET$_1$:内皮素1;EDHF:内皮细胞源性超极化因子;cGMP:单磷酸环鸟苷;cAMP:单磷酸环腺苷

3.平滑肌细胞机制 调节血管平滑肌收缩性的核心因子是细胞质内钙的活性。钙可激活钙调蛋白,后者激活肌球蛋白轻链酶(MLCK),引起肌球蛋白轻链的磷酸化,与肌动蛋白丝作用而产生收缩。其他的细胞内调节机制如蛋白磷酸化/去磷酸化则可在不影响细胞内钙活性的情况下调节血管张力(图2-4)。SAH后血管平滑肌呈去极化状态,这可能是能量代谢中断后离子泵功能受损的结果。另一个解释是SAH抑制了钾通道,引起细胞膜去极化和血管收缩。活化钾通道的物质可减轻SAH引起的血管痉挛。激活其他的离子通道如钙通道,可引起平滑肌收缩而加剧血管痉挛。应用钙离子通道的拮抗剂可产生较好的临床效果,但其确切机制尚不明了(图2-5)。

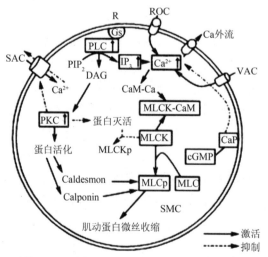

图2-4 平滑肌细胞弛缩功能的调节机制(1)

SMC:平滑肌细胞;CaP:钙泵;Gs:兴奋性G蛋白;R:受体;VAC:电压操纵的钙通道;ROC:受体操纵的钙通道;SAC:力学操纵的钙通道;PLC:磷脂酶C;cGMP:单磷酸环鸟苷;Caldesmon:钙调蛋白的结合蛋白质;PIP$_2$:磷脂酰肌醇二磷酸;IP$_3$:肌醇三磷酸

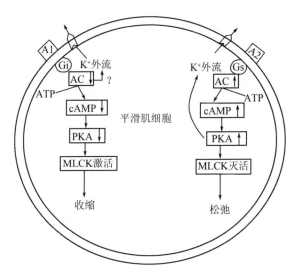

图 2—5 平滑肌细胞弛缩功能调节机制(2)

示受体诱导兴奋性和抑制性 G 蛋白以及随后的信号传导(以腺苷为例) Gi:抑制性 G 蛋白;Gs:兴奋性 G 蛋白;AC:腺苷酸环化酶;PKA:蛋白激酶 A;MLCK:肌球蛋白轻链酶

SAH 后蛋白激酶活性增高,MLC 磷酸化增高,收缩蛋白抑制分子减少,这些因素均可导致血管痉挛。

4.微循环机制 SAH 引起局部的血管痉挛、血管内阻力增高并影响血管的自动调节功能,使脑组织对脑灌注压的暂时性降低更为敏感,并可使痉挛血管远端的脑皮质血管扩张功能受损,影响大脑的微循环。而且,SAH 后血管对血管活性药物的反应发生变化,收缩作用增强,松弛作用减弱。由于脑内微动脉与大动脉一样有血管平滑肌和内皮细胞,所以,过去认为两者在 SAH 后的分子生物学调节机制是相同的。但最近的研究表明并非如此,如两者对肾上腺素能神经递质的反应不同。研究表明,脑动脉存在血管舒缩的传导效应。SAH 后,血管收缩效应沿血流方向传导到微动脉,使微血管阻力显著增高,灌注减少,而由灌注区产生的血管松弛信号却无传递效应,血管舒张性减弱。另外,微动脉的过度收缩与去极化的扩布、细胞外钾离子浓度增高和血红蛋白清除 NO 的作用有关。

5.基因活化 SAH 可使应激相关基因活化并诱导应激蛋白如热休克蛋白的表达。SAH 后,局部存在的血红素可诱导血红素氧合酶-1(HO-1)基因的表达。该基因的表达被认为是一种加速血红素清除的保护机制。

三、诊断

SAH 并发 CVS 的诊断主要依靠脑血管造影,缺乏特征性的临床征象。根据血管造影观察,蛛网膜下腔出血后 3～5 天就可有动脉痉挛,高峰期在 5～14 天,一般延续 2～4 周后血管痉挛逐渐消失。约 70％的 SAH 患者在血管造影上可见血管痉挛,但多数患者无临床症状,有 32％～36％的患者出现神经损害症状。其临床症状与血管痉挛的部位、程度和侧支循环建立情况等因素有关。CT 对轻度 CVS 的诊断阳性率不高,只在严重 CVS,血管径狭窄超过 60％时才出现脑梗死的 CT 表现。对 CVS 的临床诊断,一般认为,急性 CVS 依据其出血症状及早期意识障碍、神经系统一过性定位体征诊断并不困难。对慢性 CVS 可依据患者在 4～14

天内出现意识障碍加重,GCS评分下降;逐渐或突然出现神经系统体征,如单肢瘫、偏瘫、失语等;CT检查无再出血和脑积水,而脑血管造影显示颅内一根或数根主要动脉管腔直径比原来缩小30%以上即可诊断。

经颅多普勒(TCD)可无创地连续监测CVS发生的时间、严重程度及持续时间,已成为诊断CVS的重要方法。根据血流动力学原理,血流速度与管腔面积成反比,与脑血流量成正比。当血管痉挛时,管腔狭窄,为保证足够的脑血流量,血流速度增快,故可通过测定脑血流速度来评定CVS。一般以大脑中动脉(MCA)为评价CVS的靶血管,将平均脑血流速度(MFV)或大脑中动脉血流速度(VMCA)>120cm/s作为CVS的阈值。CVS根据血流速度可分3级,VMCA 120～140cm/s为轻度;VMCA 140～200cm/s为中度;VMCA>200cm/s为重度。重度者易发生脑缺血或脑梗死。但上述阈值血流速度易受年龄和脑血流量的影响而发生偏倚,因动脉痉挛和脑血流量增加均可使血流速度异常增快。可用大脑中动脉与同侧颈内动脉颅外段血流速度的比值HI(半球指数)来区分上述两种情况。HI正常值为1.7±0.4,当HI>3时认为是血管痉挛,HI>6为重度血管痉挛。而HI<3时,认为血流速度增快为脑血流量增加所致。将TCD与直接测定脑血流量结合,可以VMCA与CBF的阈值之比[分别为120cm/s,35ml/(100g·min)]作为痉挛指数(SI)。SI>3.4时,表示CVS程度足以损害脑血流量,导致脑缺血症状。故SI可作为有显著血流动力学意义的CVS的指标。一般TCD以检测双侧的大脑中动脉为主,但因出血部位不同,有时需同时检测大脑前动脉或大脑后动脉。另外,CVS时TCD的频谱形态显示频峰高尖、舒张期流速减低。音频也可出现异常改变:收缩期流速增快的同时伴粗糙的血流声频,并可闻及特殊高调的乐性杂音及粗钝的涡流声频。这些变化虽然缺乏特异性,但其意义在于其产生与CVS的演变过程有关,随着血管痉挛的解除,异常血流声频也将消失,因此可作为辅助诊断标准。单光子发射断层扫描(SPECT)也可用于CVS的诊断。SPECT可在出现临床症状和CT发现脑梗死之前早期发现区域性脑灌注量降低,是一种敏感的检测手段。

近年来,随着CT血管成像(CTA)和CT灌注成像技术(CTP)的不断普及和成熟,相信会成为CVS诊断的主要方式。

四、CVS的防治

目前对CVS尚无特效疗法。以前临床中最常用的治疗方法是高血压(hypertensive)、高血容量(hypervolemic)和血液稀释(hemodilution)的HHH疗法。但HHH疗法对重度CVS的患者常无效,而部分患者则可能无法耐受该疗法。很多学者针对CVS的发病机制中不同的环节,提出了很多新的防治方法及途径。可用的药物有钙离子通道拮抗剂、内皮素受体拮抗剂及其合成抑制剂、促进一氧化氮(NO)合成的药物、罂粟碱、diphenyleniodonium(DPI)、血管紧张素转化酶抑制剂、钾离子通道活化剂、氧自由基清除剂及过氧化抑制剂、血小板活化因子(PAF)受体拮抗剂等。有些已被临床应用,有些则已被动物实验证明有效,但尚未进入临床应用阶段。以下简要介绍一些在临床应用中已有一定经验的疗法。

1.3H疗法 即高血压、高血容量、血液稀释法,也称为高动力学疗法。其目的在于提高脑灌注压,提高收缩压,增加心输出量和增加血管内容量并降低血黏度,以使血管痉挛引起的脑缺血损害减至最低程度。由于缺血脑组织已丧失自动调节功能,脑血流对收缩血压的变化呈被动反应,因此 3H 疗法可达到增加脑血流量、改善脑微循环的目的。3H 疗法的要求是:血浆容量增加、血细胞比容减低至 30％±3％,中心静脉压升高至 1.1～1.6kPa(8～12mmHg),肺毛细血管楔压升高至 1.6～2.1kPa(12～16mmHg);已行动脉瘤夹闭术的患者收缩压升至 20.0～23.3kPa(150～175mmHg),动脉瘤患者未行夹闭术的,收缩压维持在 17.3～20.0kPa(130～150mmHg)。3H 治疗时间至少维持 48～72 小时,或在 TCD 和临床监测下,当血管痉挛消失后,才逐渐停止。如 CT 已有大片脑梗死征象时,应慎用 3H 疗法,因为可能会促发出血性脑梗死。采用 3H 高动力学疗法具有一定的危险性,可并发心肌梗死、充血性心衰、心律失常、再出血、电解质紊乱、血胸、脑水肿、动脉瘤破裂等。

正因为 3H 疗法具有一定的危险性,近年来,越来越多的医师主张采用 3N 疗法,即正常血容量(中心静脉压升高至 1.0～1.2kPa)、正常血压(参照患者的基础血压)、正常血细胞比容(38％左右)的治疗方法。

另外,SAH 患者的血钠水平也应注意,对低钠的患者,可输注 3％的盐水,使血钠高于 140mmol/L,减轻脑水肿。

2. 钙拮抗剂 1982 年,Auer 首先报道临床应用尼莫地平可减轻 CVS。现在应用钙拮抗剂治疗 SAH 后的 CVS 已成为在临床中应用最广泛的防治方法。平滑肌细胞内 Ca^{2+} 浓度升高是 CVS 发生的主要原因,钙拮抗剂可阻止 Ca^{2+} 内流,避免细胞内 Ca^{2+} 浓度过高。目前已被证实防止 CVS 最为安全有效的钙拮抗剂是尼莫地平和尼卡地平(佩尔地平)。它们均属双氢吡啶类,脂溶性,可通过血-脑屏障,选择性地作用于脑血管平滑肌细胞和脑组织细胞膜上的钙通道,防止 Ca^{2+} 跨膜内流。尼卡地平除了抑制 Ca^{2+} 通道外还可抑制磷酸二酯酶,增加平滑肌细胞中 cAMP 水平,舒张痉挛血管。尼莫地平一般静脉用 30～60mg/d,多时可用 90mg/d,24 小时持续给药,用 2～3 周。德国 21 个神经外科中心对 123 例患者用尼莫地平 60～90mg/d,3 周后停药,结果显示因血管痉挛引起的死亡、植物状态、重残由 55％降至 25％。尼卡地平剂量一般为 0.075～0.15mg/(kg·h)静脉持续滴注,连续用 2 周,可显著减少痉挛发生率和减轻痉挛程度。一般钙拮抗剂的不良反应极小,在较大剂量使用时,可能出现头痛、头晕、面部潮红、水肿、血压下降、再出血倾向等,其中血压下降最为常见。由于尼莫地平和尼卡地平对脑血管具有选择性作用,因此引起全身血压下降的反应较轻,一般不引起严重后果。其他药物有:西比灵(盐酸氟桂嗪),常用量 5～10mg,每晚 1 次,口服。桂利嗪(脑益嗪),常用量 25～50mg,每日 3 次。

尽管钙拮抗剂现已被广泛应用于临床,并取得了较显著的疗效,但仍有 25％～40％的病例无效。

3. 蛋白磷酸化酶抑制剂 可抑制平滑肌收缩最终阶段的肌球蛋白磷酸化,从而扩张血管。盐酸法舒地尔(fasudil)属异喹啉磺胺衍生物,具有缓解痉挛血管的作用,1995 年起已在日本正式进入临床应用并取得了较好的效果。一般以盐酸法舒地尔 30mg 稀释于 100ml 生理盐水,1 日 3 次(每 8 小时),用 30 分钟静脉滴注,连续用 2 周。

4. 纤溶药物的应用 动物实验表明,在 SAH 后 48 小时内清除蛛网膜下腔的血块可防止血管痉挛的发生。因此,有不少研究者采用纤溶药物试图快速溶解蛛网膜下腔或脑内及脑室内的血块,以防止血管痉挛的发生。常用的纤溶药物有尿激酶(UK)和组织型纤溶酶原激活物(tPA),其中似乎以 tPA 效果更好(无大规模临床试验比较)。给药途径可采用鞘内注射或将导管埋入蛛网膜下腔进行持续灌注,必要时行脑室穿刺。在动脉瘤破裂后行急诊手术夹闭的患者可选用此方法防治血管痉挛。在术中动脉瘤夹闭后,将一根导管置于基底池或桥前池作灌注用,另一根导管置于侧裂池周围或脑表面作引流用。将 60000IU 的尿激酶溶解于 500ml 林格液,以 21ml/h 的速度作持续灌注,连续灌注 5～7 天。tPA 在术后 24 小时后,通过腰穿留置蛛网膜下腔的导管,先放出 10ml 脑脊液,再注入 10ml tPA 溶液(含 tPA 50000～200000IU),夹管 3～4 小时后再作持续脑脊液引流,每天 3～4 次,持续 3～7 天。也有用 Ommaya 储液囊内注射 tPA 者。研究表明,鞘内注射小剂量的 tPA(0.25～1.0mg 即 15 万～60 万 IU/d,分 3～4 次)可安全而有效的清除蛛网膜下腔的积血,能显著减少 CVS 的发生率,由于是在动脉瘤夹闭后应用,所以不增加动脉瘤再次出血的几率。但目前剂量尚无统一标准,而且,作为纤溶药物,理论上具有潜在的危险性,还缺乏大样本临床资料证实其安全性,因此尚未在临床推广。

5.血管内治疗　对其他方法治疗不能取得满意疗效的病例,应用血管内治疗可取得较好疗效。

(1)罂粟碱:有直接的扩血管作用,较早用于临床 CVS 的治疗。通过非特异性 Ca^{2+} 外移而抑制磷酸二酯酶活性,增加 cAMP 含量而缓解血管痉挛。对弥漫性或有明显成角的血管痉挛,应用罂粟碱进行局部脑动脉内灌注可能取得较满意疗效。局部脑动脉内应用罂粟碱是通过超选择微导管进行的。一般以 300mg 罂粟碱溶于 100ml 生理盐水中,持续灌注 30～60 分钟,具体的滴注速度应根据颅内压、脑灌注压、血压和心率的变化加以调整。如果前组循环动脉发生痉挛,导管远端一般放置在眼动脉起始点以上,即在颈内动脉床突上段。如果后组循环动脉发生痉挛,导管远端应尽可能在小脑后下动脉起点以上,同时要注意观察在灌注过程中是否出现脑干功能抑制引起的临床症状,如呼吸暂停等。应用罂粟碱需注意:①本药作用程度和持续时间很难预测,个体差异大。②并非所有的 SAH 后痉挛血管均对罂粟碱敏感,随着发病时间的延迟和病情严重性增加,血管的顺应性和对罂粟碱的敏感性均降低,因此本药应用越早越好。

(2)经皮血管内成形术(PTA):治疗大的、近段脑动脉痉挛,可采用经皮血管内成形术,以机械性地扩张狭窄动脉。PTA 只能用于动脉瘤夹闭后发生的血管痉挛。PTA 的指征是:神经系统症状加重,经内科或药物治疗无效或血管造影显示有血管痉挛,经 CT 或 MRI 检查未见脑梗死,或当采用神经介入治疗时发生 CVS。经 PTA 治疗数小时后,有 60%～70% 的患者可获显著改善,经血管造影证实管腔恢复正常,脑血流量增加,临床症状改善,无血管痉挛再发现象。但目前对 PTA 的疗效各家报道不一,可能与球囊大小、作用时间长短、球囊内压力大小的选择不同有关。本疗法尚需进一步积累经验。

6.脑脊液置换　采用生理盐水置换脑脊液也是近年临床防治 SAH 后 CVS 常用的方法之一。在放出血性脑脊液后,可减少蛛网膜下腔的积血,减少氧合血红蛋白对脑动脉的刺激,因此可较好地防治 CVS。经临床观察证实,该方法对 SAH 后 CVS 确有较好疗效。该方法比鞘内应用扩血管药物或纤溶药物更为安全。

7.其他研究性治疗　由于 CVS 机制复杂,现已很难想象只用一种药物就能治愈血管痉挛。采用扩血管药物(如脑室内注射硝普钠可使内皮细胞合成 NO 增加)、抗氧化剂、抗炎剂、血栓素 A_2(TXA$_2$)合成酶抑制剂等治疗 CVS 正在进行临床试验性研究。

第三节 脑动脉瘤

脑动脉瘤破裂引起蛛网膜下腔出血的年发生率为 6～35.6/10 万人,其中高发生率见于芬兰和日本,低发生率见于非洲、印度、中东和中国。引起地区发生率差异的原因不清楚,可能与环境、饮食、种族(遗传)或医疗卫生条件等有关。大组尸体解剖发现,成人中未破裂脑动脉瘤发生率 1%～6%,其中大多数动脉瘤很小。成人脑血管造影中脑动脉瘤(无症状)发现率0.5%～1%。脑动脉瘤可见于任何年龄,但以 50～69 岁年龄组好发,约占总发生率的 2/3。女性较男性稍多发,前者约占 56%。但是在 50 岁以前,男性多见女性,50 岁以后则女性多见。在出血的患者中,约 1/3 在就诊前死亡,另 1/3 死在医院,仅 1/3 经治疗得以存活。可见脑动脉瘤仍是当今人类致死致残常见的脑血管病。

一、动脉瘤的分类和病因

脑动脉瘤可按动脉瘤的大小、部位、病因和病理等进行分类(表 2-8,表 2-9)。一般认为直径<6mm 的动脉瘤不易出血。过去认为巨大型动脉瘤很少破裂出血,现在发现约 1/3巨大型动脉瘤以出血为首发症状。

表 2-8 脑动脉瘤的分类

1. 大小
(1)小型:≤1.5cm
(2)中型:0.5～1.5cm
(3)大型:1.5～2.5cm
(4)巨型:≥2.5cm
2. 部位
(1)颈动脉系统
①颈内动脉:岩骨段、海绵窦段、床突段、眼动脉段、后交通、脉络膜前、颈内动脉分叉
②大脑前动脉:A_1、前交通动脉、$A_{2～3}$、胼周、胼缘
③大脑中动脉:M_1、$M_{2～3}$、$M_{3～4}$
(2)椎-基底动脉系统
①椎动脉
②小脑后下动脉(中央型、周边型)
③基底动脉干
④小脑前下动脉(中央型、周边型)
⑤小脑上动脉(中央型、周边型)
⑥基底动脉分叉
⑦大脑后动脉(中央型、周边型)
3. 病理
(1)囊状动脉瘤
(2)层间(夹层)动脉瘤
(3)梭状动脉瘤

表2—9　脑动脉瘤的发病因素

1.囊状动脉瘤

(1)血流动力学

①血流量增加:AVM、因对侧动脉阻塞、发育不良、颈动脉与基底动脉存在交通支

②血压增加:主动脉狭窄、多囊肾、肾动脉纤维肌肉发育不良

(2)血管壁结构

①后天性:内弹力层变性、镰状细胞贫血、炎症、外伤、肿瘤

②先天性:家族性、遗传性、Ⅱ型胶原缺失等

(3)其他

①烟雾病

②巨细胞动脉炎

2.梭形动脉瘤

(1)动脉硬化

(2)遗传性

(3)血管结构性

(4)感染性

(5)放射性

(6)其他:主动脉弓狭窄、巨细胞动脉炎

3.层间动脉瘤

(1)外伤

(2)动脉硬化

在脑动脉瘤中最常见为囊状动脉瘤,它具有以下特点而异于其他类型动脉瘤:①起源于动脉分叉处,通常位于某一分支(如后交通动脉)的起始端。②瘤体的方向与载瘤动脉的血流方向一致。③位于载瘤动脉弯曲的外侧缘。④瘤体附近常伴有穿通小动脉。⑤有瘤颈,常可用特制的夹夹闭。由于颅内脑动脉的管壁的中层发育不良,缺少外弹力层,因此颅内脑动脉较颅外动脉易发生动脉瘤。显微镜检可见囊状动脉瘤的瘤壁中层很薄或缺如,内弹力层缺少或仅残存碎片,瘤壁仅由内层和外膜组成,其间有数量不等的纤维变或玻璃样变性组织。大体检查动脉瘤,特别是破裂者呈不规则状,壁厚薄不一,可有1或多个子瘤。破裂点常在瘤顶部。

层间动脉瘤又称夹层动脉瘤(dissecting aneurysm)。它和梭形动脉瘤(fusiform aneu-rysm)在过去认为很少发生于颅内,近来由于神经影像学的发展,其发生率增多。如在椎动脉瘤中,囊状动脉瘤占50%～60%,层间动脉瘤占20%～28%,梭形动脉瘤占10%～26%。颈和椎—基底动脉系统均可发生层间动脉瘤和梭形动脉瘤,但以椎—基底动脉好发。层间动脉瘤和梭形动脉瘤大多沿血管长轴异常扩大,少数在CT和MRI上可呈椭圆或近圆形,但血管造影上可显示异常扩张和弯曲的管腔,易与囊状动脉瘤鉴别。层间动脉瘤可位于内膜与肌层或肌层与外膜之间,由于动脉壁剥离,引起真管腔狭窄,血管造影出现"线征"(string sign)。如动脉瘤真腔、假腔均畅通,造影剂在其内滞留。有时难以从血管造影区分层间和梭形动脉瘤,需借助MRI。层间动脉瘤有下列MRI特点:①血管腔内有内膜瓣。②瘤内有双腔。③假

腔内有亚急性血块。

二、自然病程

了解和正确掌握一个疾病的自然病程是很重要的,它不仅是评价和衡量各种治疗方法的疗效和优劣,而且是阐明各种疗法、预后的重要指标。特别是随着神经影像学技术的发展,无症状或仅有轻微症状的动脉瘤发现增多,对这些患者应该怎样处理才是正确? 另外研究发现许多因素可以影响脑动脉瘤的自然病程,如遗传性、全身情况、伴随各系统病变、动脉瘤的解剖部位及与其有关的病理生理异常等。因此,通过对这些因素的研究和正确处理,也关系到疗效的提高。

对于脑动脉瘤,任何一种治疗的预后是否比其自然病程为好,是评价该治疗的重要指标。由于动脉瘤有破裂与否,其自然病程截然不同,因此下面分别讨论之。

(一)未破裂脑动脉瘤

未破裂脑动脉瘤有引起症状和无症状之分。大组尸检和血管造影研究发现无症状脑动脉瘤在成人发生率为2%。无症状未破裂脑动脉瘤的自然病程的了解主要来自对多发性脑动脉瘤患者的研究,其中破裂动脉瘤已被处理,未破裂者经临床和影像学检查随访,发现经血管造影证实无症状脑动脉瘤的年破裂出血率为1%～2%,它们在破裂前可出现症状,从出现症状到出血的间隔时间从数日至10年以上,破裂出血可发生在任何时间。有症状的未破裂脑动脉瘤的年破裂出血率为6%。一般未破裂脑动脉瘤中有症状者较无症状者预后差,因为前者的症状常来自动脉瘤对神经血管的压迫、瘤内血栓脱落造成脑栓塞和少量蛛网膜下腔出血等。

巨型脑动脉瘤采取保守治疗者,数年内的病残和病死率为80%。

(二)破裂脑动脉瘤

破裂脑动脉瘤的自然病程明显差于未破裂者。综合文献大组病例报道,首次破裂脑动脉瘤患者的病死率,在入院前为15%～30%,入院第1天为32%,第1周为41%,第1个月为56%,第6个月为60%。再出血率,48小时内为高峰,约为6%,继以每天递增为1.5%,2周累计为21%。以后出血率趋于下降,年出血率为3.5%。再出血的病死率明显增高,第2次出血和第3次出血的病死率分别为65%和85%。

(三)影响自然病程的因素(表2-10)

表2-10 前驱症状对动脉瘤自然病程的影响

	A组(小量出血继大出血)	B组(仅小量出血)	C组(仅大量出血)
患者数	25	9	53
血管痉挛(%)	48	67	32
>Ⅲ级(%)	60	11	25
病死率(%)	52	0	23

1.瘤的级别 动脉瘤级别越高,病死率和病残率越高。这是因为高级别者(如Ⅲ、Ⅳ和Ⅴ级)再出血率、脑血管痉挛发生率均较高(患者分级详见后述)。

2.脑血管痉挛 脑血管痉挛直接影响患者的病残和病死率。有症状的脑血管痉挛的发生率为30%,其中1/3患者经治疗可康复,1/3患者病残,1/3患者死亡。

3.动脉瘤破裂的诱发因素 举重物、情绪激动、咳嗽、屏气、用力大小便、房事等是常见的诱发因素,他们通过对血压、血流动力学和颅内压的影响而促发动脉瘤破裂出血。

4.动脉瘤破裂的前驱症状和体征 如头痛、眩晕、感觉或运动障碍等(详见临床表现)。前驱症状发生与动脉瘤扩大、少量出血等有关,经2～3周后常发生大出血。有前驱症状未及时诊治者预后较无前驱症状者差,相反如及时诊治,预后大可改观。

5.蛛网膜下腔出血分级(Fisher分级请详见本节诊断) Fisher Ⅲ级者易发生脑血管痉挛,预后显然较其他级别差。

6.动脉瘤大小(表2-11) 脑动脉瘤要多大才破裂出血?文献上各家的报道不一,有直径4mm、7mm、7.5mm、≤10mm等。但多数人同意McCormick(1970)的意见,即≥6mm的动脉瘤容易破裂出血。但是必须指出,McCormick的资料来于尸体解剖,常低估动脉瘤的直径,加之破裂的动脉瘤常较原来缩小以及活体上动脉瘤会比尸检时所见大,因此对待具体患者,应以机动灵活态度来看待动脉瘤的大小。

表2-11 破裂动脉瘤的直径(136例患者191个动脉瘤尸检资料)

直径(mm)	动脉瘤数	破裂动脉瘤数
21～50	11	11(100%)
16～20	6	5(83%)
11～15	16	14(87%)
6～10	54	22(41%)
3.2～5	75	2(3%)
2～5	29	0(0%)

7.年龄 一般认为50岁以后的患者预后较年轻者差,可能与年老患者常合并系统性疾病有关。

8.性别 女性较男性好发脑动脉瘤,特别在50岁以后,可能部分与女性寿命较男性长有关。George(1989)在214例破裂脑动脉瘤中发现女性有较高的脑血管痉挛发生率,预后也较差。同时女性患者患有颈动脉纤维肌肉发育不良的比例较高,达23%。

9.多发性脑动脉瘤 大组临床病例和尸检发现,多发性脑动脉瘤的发生率分别为14.1%(7.7%～29.8%)和23.5%(18.9%～50%),以2～3个动脉瘤多见。文献报道最多动脉瘤在一个患者为13个。Mount等(1983)在随访116例多发性脑动脉瘤患者,发现再出血率较只有单发脑动脉瘤的患者高,为31%,预后显然也差。Qureshi等(1998)分析419例脑动脉瘤患者,127(30%)例有多发脑动脉瘤。在单因素分析中,女性、吸烟好发多发性动脉瘤,在多因素分析中,前述两因素仍与好发多发性动脉瘤有关。

10.高血压 有高血压的脑动脉瘤患者预后较无者为差。

11.眼底出血 包括视网膜出血、玻璃体膜下出血或玻璃体内出血,后两者又称Terson综合征。在动脉瘤出血引起蛛网膜下腔出血中,Terson综合征发生率为16.7%～27.2%,患者的病死率为50%～90%,远高于无此征者。

12.遗传因素 7%～20%脑动脉瘤者有家族史(Norrgard 1987,de Braekeleer 1996),他们患病的年龄常较轻,好发多发性和对称性(或称镜照性)动脉瘤,预后较无家族史者差。其他遗传性结缔组织病也常合并脑动脉瘤,系统性疾病如纤维肌肉发育不良、主动脉弓狭窄、多囊肾、Marfan综合征、神经纤维瘤病Ⅰ型、Ehlers-Danlos综合征等。患纤维肌肉发育不良症者脑动脉瘤发生率高达20%～40%,而且易发生严重脑血管痉挛。

13. 系统和环境因素　妊娠、生产前后均易并发脑动脉瘤破裂出血,除与颅内压变化有关外,激素也起一定作用。研究发现停经前女性脑动脉瘤蛛网膜下腔出血发生率较低,停经后则明显增高,如补充雌激素可使发生率降低。吸烟、嗜酒和滥用可卡因者的脑动脉瘤破裂出血为正常人的 3～10 倍。Solomon(1998)认为吸烟诱发 α 抗胰蛋白酶的蛋氨酸活化部氧化,使其数量减少,弹性硬蛋白酶却明显增高。血清中蛋白酶与抗蛋白酶失衡可使各种结缔组织包括动脉壁降解,促使脑动脉瘤形成。另外吸烟可加重出血后脑血管痉挛。

14. 脑血管发育异常和血流动力学异常　颈动脉－基底动脉吻合支持续存在者易发生脑动脉瘤,如在 232 例有三叉动脉残留者 14% 发生脑动脉瘤,而且大多数动脉瘤位于三叉动脉及其附近。脑底动脉环先天(如一侧颈动脉或大脑前动脉)或后天(如结扎一侧颈动脉)异常者,其健侧动脉易发生动脉瘤。另外供血丰富的 AVM 常合并动脉瘤,其中 59% 动脉瘤位于 AVM 主要供血动脉上,不治者病死率高达 60%。相反如切除 AVM,有时动脉瘤可自行消失。

15. 免疫因素　Ostergard(1987)在 18 例破裂脑动脉瘤患者血中,发现 13 例有较高的环状免疫复合物,21 例对照组中仅见 3 例。而且发现这些复合物与脑血管痉挛关系密切。Ryba 等(1992)发现简单的免疫试验可预测脑动脉瘤患者的预后,即术前抗体滴定度高者,术后易发生严重神经并发症。而且在 59 例死亡患者中发现较高发生率的无型 DR 点伴有 DR7 显型。由于这方面的研究例数较少,免疫因素对脑动脉瘤自然病程的作用还有待深入研究。

三、脑动脉瘤的诊断

(一)临床表现

1. 前驱症状和体征　发生率为 15%～60%,包括头痛、单侧眼眶或球后痛伴动眼神经麻痹、恶心呕吐、头晕等。按病理生理可分为三类:①微量出血或渗漏。②动脉瘤扩大。③脑缺血。半数前驱症状和体征在大出血发生一周内发生,90% 在 6 周内发生。Jakahsson(1996)等回顾性分析 422 例破裂脑动脉瘤患者,以具有下列特征性头痛为前驱症状:①头痛发生在大出血前,并缓解。②突发、剧烈、前所未有的头痛。发现 84 例患者(19.9%)有此头痛,其中 34 例(40.5%)被医师忽略。75% 患者发生在大出血前 2 周内。经外科治疗预后良好者,有前驱头痛组为 53.6%,无前驱头痛组为 63.3%。如前驱头痛发生在大出血前 3 天内,预后良好率仅为 36.4%。因此,如能正确发现前驱症状和体征,及时诊治,可获得较高疗效和较好的预后。

2. 典型表现　为动脉瘤破裂出血引起蛛网膜下腔出血的症状和体征。

(1)头痛:见于大多数患者,骤发劈裂般剧痛,可向颈、肩、腰背和下肢延伸。

(2)恶心呕吐、面色苍白、出冷汗。

(3)意识障碍:见于半数以上患者,可短暂意识模糊至深度昏迷。少数患者无意识改变,但畏光、淡漠、怕响声和震动等。

(4)精神症状:表现谵妄、木僵、定向障碍、虚构和痴呆等。

(5)癫痫:见于 20% 患者,多为大发作。

(6)体征:①脑膜刺激征:在发病数小时至 6 天出现,但以 1～2 天最为多见。Kernig 征较颈项强直多见。②单侧或双侧锥体束征。③眼底出血,可为视网膜、玻璃体膜下或玻璃体内出血(Terson 综合征)。多见于前交通动脉瘤破裂,因颅内压增高和血块压迫视神经鞘,引起视网膜中央静脉出血。此征有特殊意义,因为在脑脊液恢复正常后它仍存在,是诊断蛛网膜下腔出血的重要依据之一,也是患者致盲的重要原因。Frizzell 等(1997)在 99 例脑动脉瘤蛛网膜下腔出血中发现 17%有眼内出血,其中 8%有 Terson 征,在有意识障碍史患者中 Terson 征发生率几乎 100%。可是迄今此征未得到神经内外科医师重视,未及时找眼科医师会诊,故它的发生率较低。床旁直接检眼镜检查发现率较低,宜用间接检眼镜检查。视神经乳头水肿少见,一旦出现多提示颅内压增高。由于眼内出血,患者视力常下降。④局灶体征:通常缺少。可有一侧动眼神经麻痹、单瘫或偏瘫、失语、感觉障碍、视野缺损等。它们或提示原发病变和部位或由于血肿、脑血管痉挛所致。

3.非典型表现　①老年患者、儿童和少数成人无头痛,仅表现全身不适或疼痛、发热或胸背痛、腿痛、视力和听力突然丧失等。意识障碍在老年人多见且重。②部分未破裂动脉瘤(包括巨大型动脉瘤)引起颅内占位病变表现。

(二)破裂动脉瘤患者的临床分级

Botterell 最早对自发性蛛网膜下腔出血患者进行分级,旨在了解不同级别的手术风险差别。其实临床分级的作用不仅于此,还可对各种治疗的效果进行评价和对比,对预后评估等。临床曾有多种分级方法,大多根据头痛、脑膜刺激症状、意识状态和神经功能障碍等来分级,其中应用最广泛的是 Hunt 和 Hess 分级。近来,以哥拉斯格昏迷评分(Glasgow coma scale, GCS)为基础的世界神经外科联盟分级越来越受到重视。上述 3 种分级见表 2－12。

表 2－12　自发蛛网膜下腔出血临床分级表

级别	Botterell 分级(1956)	Hunt 和 Hess 分级(1968,1974)	世界神经外科联盟分级(1988)	
			GCS	运动功能障碍
1	清醒,有或无 SAH 症状	无症状或轻度头痛、颈项强直	15	无
2	嗜睡,无明显神经功能缺失	脑神经麻痹(如Ⅲ、Ⅳ)中－重度头痛,颈硬	13～14	无
3	嗜睡,神经功能丧失,可能存在颅内血肿	轻度局灶神经功能缺失,嗜睡或错乱	13～14	存在
4	因血肿出现严重神经功能缺失,老年患者可能症状较轻,但合并其他脑血管疾病	昏迷,中－重度偏瘫,去大脑强直早期	7～12	存在或无
5	濒死,去大脑强直	深昏迷,去大脑强直,濒死	3～6	存在或无

但是,Gotoh(1996)等前瞻性研究 765 例脑动脉瘤患者应用世界神经外科联合会分级表与预后的关系,发现患者术后预后与术前 GCS 有关(P<0.001),即术前 GCS 高分者,预后较好,特别是 GCS 15 分与 14 分之间有显著差别(P<0.001)。但是 GCS 13 分与 12 分,7 分与 6 分之间的差别不明显,影响Ⅲ级与Ⅳ级,Ⅳ级与Ⅴ级患者预后评估的准确性。可见,任何一个分级方法不可能十全十美,有待临床实践的验证和不断修改和完善。近来,Chiang(2000)报道如果各种分级和评分对预后评估有价值,必须以治疗前的分级和评分为准。

(三)辅助诊断

1.头 CT　平扫头 CT 是目前诊断脑动脉瘤破裂引起蛛网膜下腔出血的首选方法。它有下列作用:①明确有否蛛网膜下腔出血(SAH)及程度,提供出血部位的线索。②结合增强 CT 检查,有时能判断出血病因,如显示增强的 AVM 或动脉瘤的占位效应。③能了解伴发的脑内、脑室内出血或阻塞性脑积水。④随访治疗效果和并发症的发生。CT 检查的敏感性取决于出血后的时间和临床分级。发病后 1 小时,90%以上病例能发现 SAH,5 天后 85%的患者仍能从 CT 片上检出 SAH，1 周后减为 50％，2 周后 30％。CT 片上 SAH 的量和部位与血管痉挛的发生有很好相关性。临床分级越差，CT 上出血程度越严重，预后越差。表 2—13、表 2—14 为 Fisher 和改良 Fisher CT SAH 分级。

表 2—13 SAH Fisher 分级表

级别	CT 表现	血管痉挛危险性
1	CT 上未见出血	低
2	CT 上发现弥漫出血，尚未形成血块	低
3	较厚积血，垂直面上厚度＞1mm(大脑纵裂，岛池，环池)或者水平面上(侧裂池，脚间池)长×宽＞5mm×3mm	高
4	脑内血肿或脑室内积血，但基底池内无或少量弥散出血	低

表 2—14 改良 Fisher 分级表

Fisher 分级	CT 表现	发生血管痉挛危险性(％)
0	未见出血或仅脑室内出血或脑实质内出血	3
1	仅基底池出血	14
2	仅周边脑池或侧裂池出血	38
3	广泛蛛网膜下腔出血伴脑实质内血肿	57
4	基底池和周边脑池、侧裂池较厚积血	57

值得注意的是 CT 发现与 SAH 的关系也受时间的影响。如果在发病后≥4 天做 CT，CT 所见与可能发生 SAH 无关系，也即 CT 无预测 SAH 的价值。因此，SAH 后应尽早做 CT，Fisher 分级所报告的病例均在发病后 24 小时内做 CT。由于 Fisher 分级仅把患者分成发生 SAH 机会高或低，为了更准确识别和分类 SAH 后脑血管痉挛，Zervas 等(1997)提出改良 Fisher 分级(表 2—13)，经临床验证准确、可靠。

2.脑脊液检查 也是诊断本病方法之一，特别是头 CT 检查阴性者。与头 CT 配合应用可以发现本病前驱头痛症状，但应掌握腰穿时机。SAH 后 1～2 小时腰穿所得脑脊液仍可能清亮，所以应在 SAH 后 2 小时后行腰穿检查。操作损伤与 SAH 区别主要在于：①连续放液，各试管内红细胞计数逐渐减少。②如红细胞＞250000/ml，将出现凝血。③无脑脊液黄变。④RBC/WBC 比值正常，并且符合每增加 1000 个红细胞，蛋白含量增加 1.5mg/100ml。⑤不出现吞噬红细胞或含铁血黄素的巨噬细胞。此外，SAH 后颅压常增高。脑脊液黄变是 CSF 中蛋白含量高或含有红细胞降解产物，通常在 SAH 12 小时后出现，检查最好采用分光光度计，避免肉眼检查遗漏。一般在出血后 12 小时～2 周，脑脊液黄变检出率 100％，3 周后 70％，4 周后 40％。由于腰穿属创伤性检查，而且可能诱发再出血和加重神经障碍危险，因此，检查前应衡量利弊和征得家属同意。

3.头 MRI 过去认为头部 MRI 很难区分急性 SAH 和脑组织信号，近来发现，MRI 对 SAH 检出率与 CT 检查一样。对颅后窝、脑室系统少量出血以及动脉瘤内血栓形成、判断多发动脉瘤中破裂瘤体等，MRI 优于 CT。但价贵、操作不便是其缺点。特别是动脉瘤夹闭后，头 MRI 检查是否会引起金属动脉夹移位，目前说法不一。

4. MRA、CTA MRA 对脑动脉瘤的检出率可达到 81％，但其分辨率和清晰度还有待提高。目前它只作为脑血管造影前一种无创性筛选方法。CTA 是近年来出现另一种无创性脑血管显影方法。患者静脉注射非离子型造影剂后在螺旋 CT 或电子束 CT 上快速扫描和成像。目前 CTA 应用于：①CT 检查怀疑脑动脉瘤者。②未经手术的脑动脉瘤的随访。③SAH 后血管造影阴性者或急诊患者病情不允许做血管造影者。④有动脉瘤家族史或既往有动脉瘤病史者。CTA 的灵敏度为 95%，特异性为 100%，可发现直径≤3mm 动脉瘤。近来 Hashimoto 等(2000)认为 CTA 可作为常规脑血管造影阴性的 SAH 者进一步检查手段，特别适用于常规血管造影难发现的小动脉瘤。但是，CTA 有假阳性和假阴性，又受扫描和摄片参数和条件的影响，因此 CTA 还有待进一步提高。

5.脑血管造影　脑血管造影仍是本病的经典诊断方法。一般应做四血管造影，以免遗漏多发动脉瘤或伴发的动静脉畸形。血管数字减影技术(DSA)已能查出大多数出血原因。如血管造影仍不能显示病变者，选择性颈外动脉造影可能发现硬脑膜动静脉瘘。如颈痛、背痛明显，并以下肢神经功能障碍为主，应行脊髓血管造影以期发现脊髓动静脉畸形、动脉瘤或新生物。首次 DSA 阴性者，应在 2 周(血管痉挛消退后)或 6～8 周(血栓吸收后)重复 DSA。血管造影能否加重神经功能损害，如脑缺血、动脉瘤再次破裂，目前尚无定论。造影时机：由于脑血管痉挛易发生在 SAH 后 2～3 天，7～10 天达高峰，再出血好发时间也在此期间，因此目前多主张脑血管造影宜早或宜迟，避开脑血管痉挛及再出血高峰期，即出血 3 天内或 3 周后。大组病例显示脑血管造影病残率为 0.5%，死亡率<0.1%。

6.经颅多普勒超声(TCD)　由于血流速度与血管腔横切面成反比，即与血管腔半径平方成反比。采用 TCD 可以无创伤地测得脑底大血管的血流速度。特别精确、稳定测定大脑中动脉近端的流速，对临床诊断 SAH 后血管痉挛有重大价值。Seiler 发现，SAH 后 4～10 天大多数患者大脑中动脉流速>80cm/s(正常为 60cm/s)，最大流速>200cm/s 者有发生脑缺血可能。同时也发现 TCD 流速增高的时限与脑血管造影血管痉挛的时限相似。大脑中动脉流速高于 120cm/s，对于判断血管造影上的血管痉挛特异度为 100%，但敏感度为 59%。相应的检测指标和临床表现的一致性有待于进一步研究。另外，TCD 检查和 TCD 阻断试验可预测颈内动脉阻断后脑血流动力学的变化，为安全阻断颈内动脉和术后扩容提供一个较可靠的指标。

四、迟发性缺血性障碍

迟发性缺血性障碍(delayed ischemic deficit，DID)，又称症状性脑血管痉挛。脑血管造影或 TCD 显示脑血管痉挛者，不一定有临床症状。只有伴有脑血管侧支循环不良时，rCBF 每分钟<18～20ml/100g 时，才引起 DID。一般症状出现在出血后 2～3 天，一旦出现症状，即应做头 CT，排除再出血、血肿、脑积水等，并做 TCD 和脑血管造影。CT 见脑梗死则有助诊断。另外，也应排除水电解质紊乱、肝肾功能障碍、肺炎和糖尿病，做相应的检查，并有利于权衡应用钙拮抗剂。

五、脑动脉瘤破裂的非手术治疗

脑动脉瘤破裂的非手术治疗包括卧床休息，保持水、电解质平衡、监测 BP、EKG、氧饱和度、血生化，止血，抗脑水肿及抗脑血管痉挛等，与 SAH 及 CVS 治疗相同。出现心脏功能紊乱、心电图异常者应给予 α 或 β 肾上腺能阻滞剂，如普萘洛尔。水电解质紊乱常见低血钠，引起原因有脑性盐耗综合征和促利尿激素(ADH)分泌异常综合征(SIADH)。前者是尿钠排出过多导致低血容量和低血钠，治疗应包括输入生理盐水和胶体溶液，不限制水分。SIADH 则因 ADH 异常分泌增多,引起稀释性低钠血症和水负荷增加,治疗除补钠外,还包括限水和应用抑制 ADH 分泌药物如苯妥英钠针剂等。

六、手术时机

脑动脉瘤的最佳手术时机一直是神经外科争论的问题。为了防止再出血,神经外科医师曾尝试早期手术,可是由于出血早期脑肿胀和神经功能不稳定常增加手术的困难,围术期的病死率和病残率较高。相反,手术延期在出血 1 周后进行,上述困难少,疗效也较好。因此,在 20 世纪 50、60 年代多主张出血 2～3 周后手术。晚期手术虽取得很好的手术效果,但由于手术延期,相当部分患者因再出血和脑血管痉挛而死亡或病残。因此,70 年代末期以日本为首的一些神经外科医师重新提出早期手术的必要性,并开展临床研究,取得较满意的结果,如术后良好率早期手术组为 75%,晚期手术组为 45%。但是由于过去的研究报道或多或少有下列缺陷,影响结论的科学性:①多为回顾性分析,缺少前瞻性、随机和对比研究。②大多研究资料来自外科手术患者,未包括因病情恶化而未手术患者,这样易产生研究样本的选择偏差。③大多研究未考虑从出血到住院手术的时间。在此时间内,相当部分患者因原发出血、再出血和脑血管痉挛而死亡或严重病残,得以存活和入选晚期手术者的情况多较好,手术疗效当然也较好。为了探讨脑动脉瘤理想的手术时间,1980 年 12 月以美国为首的世界 14 个国家 68 个神经外科中心开展为期 2～5 年合作研究,采用前瞻性、对照临床研究方法。从 5358 例患者中挑选符合研究条件的患者 3521 例,分成非手术组、与出血 3 天内、4～6 天、7～10 天、11～14 天和 15～32 天手术组。未入选患者的原因:出血 3 天后入院;脑血管造影未见动脉瘤;多发出血等。结果:如果不考虑患者术前神经功能状况,在≤10 天手术者,其疗效明显差于>10 天手术者,即病死率高($P<0.001$),病残率也高($P=0.0013$)。在出血 3 天内、4～6 天、7～10 天手术的 3 组患者之间没有差别。如术前患者清醒,3 天内或 10 天后手术预后最好,但病死率低仅见于 10 天后手术组。如术前患者嗜睡,10 天后手术组疗效最好(表 2—15)。由于昏迷的患者数量不够,不能作统计学比较。

表 2—15　术后 6 个月手术的疗效

术前患者的意识情况	手术时间(d)					统计学
	0～3	4～6	7～10	11～14	>15	
病死率(%)						
清醒	10	12	11	3	5	$P<0.001$
嗜睡	23	25	21	10	7	$P<0.001$
小结	17	19	18	7	8	$P=0.001$
良好恢复(%)						
清醒	78	73	74	87	81	$P=0.0001$
嗜睡	53	63	58	70	68	$P=0.01$
小结	66	66	64	77	72	$P=0.0013$

颈内动脉瘤的患者在 10 天手术疗效最好(表 2—16),大脑中动脉瘤者的病死率随着手术时间的延迟而降低。椎基动脉瘤的患者数量不够多,不能得出统计学的结论。年轻患者(<45 岁)较年老者预后好,见于每一手术组。>65 岁者早期手术并不更坏,但也不见更好,与其他时间手术相似。

表 2—16　不同部位动脉瘤的手术疗效

动脉瘤部位	手术时间(d)					统计学
	0～3	4～6	7～10	11～14	≥15	
恢复良好(%)						
颈内动脉	69	64	65	87	74	无差别
前交通动脉	66	63	62	73	73	无差别
大脑中动脉	63	71	66	81	71	无差别
椎—基底动脉	60	82	62	71	66	
病死率(%)						
颈内动脉	15	18	18	5	4	P<0.001
前交通动脉	20	25	24	8	10	P<0.001
大脑中动脉	18	14	11	9	4	P<0.001
椎—基底动脉	26	7	10	6	10	无差别

如果比较出血与手术各组疗效(表 2—17),7～10 天手术组病死率最高,预后最差,早期手术与晚期手术的疗效相似,但以 3 天内或 11～14 天手术组中清醒者病死率最低,预后最好。如嗜睡者在 3 天内手术,疗效不佳。昏迷者在各手术组的疗效无差别。

表 2—17　脑动脉瘤术后 6 个月疗效

入院时意识水平	手术时间(d)					统计学
	0～3	4～6	7～10	11～14	15～32	
恢复良好率(%)						
清醒	78	69	70	76	69	P=0.0132
嗜睡	54	62	49	57	62	无差别
浅昏迷	33	29	33	27	33	无差别
深昏迷	16	10	12	22	17	无差别
总数	63	60	56	62	63	P=0.0459
病死率(%)						
清醒	11	17	15	13	15	无差别
嗜睡	26	24	31	28	22	无差别
浅昏迷	40	46	40	41	39	无差别
深昏迷	56	32	79	55	55	无差别
总数	20	24	28	21	20	P=0.007

合作研究的结论:晚期手术(>10 天)的 6 个月疗效优于早期手术。但是约有 30% 患者在出血后不久死亡,未能进入晚期手术组。等待 2 周后手术可伴有 12% 再出血和 30% 局灶性脑缺血,因此增加了在 7～10 天手术的危险性。早期手术在外科技术上是可行的,且可减少再出血的危险性,但本研究未能证实早期手术可减少脑血管痉挛所引起的死亡和病残率。从外科总的疗效看,早期手术与晚期手术相等。但是,上述的研究还是有缺陷,如考虑到手术患者进行随机研究的种种困难,合作研究采用非随机的前瞻性流行病学调查方法。参加研究的中心和外科医师都是设备条件较好,训练有素,因此在具体应用本研究结论时,还需考虑各

自医院和医师的条件。

近来对Ⅳ和Ⅴ级患者也有尝试对早期手术，术时并发症与低级别比未见增多，术后良好率分别达到55％和25％。但是对于椎基动脉瘤，由于手术难度大，多不主张早期手术。

七、脑动脉瘤的外科治疗

近20年来脑动脉瘤的外科治疗发展很快，新技术、新方法层出不穷，疗效显著提高，现择要介绍如下。

(一)暂时脑动脉阻断

1.暂时脑动脉阻断与全身降压　脑动脉瘤破裂出血可发生在任何时期，发生在麻醉时，常是灾难性，紧急开颅手术常难挽救患者生命。术时动脉瘤破裂发生率为15％～53％，由此引起的病残率为22％，病死率16％～70％，为未破裂者的3倍以上。因此防止动脉瘤过早破裂是提高动脉瘤手术疗效，减少病残率和病死率的重要因素。直接压迫出血点、吸引器持续吸引、颈部压迫颈动脉等控制出血，不仅不可靠，而且因操作匆忙，易误伤重要结构，现已少单独应用。全身降压虽能减少动脉瘤破裂，但是全身血压降低，不仅影响全脑血供，加重因蛛网膜下腔出血已致的脑自动调节障碍，而且因减少其他重要脏器供血，给原有器质性病变者带来危害。另外，一旦需要暂时阻断动脉，全身降压将加重脑缺血。相反，常压下暂时阻断脑动脉，仅降低局部脑动脉压，比全身降压更有效地减少动脉瘤壁的张力和破裂，更有利动脉瘤的游离和夹闭。由于脑其他部位和全身血压不受影响，不仅保证它们的供血，而且通过侧支循环使手术部位的脑血液循环在某种程度下得到维持，从而提高脑对缺血的耐受力。因此，随着显微外科技术的普及、各种术时脑血流监测方法的应用，暂时脑动脉阻断在脑动脉瘤手术中的作用越来越得到重视，应用日趋广泛。

2.暂时脑动脉阻断的指征　①防止游离动脉瘤时引起动脉瘤破裂。②由于动脉瘤体积较大，瘤内压力高，以缩小瘤体积和降低瘤张力，利于安放动脉夹。③需切开动脉瘤取其内血栓机化物或近瘤颈的钙化斑者。④广基瘤需重建载瘤动脉。⑤术时动脉瘤破裂。⑥采用"Dallas"法(逆行抽血减压)时。

3.脑保护方法　通过PET研究，发现早期依据脑灌注压(CPP)下降脑缺血损伤可分为三个阶段：①脑血容量(CBV)代偿阶段：当CPP开始下降时，由于脑自动调节功能使毛细血管前阻力血管扩张，导致CBV增加，从而维持脑血流(CBF)和脑氧代谢($CMRO_2$)不变。②氧摄取率(OEF)代偿阶段：当CPP进一步下降，超过脑自动调节功能，代偿性血管扩张已达极限，CBF开始降低，OEF增加以维持$CMRO_2$。如果CBF降低不多，从血中摄取的氧和葡萄糖还能维持脑正常的代谢和功能。③失代偿阶段：当OEF达90％，失代偿即发生，CBF进一步下降，$CMRO_2$也下降，脑功能受损。为了保证暂时阻断血管顺利进行，防止可能发生的脑缺血性损伤，可按上述三个阶段设计脑保护措施，即增加残余CBF和提高缺血耐受性两个方面。

(1)增加残余CBF

①升血压：正常情况下，当用药物改变血压时，脑自动调节功能可限制CBF变化，即维持较恒定的CBF。但是，暂时阻断脑动脉时，阻断远端的穿通血管处于极度扩张状态，它们可被动地随全身血压改变而变化。因此，轻度升高平均动脉压(较术前提高10％～30％)，通过侧支循环可安全地增加阻断血管区域的CBF。

②血液稀释：虽然在正常情况下，血黏度变化对脑灌注几乎无影响，但是在缺血时轻微血黏度降低即可显著地改善脑血供。当血细胞比容减低达 30%～32%，虽然红细胞携带氧减少，但由于 CBF 增加，对氧输送的能力反而增加，但血细胞比容过低，红细胞携氧能力降低带来的不利将超过血黏度降低而增加 CBF 所带来的好处。在应用本法时应避免脱水剂。

（2）增加缺血耐受性：通过生理或药物方法以降低脑代谢、预防自由基等损伤，从而达到增加神经组织对缺血的耐受能力。

1）生理方法：高温可增加缺血神经细胞损伤，降温则有保护作用。降温的脑保护机制：降低脑代谢率、减少神经介质的释放、减少钙和钙离子异常内流、减少白三烯的产生等。在脑血流恢复早期，降温还可以减轻再灌流损伤。由于深低温和超深低温并发症多，现已少用，目前多用亚低温（32～34℃），在麻醉后降温，脑血流恢复 1 小时后逐渐复温。

2）药物方法：①甘露醇：甘露醇除了能减轻脑水肿，还有降低血黏度、增加血容量、改善局灶脑血供和自由基清除作用。铃木（1984）首先应用"仙台鸡尾酒"（20%甘露醇 500ml＋地塞米松 50mg＋维生素 E 300mg）静滴于暂时脑动脉阻断时。近来 Ogilvy 等发现亚低温＋升血压＋甘露醇的联合应用的作用较各单独应用的作用强。一般在阻断动脉前 1 小时静脉点滴甘露醇（2g/kg）。②巴比妥类和依托咪酯（etomidate，宜妥利）：巴比妥类可引起可逆性、与剂量有关的抑制脑代谢率和 CBF。当它引起 EEG 显示等电位时，提示达到巴比妥类药物最大作用浓度，在此时 $CMRO_2$ 和 CBF 大约减低 50%。此外，巴比妥类还有自由基清除、减少游离脂肪酸形成和改善局灶脑血供、减轻脑水肿的作用。后两种作用在于巴比妥类可引起正常脑血管收缩，由于缺血区脑血管麻痹，出现血流多流向缺血区（所谓"反盗血"）。由于全脑 CBF 降低 CBV 也降低，引起颅内压降低，从而更改善脑血供和缓解脑水肿。依托咪酯是一种短效麻醉药，其作用似巴比妥类，但无巴比妥类对心血管抑制的不良反应。上述两药物应在脑动脉阻断前使用，最迟不能晚于阻断后 30 分钟。因为缺血发生后 4 小时用药反加重病情。使用时应注意：EEG、心血管、肺功能等监测。③苯妥英钠：有增加糖原贮存、减少 ATP 消耗和减少缺血对神经元损伤。可与"仙台鸡尾酒"联合应用。剂量 6～8mg/kg。

4. 注意事项

（1）暂时阻断夹：暂时阻断脑动脉对血管并非无损伤，如使用不当可造成血管内膜损伤，引起血栓形成、管腔狭窄和堵塞。研究证明，动脉壁的损伤与所用的夹力和接触面积、被阻断血管口径、弹性、血压和阻断时间等有关。小于 40～80g 的夹力的动脉夹，在一定时间内几不引起血管壁组织学变化。

（2）脑动脉阻断的时限：虽然报道可安全地阻断颈内动脉 3～30 分钟（平均 14 分钟），大脑中动脉近端 11～45 分钟（平均 21 分钟），双侧大脑前动脉近端或主侧大脑前动脉近端 7～50 分钟（平均 20 分钟），但经验告诉我们：脑动脉阻断时限与个体侧支循环、脑深部的穿通血管的功能有关。因此应根据患者年龄、临床分级、侧支循环功能、动脉瘤部位、阻断动脉的部位等决定阻断时限。大多数建议尽可能阻断不要超过 15 分钟。如果穿通支（如 Heubner 动脉、豆纹动脉）和大脑后动脉第一段被阻断，不应超过 5 分钟。

（3）术前脑侧支功能的检查：包括脑血管造影压颈试验（了解前交通动脉和后交通动脉的功能）、颈动脉球囊阻塞试验（BOT）＋SPECT 试验、TCD（经颅多普勒超声检查）和 TCD 阻断试验等。这些方法有预测侧支功能作用，但是仍有不准确情况发生。

（4）术时监测：有 EEG、诱发电位、脑皮质血流图、激光多普勒血流图（LDF）等监测，可作为暂时阻断动脉的客观指标。可是这些方法都有其局限性，如 EEG 易受电凝器和苯巴比妥药物干扰,诱发电位正常工作依赖特定的感觉通路的健全,不能监测其他感觉区和运动区。皮质血流只反映大脑中动脉浅表血流,不反映深部脑血流。LDF 只能测相对血流及其变化。因此,临床应用时还应全面考虑,正确分析和评价。

(二)脑血管重建

近来由于显微神经外科技术的普及,脑动脉瘤直接手术的数量在增加。但是由于对一些不能夹闭的动脉瘤、海绵窦内巨大动脉瘤、巨型或梭形动脉瘤,以 Hunterian 原则处理,即载瘤动脉阻断为更合适。因为该方法简便有效,使动脉瘤内血流和压力减低,减少其破裂的机会,可致使瘤内血栓形成。可是,载瘤动脉结扎的主要并发症是脑缺血和脑梗死,可发生在术后近期,术后数月甚至数年,最长有术后 13 年的报道。目前临床所用的各种预测脑缺血的方法,虽然有一定的敏感性和准确性,但是没有一种方法是绝对可靠。所以,颈动脉结扎的缺血并发症,早期为 19%～32%,后期为 5%～10%。脑动脉结扎者其后脑卒中发生率为常人的 25 倍。因此当计划牺牲一重要脑动脉时,应建立有效的侧支循环。

虽然颅内外动脉(IC/EC)吻合术治疗脑卒中有争论,可是在恢复或增加脑血流上,IC/EC 吻合术与脑动脉重建术仍起重要作用,仍为常见而有效的外科手术。由于它们的配合,外科医师对动脉瘤的治疗更有回旋余地。

(三)血管内介入治疗

近 10 年来脑动脉瘤的血管内介入治疗发展迅速,最初它只限于用球囊阻塞载瘤动脉,以后由于微导管和放射影像学技术的发展,可把微球囊脱卸在动脉瘤内,闭塞动脉瘤,并保持载瘤动脉通畅。近年来,各种柔软的微螺圈出现,可在监视器下控制其准确安放在动脉瘤内,螺圈表面有助凝的纤毛,促进瘤内血栓形成。虽然血管内介入在脑动脉瘤治疗的作用的地位仍有争论,其长期疗效还有待观察,但是,作为脑动脉治疗的一种新方法,无疑给医师和患者增加一种选择机会。

适应证:迄今有争论。由于显微外科手术夹闭脑动脉瘤疗效肯定,适用于多数脑动脉瘤(表 2—18);血管内介入治疗近期疗效虽较好,但术后需定期脑血管造影随访,长期疗效尚不明确,因此,一般认为下列情况适合血管内介入治疗:①因动脉瘤难以夹闭或患者全身情况不适合开颅手术者。②手术夹闭失败或复发者。③不完全夹闭动脉瘤。④与外科手术配合,即前者开颅手术把宽瘤颈的动脉瘤夹小,血管内介入再把残存动脉瘤(小瘤颈)堵塞;或在出血急性期堵塞(即使不完全)以减少再出血,利于"3H"等治疗,待急性期度过,患者全身情况改善,酌情再介入治疗或开颅手术。

表 2—18 脑动脉瘤显微外科手术的疗效*

作者(年)	例数	病残率(%)	死亡率(%)
Kassell(1990)	3521	18	14
Lee(1991)	780	2.7	4
Saveland 等(1992)	325	24	10.5
Krupp 等(1994)	131	27.5	5
周良辅(1999)	635	5	1

*均为破裂或有症状动脉瘤

对于巨大型动脉瘤、宽瘤颈动脉瘤,单独采用外科手术或血管内介入都难以成功,两者联合起来,可提高治疗成功率。外科治疗失败的脑动脉瘤可用血管内介入来弥补,反之亦然。Hacein—Bey Lotfi 等(1998)应用联合技术的治疗 12 例难治脑动脉瘤,取得较好疗效,并提出下列治疗方案：

1. 外科手术前超选择插管血管造影，弥补常规 DSA 造影有时看不清复杂脑动脉瘤的颈部、穿通动脉等缺点。

2. 出血急性期部分堵塞复杂性脑动脉瘤或容易再出血的脑动脉瘤，既可防止再出血，又可等待患者全身情况改善后再开颅手术。此法适用于：①年老者。②严重出血者。③症状性脑血管痉挛。④脑室内出血。⑤合并系统疾病。

3. 外科手术中用球囊暂时阻断载瘤动脉，协助夹闭动脉瘤。此法适用于巨大型颈眼动脉瘤、巨型大脑脑动脉瘤、椎基动脉瘤等。

4. 载瘤动脉近端球囊堵塞，协助动脉瘤切开减压术。球囊阻断近瘤颈载瘤动脉，可避免远离瘤颈用外科手术方法阻断（即 Hunterin 法）更有效、更安全，发生残端栓子脱落等并发症较少。适用于不能外科手术夹闭动脉瘤。

5. 开颅术后介入治疗 ①由于 DSA 不能提供外科医师需要了解的信息如穿通动脉、钙化斑、瘤壁菲薄处等，相反，手术探查发现不能夹闭动脉瘤，并用特别 Muslin 纱布包囊动脉瘤易破溃处，利于术后介入治疗。②部分夹闭瘤颈，把宽颈变为窄颈，利于术后介入治疗。

6. 载瘤动脉球囊阻断＋颅内外血管吻合 Hunterian 法阻断载瘤动脉近端虽有效，但残端载瘤动脉易发生血栓形成，后者栓子脱落可引起脑栓塞并发症，也可因对侧供血使治疗失败。椎基动脉瘤则需开颅手术，且因缺乏术前了解侧支血供功能的方法，易发生脑栓塞或治疗失败。球囊阻断载瘤动脉不需开颅，可更准确进行术前、术中侧支功能监测，阻断部位靠近动脉瘤颈处，疗效好、并发症少。对侧支循环功能良好者，可直接阻断载瘤动脉；否则应辅以颅内外动脉吻合术。

总之，显微外科治疗和血管内介入治疗这两种方法不是谁替代谁，而是相辅相成。相信经过临床工作者不懈的努力，最终将找到它们在治疗脑动脉瘤中的最佳地位、最佳结合点，使脑动脉瘤的治疗水平提高到更高的水平，造福于患者。

第四节　颅内血管畸形

颅内血管畸形又称脑血管畸形，是颅脑血管在胚胎发育过程中发生异常而产生的一组疾病，常分为脑动静脉畸形、海绵状血管瘤、毛细血管扩张症、静脉型血管畸形以及上述两种以上类型共同存在的混合型。在脑 DSA 或 CT、MRI 上，这几种类型的病灶各具特征可予以区别，而且治疗原则和方法也不相同。其中动静脉畸形是最常见的脑血管畸形，约占 90%，本节以此为重点。

一、脑动静脉畸形

脑动静脉畸形（cerebral arteriovenous malformation，AVM）是一个脑动脉和脑静脉之间形成一至数个瘘道而无毛细血管的血管团块，血液可由动脉通过畸形血管团的动静脉瘘直入静脉，汇聚到静脉窦。由此导致脑血流动力学的改变而产生一系列病理生理过程和临床表现。

据报道，大宗尸检结果，AVM 的发生率在 1.4%～4.3%之间。但有症状的患者不到十分之一，因此，AVM 发病率远远小于 AVM 的发生率。脑 AVM 发病率似因人种而不同。美国报道的 AVM 发病率为 0.14%，仅占卒中病例的 2%，而且明显低于脑动脉瘤的发病率，它们之间的比为 1：5.3。男性患者略多于女性,平均发病年龄 33 岁左右,较动脉瘤患者年轻 10 岁。在脑出血中,38% 为 AVM 引起。国内资料显示,AVM 与动脉瘤比例接近 1：1,男女性别之比约为 2：1。青壮年发病居多,常见于 20～40 岁,平均 25 岁,比脑动脉瘤约早 20～30 岁,64%AVM 患者在 40 岁以前发病。

90% 以上的 AVM 位于小脑幕上,其中大多数位于顶、额、颞、枕叶大脑皮质的外侧面和内侧面。少数在纹状体内囊丘脑区、胼胝体、侧脑室旁等深部结构。小脑幕下的 AVM 占 10% 以下,可分布于小脑半球、小脑蚓部、小脑桥脑角及脑干等部位。

（一）病理

脑 AVM 由供血动脉、畸形血管团和引流静脉三部分组成。血管团的大小不等,小的仅在显微镜下可见,而大的可涉及整个大脑半球。1979 年 Drake 将血管团最大径<2.5cm 划为小型,于 2.5～5.0cm 之间为中型,>5.0cm 为大型。而最大径>6cm,可定为巨大型。血管团常呈锥体形,其基底部位于皮质,尖端深入白质,常达侧脑室壁或与脉络丛相连。血管团的立体形态亦各不相同,史玉泉(1982)将其分为曲张型、帚型、动静脉瘤型及混合型四类。曲张型是增粗和扩张的动脉和静脉绕成一团,如一团杂乱的绒线球,此型占 60%；帚型,动脉如树枝状,其分支直接与静脉吻合,呈松散结合；动静脉瘤型,即动静脉扩张呈球囊状,整团畸形如生姜块茎；混合型是上述三种类型共存一体者,后三种类型各占 10% 左右。供血动脉一支或多支,管径增粗。引流静脉亦可一支或多支,呈扩张,扭曲走行,常在汇入静脉窦前膨大,呈瘤状；静脉内流动的是鲜红的动脉血,血流可出现漩涡。畸形团内及其周缘常有变性的神经组织。显微镜下可见畸形团内的血管壁厚薄不匀,弹力纤维、平滑肌均较正常血管壁减少或缺损,管壁玻璃样变、粥样硬化或钙化,局部管腔内血栓形成。

（二）发病机制

由于 AVM 病灶中动静脉直接相通形成血流短路,动脉血经过瘘道直入静脉,血流阻力急速下降,导致局部脑动脉压降低,脑静脉压增高,从而造成血流动力学的紊乱以及血管壁结构的损伤,常可发生颅内出血和脑盗血所致的症状。

1. 颅内出血　出血原因有：结构异常的动脉或静脉管壁在大流量的血液冲击下进一步损伤,局部破裂出血；伴发的动脉瘤破裂出血；AVM 周围长期处于扩张状态的脑血管管壁结构发生改变,当脑灌注压骤然升高时,扩张血管破裂出血。

一般认为,小型 AVM 的出血率比大型相对较高,深部病灶的出血倾向更大。

2. 脑盗血　脑动脉的大量血液通过瘘道,迅速流入静脉,局部脑动脉压降低,致使病灶周围的脑组织得不到应有的血液灌注,出现脑盗血现象。脑盗血的范围比畸形血管团大,由此产生较广泛的症状和体征。脑盗血的程度与 AVM 的大小有关。血管团越大,盗血量越多,脑缺血越重,症状亦越明显。缺血引起的症状有癫痫、TIA 或进行性神经功能缺失等。

3. 脑过度灌注　通常在中大型,尤其是巨大型 AVM 切除术中或术后急速发生脑肿胀、脑水肿和手术创面弥漫性小血管破裂出血等现象,称为脑过度灌注现象,亦称为"正常灌注压突破现象(NPPB)"(Spetzler,1978)。发病机制被认为是,大量的盗血使 AVM 邻近脑组织内的小动脉扩张,以致获得较多的血液供应,而长期处于扩张状态的动脉壁张力下降,管壁变薄,血管的自动调节功能降低,甚至于瘫痪。一旦 AVM 中的动静脉瘘道解除,大量血液涌向周围脑组织,该区的脑灌注压升高,超过扩张了的小动脉的自动调节能力,此动脉不仅不收缩,反而进一步扩张,发生脑过度灌注。此时,局部静脉压也升高,静脉回流受阻,出现急性脑水肿、脑肿胀、颅内压升高；急速扩张的小动脉破裂出血,特别是手术创面的血管因失去脑组织的支撑或手术时止血不够完善更易出血。这种现象在脑 AVM 的血管内介入治疗中亦可发生,是 AVM 处理过程中可能发生的最严重的灾难性并发症。

4.颅内压增高　AVM 本身没有占位效应,但以下因素可引起颅内压增高:局部脑静脉压增高造成静脉回流障碍,脑组织淤血和水肿;脑静脉高压影响脑脊液的分泌和吸收或出血导致蛛网膜下腔闭塞和蛛网膜颗粒堵塞,引起交通性脑积水;脑深部引流静脉的球状扩大或脑室内出血堵塞脑脊液循环通路,引起阻塞性脑积水;脑内出血形成血肿及其周围脑水肿。

(三)临床分级

目前常用史玉泉(1984)的 4 标准分级法和 Spetzler 和 Martin(1986)的 5 级分级法。

史氏分级法是根据脑血管造影所示,将 AVM 的大小、部位、供血动脉和引流静脉 4 项要素各分为 4 个等级,给予评分(表 2—19)。

表 2—19　史玉泉法分级标准

项目	Ⅰ级	Ⅱ级	Ⅲ级	Ⅳ级
大小	小型,直径<2.5cm	中型,2.5~5cm	大型,5.0~7.5cm	巨大型,>7.5cm
部位和深度	表浅,非功能区	表浅,在功能区	深部,包括大脑半球内侧面,基底节等	涉及脑深部重要结构如脑干,间脑等
供应动脉	单根大脑前或大脑中动脉的表浅支	多根大脑前或大脑中动脉的表浅支或其单根深支	大脑后动脉或大脑中和大脑前动脉深支,椎动脉分支	大脑前、中、后动脉都参与供血
引流静脉	单根,表浅,增粗不明显	多根,表浅,有静脉瘤样扩大	深静脉或深、浅静脉都参与	深静脉,增粗曲张呈静脉瘤

如果有两项因素都为某一级别则定为该级,如只有一项因素高于其他三项时,则将该项级别减去半级。通过华山医院神经外科多年来实践证明,史氏分级简便、实用,对治疗有指导意义。Ⅰ、Ⅱ级患者术后无死亡率,较少有轻残;Ⅱ级半以上,手术切除难度增加,有病残率,Ⅲ、Ⅳ级出现死亡率。Ⅳ级者全切除可能性很小,风险极大。

Spetzler 和 Martin 分级法(简称 S—M 分级),将 AVM 的最大径、部位和引流静脉等作为主要因素,分别评为 0~3 分,再综合分为 6 个等级。其中部位重要功能区指感觉或运动皮质、语言中枢、视觉中枢、丘脑、内囊、小脑脚、小脑深部等及上述部位邻近区域;如涉及脑干和下丘脑者归入第Ⅵ级。三项要素评分的总和为 AVM 的级别(表 2—20,表 2—21)。

表 2—20　Spetzler 评分标准

项目	记分
AVM 大小(血管团最大直径)	
小(<3cm)	1
中(3~6cm)	2
大(>6cm)	3
AVM 部位	
非重要功能区	0
重要功能区	1
引流静脉	
浅静脉	0
深静脉或深浅静脉都参与	1

表 2－21　Spetzler 分级

级别	大小			部位		引流静脉		总分
	＜3	3～6	＞6	非功能区	功能区	浅	深	
Ⅰ	1			0		0		1
Ⅱ	1				1	0		2
	1			0			1	2
		2		0		0		2
Ⅲ	1				1		1	3
		2			1	0		3
		2		0			1	3
			3	0				3
Ⅳ		2			1		1	4
			3		1	0		4
			3	0			1	4
Ⅴ			3		1		1	5

Ⅰ级与Ⅴ级分别只有 1 种组合,Ⅱ级和Ⅳ级分别有 3 种组合,Ⅲ级有 4 种组合,Ⅵ级是脑干和下丘脑 AVM。

S－M 分级法与史氏分级法异曲同工,可相对应,如 S－M 法Ⅰ级与史氏分级法Ⅰ级和Ⅰ级半相当,前者的Ⅱ级与后者的Ⅱ级、前者的Ⅲ级与后者的Ⅱ级半、前者的Ⅳ、Ⅴ级与后者的Ⅲ级、Ⅲ级半、Ⅳ级相当。

(四)临床表现

1.出血　多见于青年人。发病突然,一般在用力、激动或紧张时起病。突发剧烈头痛,常伴恶心呕吐;可有不同程度的意识障碍,重者可昏迷数天或数十天,特别是伴有脑室内出血者。蛛网膜下腔出血(SAH)时,可出现颈项强直等脑膜刺激症状;脑内出血形成脑内血肿时,可出现急性颅内压增高,或伴偏瘫、失语等严重症状。AVM 出血以脑内出血较 SAH 多见,但无论是哪种类型的颅内出血都是对患者健康、生存质量和生命的最大危害和威胁。

2.抽搐　一半以上患者发生癫痫大发作或局限性发作,为不少患者的首发症状。多为脑盗血所致,也可在出血或脑积水时伴发。

3.头痛　半数以上患者有头痛史,发作时类似偏头痛。出血时出现剧烈头痛伴呕吐。

4.进行性神经功能障碍　常发生于较大的 AVM,为脑盗血造成脑缺血之故,最初如 TIA 发作,发作次数随病程发展而增多,以后出现轻偏瘫或偏身感觉障碍并进行性加重。此外,颅内出血可加重神经功能损伤。

5.其他　智力减退,可由脑缺血、癫痫及抗痫药物影响造成。涉及颅外或硬脑膜的 AVM,患者自觉有颅内杂音。海绵窦区的 AVM 有可能引起患侧突眼。

6.幕下的 AVM,除非出血,较少有其他症状。

(五)辅助检查

1.头颅 CT　未出血的 AVM,CT 平扫时表现为边界不规则的团块状低、等或高密度混杂团块状病灶,周围一般无明显脑水肿。增强扫描,出现不均匀强化。颅内出血时,CT 提示脑内血肿或 SAH;前者有占位征象,周边脑组织水肿。

2. 头颅 MRI 检查　由"流空"的血管组成的病灶是 AVM 的 MRI 特征性表现。AVM 在 MRI 的 T_1 加权和 T_2 加权图像上均呈低信号或无信号的圆点和条管状血管组成的团块形病灶,其边界不规则,并显示低信号或无信号的供血动脉和引流静脉。增强后扫描,部分血管影可强化。

3. 全脑 DSA　是 AVM 诊断的最可靠最重要的手段。在动脉期上可见异常增粗的供血动脉和畸形血管团,同时显现扩张的引流静脉。畸形血管团的部位、大小、供血动脉的来源、走向和数目,引流静脉的数目、分布、扩张程度及汇入方向均能准确地显示出来;还可以分析血流动力学改变的状况。AVM 出血急性期,受脑内血肿压迫,较小的 AVM 病灶,在 DSA 上可以不显影,因此需待血肿清除或吸收后做 DSA,明确 AVM 病灶。

4. 三维 CT 扫描血管造影(3D-CTA)和磁共振血管成像技术(MRA)　AVM 经螺旋 CT 增强扫描,收集到的图像转入图形工作站进行三维重建处理,多角度旋转得到立体结构的图像,然后依据所需角度截取并摄片,获得 3D-CTA。MRA 是应用高场强磁共振,采用特定技术血管成像,再经图形工作站进行三维重建处理,并作 360°旋转,摄取所需角度的图像显示出脑血管及 AVM 的分布和形态。3D-CTA 与 MRA 都为无创伤性检查,简便,费用低,并发症少,特别对于出血急性期不能耐受 DSA 检查的患者,在血肿清除术前,作 CTA 检查,能迅速获得 AVM 图像及其与血肿的关系,对手术有指导意义。

(六)诊断

自发性脑内血肿或 SAH 的年轻患者应考虑脑 AVM,对伴有癫痫发作史或头痛史但以往无颅内压增高者更要高度怀疑。头颅 CT 与 MRI 检查,有助于诊断成立。DSA 是 AVM 确诊的最重要手段。

AVM 需与颅内动脉瘤、高血压脑出血及海绵状血管瘤等鉴别。颅内动脉瘤多发生于中老年人,出血以 SAH 为主,病情重,意识障碍较深,常有动眼神经麻痹,运动感觉障碍少见,癫痫起病更少见;CT 与 MRI 能显示 SAH,但颅内动脉瘤必须靠 DSA 确诊。高血压脑出血发生于 50 岁以上的高血压患者为多,常常很快出现偏瘫、偏身感觉障碍和同向偏盲,亦有剧烈头痛伴呕吐,严重者数分钟内有意识障碍而且急骤恶化,出现脑疝。海绵状血管瘤患者常为年轻人,出血一般以脑内出血为多见,亦可 SAH,出血量相对较少,可不出现明显症状;不少患者以癫痫起病;DSA 不显影,需 CT 扫描和 MRI 帮助诊断。此外,AVM 还需与出血的脑肿瘤鉴别,如恶性胶质瘤、实体型血管网状细胞瘤、脑膜瘤及脑转移瘤等。一般来说,脑肿瘤常有明显的颅内压增高症状,进行性发展的神经功能缺损,DSA 中出现的异常血管不如 AVM 成熟,供血动脉不增粗,引流静脉可早现但扭曲、扩张不明显。不同脑肿瘤的 CT 与 MRI 都有特征性表现,可以鉴别。

(七)治疗

脑 AVM 的治疗以杜绝病灶出血和纠正"脑盗血"为主要目的。主要治疗方法有 3 种,即 AVM 病灶切除术、血管内介入栓塞及立体定向放射外科治疗。手术切除 AVM 是首选治疗方法。

1. 显微手术切除术　应用显微外科技术切除脑 AVM 可获得较满意的疗效,严格地掌握手术指征甚为重要。切除术的指征为:有颅内出血史,史氏分级Ⅰ~Ⅲ级半的 AVM,除涉及下丘脑、脑干等区域的病灶以外,均可考虑手术切除。无颅内出血史,病灶位于表浅的非功能区,直径在 5cm 以下,选择手术切除。无颅内出血史,但有药物无法控制的顽固性癫痫,切除病灶可能有助于控制癫痫发作。巨大型、高流量的 AVM,经过血管内介入栓塞部分病灶后 1～2 周作手术切除。此外,选择手术治疗还应考虑患者的职业、年龄及全身健康状况,必须让患者和家属充分理解手术的目的和可能发生的后遗症。

AVM 手术切除术的要点:手术前必须有清晰的 DSA 和 MRI 图像资料。在手术显微镜或放大镜下应用显微神经外科器械进行操作。AVM 切除要求完整摘除,术中必须仔细止血,并要应付突然发生的大出血,因此要求手术者具有熟练的显微神经外科操作技巧和良好的实时应变能力。还需要有经验的麻醉医师配合。AVM 切除的步骤,首先要识别和寻找主要供血动脉,在其进入畸形血管团附近烧灼后切断。然后分离畸形血管团,最后结扎和切断主要引流静脉,将 AVM 完整切除。阻断供血动脉时应注意不要误伤脑的正常供应血管,造成意外损伤。分离血管团要求尽量紧靠其边缘,但又要避免进入血管团而出血不止。分离过程中细致地用双极电凝止血,必要时使用小的特制钛合金夹。主要引流静脉必须在血管团完整游离后才能夹闭,如过早地堵截血液回路,会导致 AVM 急性充血膨胀和多处破裂出血,造成不可收拾的局面。

脑过度灌注现象可发生在大型或巨大型、高流量 AVM 切除术的最后阶段或术后 1～2 天。手术中发现脑组织逐渐膨出,脑创面广泛、多发出血或渗血,排除发生脑内血肿后应考虑脑过度灌注现象。为防止此现象的发生,术中采用降压麻醉,将全身血压降到平均动脉压 70～80mmHg(9.3～10.7kPa),并进行间歇性过度换气。一旦发生脑过度灌注,应镇静应对,切忌紧张和急躁,积极止血,以采用双极电凝烧灼止血为主,结合吸收性明胶海绵等材料直至彻底止血。术后麻醉应平稳过渡到清醒,同时控制血压,收缩压不超过 90mmHg(12.1kPa),维持 48 小时。如手术顺利,而术后第 1～2 天,患者意识状况恶化或神经功能损伤加重,应立即作 CT 检查。CT 显示手术残腔内渗血伴严重脑水肿,或仅有严重脑水肿,但占位效应明显,应取弃骨瓣减压术及加强脱水,渗血量较大时要清除血肿。经过上述处理,可以度过危险期。脱水剂应用 2 周后再逐渐减量到停用。

脑 AVM 急性出血期的处理,应慎重对待。急性期以清除血肿,减低颅内压,挽救生命为主要目的。幕上出血量大于 30ml、幕下大于 15ml,脑室、脑池明显受压,意识障碍进行性加深者应急诊手术,清除血肿。在已有 DSA 等影像学资料的前提下,可同时切除畸形血管团。脑内血肿大、意识状况差,特别是脑疝患者,急诊行 DSA 不但会耽误抢救手术的时机,还可能促使再出血。而小型 AVM,由于血肿压迫,畸形血管团往往在 DSA 中不能显示。因此,在 AVM 出血急性期,术前不应强求作 DSA 检查。CTA 是无创性检查,扫描时间短,风险小,多数急性期患者可以接受。CTA 可以显示畸形血管团大小、方位及其与血肿的关系,有助于清除血肿。一般来说,AVM 近期再出血的发生率较低,大多数无脑疝危象的患者,即使经过正确的保守治疗也可以度过急性期。同时必须指出,在出血急性期因血肿的存在,创面不清晰、脑组织肿胀,畸形血管团边界不易辨认,分离血管团时止血也较困难,加上急诊手术者往往思想准备不足,手术可能不顺利。所以,畸形血管团做二期处理为妥。建议在出血后 2～3 个月左右,患者神经功能稳定,血肿以及周围脑水肿消退后再行 DSA 检查和处理 AVM。

以脑室积血为主要表现的患者,多数为脑室旁 AVM 破裂出血所致。急性期单纯脑室外引流,不能起到有效的止血作用,反而由于脑室内压力的降低,可能会使出血继续增多。对于此类患者,治疗方法和手术时机需进一步探讨,但脑室外引流对于此类患者仍然是减低颅内压的急救措施,必须提醒的是不要向脑室内注入纤溶药物。

2.血管内介入栓塞术 经股动脉插管将栓塞剂注入畸形血管团以达到 AVM 闭塞也是目前常用的治疗方法之一。但 AVM 结构复杂,个体差异,治愈率仍然较低。即使栓塞术中,DSA 显示 AVM 完全消失或部分消失,但部分患者在长期随访中发现血管再通,AVM 重新出现或增大。因此多主张把栓塞法作为手术切除或立体定向放射外科治疗的辅助手段。

3.立体定向放射外科治疗 这是利用现代立体定向技术和计算机功能,将大剂量的高能质子束从多个角度和方向一次性聚集在靶点组织上达到摧毁靶点治疗疾病的目的。20 世纪70 年代初已开始应用于 AVM 治疗。AVM 经放射外科治疗后,畸形血管团闭塞的整个过程需 6 个月到 3 年,平均 2 年。未完全闭塞的 AVM 仍有出血的可能,出血率每年在 4% 左右。放射外科治疗亦有并发症,主要是放射性脑损伤。早期反应有恶心呕吐、癫痫发作等,对症治疗可以控制。晚期有脑白质的放射性水肿、放射性坏死及正常脑血管闭塞,发生于治疗后的几个月。但其无创伤,相对安全,特别适用于脑深部重要结构的 AVM;其治疗时间短,患者住1~2 天院即可完成治疗。一般认为 AVM 最大径小于 3cm、位于重要功能区或脑深部的小型病灶、全身状况不能耐受开颅手术者、手术切除或血管内介入栓塞后的残留病灶是此治疗的适应证。立体定向放射外科治疗和血管内介入栓塞法一样,目前不能取代手术切除,应提倡三者联合治疗来提高 AVM 的治愈率,减少并发症。

二、海绵状血管瘤

海绵状血管瘤(cavernous angiomas,CA),现称海绵状血管畸形,是由大小不同、不规则的血管窦紧密地集结而形成的团状病灶。血管壁内有内皮细胞,管壁常有不均匀分布的纤维增生、玻璃样变和钙化。管腔内有积血,常呈巧克力色果酱样。血管腔之间没有神经组织。病灶边界清楚,周围常由厚薄不匀、黄染的增生结缔组织与脑组织相隔。

CA 亦是一种较少见的先天性脑血管畸形,可发生在脑和脊髓任何部位,而幕上脑内多见;幕上脑外,可位于前、中颅底、鞍区、海绵窦;幕下小脑内、脑干以及椎管内、眶内等处均可发生。

(一)临床表现

本病好发于青壮年,20~50 岁左右。最常见的症状是抽搐发作,其次是头痛,也可发生颅内出血和出现局灶性神经功能障碍。脑 CA 的出血一般来说出血量较少,但位于脑干内或脑深部其他重要结构的 CA 出血,亦可致残致死。颅底部的 CA 可引起脑神经症状。眶内病灶影响视力或眼球活动或以突眼起病。椎管内 CA 可产生脊髓压迫症。

(二)辅助检查

脑 CA 在 DSA 中,除非体积较大表现为正常脑血管移位外,病灶不显影或仅有实质期染色。因此在 CT 应用前,术前诊断率很低,将其列入隐匿性血管畸形之内。CT 平扫呈现为边界清楚的类圆形高密度病灶,增强后可强化,如果伴有出血,病灶范围更大,随着血肿吸收,体积缩小,但 CA 实体在 CT 随访中不会消失。CA 在 MRI 的 T_1 加权图像上为边界清楚的不均匀低、等、高混杂信号,T_2 加权图像上以高信号为主,其周边常呈现一环状含铁血黄素的低信号。

借助 CT 和 MRI 检查,对有癫痫发作、颅内出血或头痛症状,而 DSA 阴性者,可作出海绵状血管瘤的诊断。

（三）治疗

手术切除是 CA 的首选治疗方法。反复出血、出血形成较大脑内血肿、药物控制效果不佳的癫痫、位于椎管或眶内等的 CA 都有手术指征。对无症状而偶尔发现，位于非重要功能区的 CA 亦可手术切除。位于脑深部、重要结构、脑干、血供丰富的 CA，借助神经导航和显微外科技术进行手术治疗。脑实质深部而体积很小、手术损伤大的 CA 亦可随访处理。放射外科治疗的效果仍有争议，有待进一步探讨。

三、毛细血管扩张症

毛细血管扩张症（telangiectasia）又称毛细血管畸形或毛细血管瘤，极少见，是一团位于脑实质内的扩张、扭曲的微血管畸形。这些血管的管壁与毛细血管相似，只有一层内皮细胞。大多位于大脑皮质软脑膜下，少数可见于桥脑、第四脑室顶、内囊及基底节等中线结构。由于病灶小，常位于"静区"，病灶内血流量小流速慢，因此很少有临床症状，偶有出血发生。脑血管造影中不显影，CT 与 MRI 常难以发现病灶，出血时可见血肿。因此，认为是临床上隐匿性血管畸形的一种类型。发现颅内血肿时，酌情手术治疗清除血肿和切取病灶作组织病理学鉴定。

四、脑面血管瘤病

脑面血管瘤病（encephalo－facial angiomatosis）亦少见，又称为 Sturge－Weber－Dimitri 征。患者面部有血管痣或血管瘤样病灶同时伴有大脑皮质或软脑膜的毛细血管畸形或脑动静脉畸形，以及大脑半球的萎缩，脑室扩大。

临床上主要表现为癫痫发作，偏瘫、偏盲，智力发育不良以及脊柱裂、隐睾等先天畸形。也可有 SAH 发生。X 线平片或 CT、MRI 上有时可见钙化的血管影，如脑回样分布。

一般以内科治疗为主，抗癫痫等。反复出血或有难治性癫痫的患者可行脑部血管畸形切除。

五、静脉型血管畸形

静脉型血管畸形（venous malformation，VM）又称静脉型血管瘤，较少见。是一种由多支结构正常的小静脉如扇状汇集到 1 支或数支扩张的大静脉，在脑血管造影中显示"水母头"样形态的脑血管畸形。这种畸形内部没有动脉与静脉的瘘道。畸形静脉内流动的是静脉血，因此很少发生出血。病灶多见于大脑半球、小脑半球的脑白质内，也可位于脑皮质表面软脑膜下。静脉之间是正常脑组织，此静脉参与局部脑组织的血液回流。

静脉型血管畸形多无临床症状，可有癫痫发作或自发性出血。有的作者认为出血可能来源于与 VM 同时存在的海绵状血管瘤。VM 在 CT 增强扫描中可见异常强化的血管影，MRI 中显示异常分布的血管，有时亦可显示"水母头"样形状。增强后部分血管可强化。确诊仍需 DSA，动脉期和毛细血管期中不显影，而在静脉期可见数支异常走向的小静脉汇聚到 1 支或多支粗大的静脉。

VM 的治疗，以内科治疗为主，抗癫痫等，不主张手术切除，以免造成脑组织进一步损伤。如 VM 与海绵状血管瘤混合存在，则可切除海绵状血管瘤，保存 VM 的汇流静脉。

六、大脑大静脉畸形

大脑大静脉畸形(vein of Galen malformation)亦称为 Galen 静脉瘤,较少见。多发生于新生儿和婴儿。此病是胚胎时期形成的大脑大静脉的动静脉瘘。有两种类型,原发性 Galen 静脉瘤是 1 支或数支来自于颈内动脉系统或椎－基底动脉系统的分支直接注入大脑大静脉,该静脉膨胀呈球状瘤;继发性 Galen 静脉瘤为邻近的动静脉畸形的静脉引流汇入 Galen 静脉所致。

(一)临床表现

1.新生儿患者主要表现为急性充血性心力衰竭,呼吸困难、发绀、心动过速、肝脾肿大、肺水肿和周围性水肿。听诊可闻及颅内杂音。患儿多死于心力衰竭。

2.婴儿期患者可有或无明显心脏扩大,而头围增大显著,出现脑积水。部分患儿可发生 SAH。颅内杂音可闻及。

3.儿童或少、青年患者可能有癫痫发作,为长期缺氧所致,有的伴有智力发育障碍。也可发生 SAH 和颅内杂音及脑积水。

(二)辅助检查

CT 平扫时 Galen 静脉瘤为四叠体池内类圆形高密度影,边界清楚,增强时均一强化,常伴有阻塞性脑积水。MRI 图像上,T_1 与 T_2 加权时在四叠体池出现圆形病灶,内有流空信号和附壁血栓。确诊靠脑血管造影,DSA 片中,大脑大静脉在动脉期早现,呈球状膨大,颈内动脉或椎－基底动脉系统的分支与此静脉瘤直接相通。

(三)治疗

目前治疗方法主要有两种,即血管内栓塞术和显微手术夹闭供血动脉。前者为首选方法,可经动脉栓塞或经静脉栓塞,根据 Galen 静脉瘤的供血动脉多少来定。供血动脉少的病灶宜用动脉栓塞,供血动脉多者不可能栓塞所有的动脉,病灶不易消失,因此选用经静脉入路较好。可取股静脉穿刺,而更多的作者是经窦汇穿刺,插入导管向瘤体注入栓塞剂。根据瘤腔大小分期栓塞,逐步达到缩小瘤体,减少回流血液,消除颅内杂音,改善临床症状。手术开颅,以夹闭供血动脉为主要目的,一般不主张切除瘤体。有数支供血动脉者,要夹闭所有供血动脉,难度较大,可能带来较大的损伤,应权衡利弊,慎重选择治疗手段。

七、硬脑膜动静脉畸形

硬脑膜动静脉畸形(dural arteriovenous malformations,DAVM)又称为硬脑膜动静脉瘘(DAVF),是硬脑膜的动脉和静脉沟通形成瘘道。DAVF 好发于前颅底、横窦、乙状窦区和海绵窦区。有先天性和后天性之分,前者常见于儿童,可伴发脑 AVM 或 Galen 静脉瘤;后者以成人为主,常发生于头颅外伤、颅脑手术或静脉窦血栓形成等疾病。DAVF 的供血动脉有颈外或颈内动脉的硬脑膜支,引流静脉汇入脑膜静脉或静脉窦。Bordein(1995)将汇流到静脉窦和硬脑膜静脉的 DAVM 归入 Ⅰ 型,除上述两个方向外还回流到软脑膜静脉者为 Ⅱ 型,仅向软脑膜静脉引流者为 Ⅲ 型。

(一)临床表现

临床症状与 DAVM 的部位、通过 DAVM 的血流量大小及有无软脑膜静脉参与引流有关。多数患者仅有头痛和颅内杂音。海绵窦区的 DAVM 可出现突眼。通过软脑膜静脉回流者可发生颅内出血,主要为 SAH。AVF 瘘道多或瘘口大时,大量动脉血直接进入静脉窦可引起脑盗血,出现癫痫、进行性神经功能障碍以及静脉窦压力增高所致颅内高压症状。

（二）辅助检查

主要依靠脑血管造影,特别是质量较高的 DSA,要求双侧颈内动脉、双侧颈外动脉及双侧椎动脉等 6 根脑血管造影,以明确病灶部位、大小、供血动脉的数目和分布以及引流静脉的数目、走向等。

（三）治疗

手术切除病灶可彻底地消灭动静脉瘘,是最理想的治疗方法,对有软脑膜静脉引流、颅内出血史、位于手术能涉及部位的病灶,如前颅底、横窦和枕大孔区的 DAVM,应选择手术切除,术中切断供血动脉,切除 DAVM 所在的硬脑膜,阻断进入皮质的引流静脉。未完全闭塞的静脉窦尽量保留。对于结构复杂、部位深或范围广的 DAVM,手术难度大时应首先采用血管内栓塞法,包括经动脉和经静脉栓塞。此方法较适用于海绵窦区 DAVM。位于横窦、乙状窦区及大脑凸面等部位的病灶可采用血管内栓塞和手术切除联合治疗。症状较轻或无症状,无软脑膜静脉引流的患者,亦可随访观察,内科对症治疗。

第五节 颈动脉海绵窦瘘

颈动脉海绵窦瘘（carotid cavernous fistula,CCF）是颈内动脉、颈外动脉或其分支与海绵窦之间发生动静脉交通,造成颅内血流紊乱而引起一系列病理变化的一类疾病。Cushing 于 1907 年提出颈动脉海绵窦瘘的概念,1974 年 Serbinenko 首次报道用球囊导管治疗 CCF。随着神经影像学和神经介入技术的进展,CCF 的诊断和治疗发生了革命性的变化。

一、海绵窦解剖

海绵窦是蝶鞍两旁的一对静脉腔隙,前至眶上裂。后达岩骨尖,约 2cm 长,颈内动脉及其脑膜支、第Ⅲ、Ⅳ、Ⅴ、Ⅵ脑神经以及眼交感神经丛穿行其间。

二、分类和分型

1985 年 Barrow 根据脑血管造影所见颈内动脉与海绵窦之间瘘道的情况将其分为四型。A 型:颈内动脉主干与海绵窦直接相通;B 型:颈内动脉通过其脑膜分支与海绵窦相通;C 型:颈外动脉的脑膜支与海绵窦相通;D 型:颈内动脉与颈外动脉通过各自的脑膜支与海绵窦相通。

按静脉引流方式的不同 Wolff 和 Schmidt 将 CCF 分为四型。Ⅰ型:动脉血由海绵窦经眼上静脉及内眦静脉流入面静脉;Ⅱ型:动脉血由海绵窦经外侧裂静脉,再经 Trolard 吻合静脉引入上矢状窦;Ⅲ型:动脉血由海绵窦经岩上窦或岩下窦及基底静脉丛,再经横窦、乙状窦引流入颈内静脉;Ⅳ型:动脉血由海绵窦经吻合静脉流入基底静脉,并与大脑大静脉汇合引流入直窦。马廉亭等将以上四种引流方式的任何 2 种或 2 种以上同时存在者称为混合型,此型在临床上更多见。

CCF 的临床表现、治疗和预后主要取决于血流动力学变化的程度,因此将颈动脉海绵窦瘘分为直接型和间接型两类更有实用意义。直接型,又称高流量瘘,大多是颈内动脉海绵窦段直接破损所致,相当于 Barrow 分型的 A 型,临床上所谓的外伤性 CCF 常指这一型;间接型、又称低流量型,是由颈内动脉、颈外动脉甚至椎动脉的脑膜支参与供血,为 Barrow 分型的 B、C、D 三型,临床上多为自发性。本节按直接型和间接型的分类对颈动脉海绵窦瘘的病理生理、临床表现、诊断和治疗进行介绍。

三、病理生理

1. 直接型 CCF   最常见的原因是创伤,头面部损伤尤其是颅底骨折,引起颈内动脉窦内段及其分支的破裂或断裂;医源性创伤如血管内治疗、经皮针刺治疗三叉神经痛、经蝶窦的手术等操作误伤颈内动脉窦内段。少数为颈内动脉海绵窦段的动脉瘤破裂所致,属自发性,但在血管造影片上与外伤性无甚区别。颈内动脉主干或分支的破损,形成颈内动脉与海绵窦间的高压、高流量瘘道,产生特征性的病理生理改变。

(1)盗血:颈内动脉血流经瘘口直接流入海绵窦,颈内动脉的血流速度和血流量明显增加,其程度与瘘口大小呈正相关。大量血液流入海绵窦,引起脑缺血及眼动脉灌注不足。

(2)引流静脉扩张淤血、出血:大量颈动脉血直接进入海绵窦,造成与海绵窦交通的周围静脉高度扩张和淤血。最常见的是动脉血经眼上静脉向前流入眼眶,引起眼眶内淤血和眼内压升高,导致一系列眼部症状;血流向后经岩下窦、横窦及乙状窦引流时,造成明显的耳后杂音。血流向上经蝶顶窦流入侧裂静脉、皮质静脉及上矢状窦,可出现皮质静脉扩张和颅内压升高,扩张的静脉破裂致蛛网膜下腔出血或脑内出血,危及生命。血流向下经颅底至翼窝,则可引起鼻咽部静脉扩张,导致鼻出血,出血汹涌时可致休克。血流通过海绵间窦到对侧海绵窦可引起对侧相应的症状。

2. 间接型 CCF   大多是自发性的,可能与以下因素有关:①此病好发于女性,尤其多见于50~60 岁绝经期以后或妊娠妇女。可能是体内雌激素下降,导致血管壁变薄,弹性降低,脆性增加,在血流的冲击下破裂形成瘘。②正常情况下,部分硬脑膜动脉和静脉在海绵窦壁附近发出许多极细小的分支分布于窦壁硬脑膜,并与海绵窦有着丰富的网状交通,当蝶窦或海绵窦发生炎症继而引起栓塞时,静脉回流受阻,窦内压力增高,可促使这些网状交通开放而形成硬脑膜动静脉瘘。③先天性血管肌纤维发育不良,血管弹性差,易破裂形成瘘。④颅脑外伤和颅脑手术所引起。

四、临床表现

1. 搏动性突眼   为最常见的症状,患侧眼球向前突出,并有与脉搏一致的跳动。触摸眼球可感到搏动及血液流过时的颤动感。

2. 球结膜充血与水肿   患侧眼眶内、眼内眦、眼结膜、视网膜等部位静脉怒张充血、水肿,严重时眼结膜翻出眼睑之外。眼睑闭合困难可并发暴露性角膜炎。

3. 眼球运动障碍   患侧眼球各向运动受限,伴有复视。

4. 视力损害   患侧视力下降,甚至失明。可因继发性青光眼、暴露性角膜病变、视网膜和视神经缺血等原因引起。

5. 颅内杂音   杂音为轰鸣样持续不断,与脉搏一致。听诊检查时在患侧眼眶、额部、外耳乳突部、颞部甚至整个头部听到与心率一致的杂音,压迫患侧颈总动脉,杂音减轻或消失,而压迫对侧颈总动脉则杂音更响。

6.鼻出血　有时出血量较大，可引起出血性休克，需急诊处理。

7.神经功能损害　CCF 引起的脑动脉供血不足、脑皮质静脉回流障碍和颅内出血，可导致不同程度的神经系统功能障碍，表现为精神症状、癫痫、偏瘫甚至昏迷。

一般而言，直接型 CCF 血流量大，症状严重；而间接型 CCF 瘘口小，血流量小，病程发展缓慢，症状也比较轻。

五、辅助检查

1.脑血管造影　数字减影血管造影（DSA）是诊断 CCF 最重要、最可靠的方法。通过 DSA 可以明确：①瘘口位置、大小，单瘘口或多瘘口。②供血和载瘘动脉。③静脉引流情况。④脑底动脉环侧支循环状况。造影时应包括：①患侧颈内动脉造影。②双侧颈外动脉造影。③暂时闭塞或压迫患侧颈内动脉后经对侧颈内动脉造影，了解健侧颈内动脉经前交通动脉向患侧供血情况。④暂时闭塞患侧颈内动脉后经双侧椎动脉造影，了解椎动脉经后交通动脉向患侧颈内动脉供血情况。

2.CT 和 MRI　头颅 CT 可见海绵窦膨大，呈稍高密度影；MRI 上见膨大的海绵窦存在流空影。CT 或 MRI 增强扫描上可见到明显扩张的眼静脉，眼球突出，或扩张的皮质引流静脉。CTA 和 MRA 能比较清晰显示颈内动脉、海绵窦和瘘口情况，是重要的初查和随访手段。

3.超声检查　眼部超声检查见球后高密度脂肪内弯曲的无回声管状暗区，多普勒超声见扩张的眼上静脉内充满红蓝血流，以红色为主，提示血流逆向流动，且有涡流现象。超声还能在介入手术后通过观察异常引流静脉血流的消失、颈内动脉是否通畅等客观指标，比较准确、动态地评估栓塞疗效。

六、诊断和鉴别诊断

头部外伤后出现搏动性突眼、颅内杂音、眼结膜充血水肿、鼻出血等症状，应高度怀疑直接型 CCF。头颅 CT、MRI 和超声检查见眼球突出、眶内眼静脉或颅内引流静脉增粗等表现，均有助于诊断。中老年及妊娠妇女，自发起病，缓慢发展，有头痛、突眼、颅内杂音、视力减退等症状，再结合 CT、MRI 和超声的特征性所见，应考虑间接型颈动脉海绵窦瘘。疑似 CCF 均需做 DSA 以确诊。

CCF 需与下列疾病鉴别：①突眼性甲状腺功能亢进、眶内及球后肿瘤或假性肿瘤等均有突眼表现，但无搏动和血管杂音。②眶内海绵状血管瘤、动脉瘤、动静脉畸形等，鉴别比较困难，尤其与流量较小的 CCF 难以鉴别，需依靠 DSA 检查。③海绵窦血栓性静脉炎或血栓形成，症状与颈动脉海绵窦瘘十分相似，但没有眼球搏动和血管杂音。④眶顶缺损，脑组织向缺损处膨出，引起突眼，并可因脑搏动传至眼球，而出现眼球搏动，但无血管杂音。

七、治疗

CCF 治疗的主要目的是保护视力，消除杂音，防止脑缺血、脑出血和鼻出血。治疗原则是尽可能关闭瘘口，同时保持颈内动脉的通畅。治疗方法取决于瘘口的大小、流量、动脉供血及静脉引流途径。少数症状轻微、发展缓慢的患者可考虑保守疗法和颈部压迫疗法，绝大多数颈动脉海绵窦瘘很少有自愈的机会。大量鼻出血、急性视力下降或失明、颅内血肿或蛛网膜下腔出血及严重脑缺血者，应作急症治疗；DSA 发现皮质引流静脉迂曲的，即使没有合并颅内出血,也提倡急症治疗。颈动脉海绵窦瘘首选的治疗方法是血管内介入治疗;若介入治疗困难再考虑直接手术。

(一)血管内介入治疗

1. 栓塞材料 可脱性球囊是CCF介入治疗最常用和首选的栓塞材料,用以堵塞瘘口或海绵窦,但可能出现泄漏或被刺破;如瘘口较小、球囊无法通过时可选用微弹簧圈,通过机械栓塞作用和诱发血栓形成达到治疗目的,但价格较高;Onyx胶和NBCA胶有较好的黏滞性和弥散性,但溢出后有引起脑梗死的风险,操作者需要足够的经验。覆膜支架可直接覆盖瘘口同时保持颈内动脉通畅,正在广泛尝试,但瘘口附近的穿动脉可能一同闭塞,患者还需长期抗凝治疗。

2. 栓塞方法

(1)经动脉入路:对于大多数A型CCF,经动脉入路是最常用的介入治疗途径,如经颈动脉或股动脉穿刺置管,方法简单,成功率高。手术内容有:①瘘口闭塞:在透视下将球囊导管送入瘘口内,用等渗造影剂充盈球囊,调整球囊位置和充盈球囊大小,再经导引导管造影,如显示瘘口闭塞,颈内动脉通畅,则可解脱球囊;如一个球囊不能将瘘口堵塞,也可放入数个球囊。如所剩空间过小,最后一枚球囊无法放置,可加用微弹簧圈闭塞瘘口。如海绵窦内存在骨折片,易刺破球囊而无法用球囊进行栓塞时,可结合弹簧圈进行栓塞。②海绵窦填塞术:如无法单纯堵塞瘘口,可用球囊、微弹簧圈或NBCA胶闭塞海绵窦腔,阻断动静脉瘘。③颈内动脉闭塞术:对于瘘口闭塞失败的患者,在不得已的情况下可行颈内动脉闭塞,但事先必须作降压后(平均动脉压降至70～80mmHg)颈内动脉球囊闭塞试验(balloon occlusion test,BOT),了解侧支循环和患者的耐受情况。因为该方法不但牺牲了颈动脉这一治疗通路,而且可能造成严重的脑缺血,采用时必须非常慎重。

经动脉栓塞的并发症:①穿刺部位血肿:颈部穿刺如造成血肿后果严重,采用股动脉插管法,较为安全。②脑神经麻痹:因海绵窦内血栓形成或球囊机械压迫窦壁中的脑神经,尤其是展神经常受累。③假性动脉瘤:在海绵窦内血栓基本形成后,球囊内造影剂过早泄漏,则在海绵窦内形成一个与球囊大小相同、与颈内动脉相通的空腔,即假性动脉瘤。无症状者毋需处理,有症状者可试用弹簧圈栓塞。④脑梗死:球囊过早脱落、血管壁上血栓脱落或栓塞剂漂移均可造成局部甚至大脑半球脑梗死,出现失语、肢体麻痹等神经功能障碍,严重者可致死。⑤脑过度灌注:长期严重盗血的患者一旦瘘口关闭而颈内动脉保持通畅,患侧半球血流骤然增加,可出现头痛、眼胀等不适,严重时还可发生脑肿胀和颅内出血。⑥CCF复发:球囊内造影剂过早泄漏、球囊漂移或骨折片刺破球囊可引起瘘口再通。

(2)经静脉入路:对于B、C、D型间接型CCF,静脉入路是首选途径。对大多数A型CCF而言,动脉入路都能栓塞成功,但以下情况无法经动脉栓塞时应选择经静脉入路。①动脉穿刺禁忌者。②治疗后失败或CCF复发,而且微导管难以经动脉入路进入海绵窦瘘。③CCF瘘口过小或局部解剖因素使导管难以经动脉进入海绵窦。④瘘口堵塞困难,但患者不耐受颈内动脉闭塞术。常用的静脉入路包括经面静脉—眼上静脉入路、经岩上窦或岩下窦入路,到达海绵窦,用微弹簧圈闭塞海绵窦和瘘口。选择眼静脉入路时,一般病史需超过3个月,此时眼静脉已经动脉化,穿刺不易造成损伤。

经静脉栓塞的并发症:①血流向皮质静脉或眼上静脉转流,引起颅内出血或视力恶化。②眼静脉入路容易造成眼静脉损伤,如果眼上静脉急性阻塞,容易引起眼静脉高压而危及视力。

(二)手术治疗

1. 经海绵窦颈内动脉修补术　Parkinson 手术,通过 Parkinson 三角进入海绵窦,在窦内找到颈内动脉瘘口,夹闭或缝合。Doleng 手术,采用翼点切口,打开岩骨颈动脉管,临时阻断颈内动脉,暴露颈内动脉海绵窦段,进行修补或结扎。白马手术,通过海绵窦内侧三角区修补瘘口。以上几种手术,风险大,成功率不高,脑神经损伤常常发生,难以推广应用。

2. 海绵窦电凝固术　根据血细胞表面和金属丝表面所带电荷相反的原理,将铜丝插入海绵窦内,可使血液内的有形成分凝集于铜丝周围形成凝血块而封闭瘘口,达到治疗目的。铜丝可经眼上静脉,也可开颅后经蝶顶窦、大脑中静脉或从海绵窦壁插入。铜丝插入后再通以 $0.2 \sim 0.8mA$ 直流电,可加速血栓形成。一旦杂音消失,表示瘘口已近闭塞,即可结束手术。此方法操作简单,但比较盲目,瘘口可能闭塞不全,脑神经损伤难以避免,已很少应用。

3. 孤立术　将颈内动脉颅外段和床突上段联合结扎并加动脉内肌肉填塞,使瘘口完全闭塞。该方法操作简单,也能达到消除杂音,改善眼部症状的目的,但对脑侧支循环不良的患者会发生脑缺血,甚至病残。

(三)CCF 非手术治疗

1. 保守疗法和颈动脉压迫法　约有 $25\% \sim 30\%$ 的间接型 CCF 可自行血栓形成而痊愈,因此对于发病早期,进展缓慢,症状轻,瘘口小,没有皮质引流静脉,也没有急剧视力下降的患者可先观察一段时间,以期自愈。也可采用颈动脉压迫法,或在压迫颈总动脉的同时,压迫颈内静脉,增加静脉压,降低海绵窦瘘口处的动静脉压力梯度,促进海绵窦内血栓形成。方法是用手指或 Matas 架将颈总动脉压向颈椎横突,直到颞浅动脉搏动消失为止,如果压迫部位准确,患者会自觉杂音减轻或消失。最初每次压迫 10 秒钟,每小时数次,以后压迫持续时间逐步延长至每次 20 分钟,每天 $4 \sim 6$ 次,一般治疗 $4 \sim 6$ 周后可治愈。压迫时注意有无脑缺血症状出现,一旦出现无力、麻木、失明等,须立即终止。建议用健侧手指压迫,若出现脑缺血则健侧手指会因无力而自然终止压迫。静脉压迫法是压迫内眦外上方眼上静脉和头皮静脉交界处,但有皮质静脉引流的患者可能导致颅内压升高而引起脑出血,不适合进行静脉压迫治疗。

2. 放射外科治疗　通过放射效应促使血管内过度增生,达到瘘口闭塞的目的,可作为其他治疗方法的辅助手段。

第六节　脑血管闭塞性疾病

脑血管闭塞性疾病,又称为缺血性脑卒中,它是由于脑血管狭窄或闭塞,引起脑血供不足,使相应的脑组织轻则缺血,重则梗死而导致神经系统症状的一组疾病,包括一过性脑缺血发作(transient ischemic attacks,TIA)、脑动脉血栓形成(cerebral thrombosis)和脑栓塞(cerebral embolism)。闭塞性脑血管疾病占脑卒中的 $75\% \sim 85\%$。脑梗死 30 天病死率为 $15\% \sim 33\%$,生存者有程度不同病残。虽然在许多国家大力开展对脑血管危险因素的防治,曾一度使脑血管病的发生率和死亡率在 20 世纪 70 年代有所降低,但在 80 年代初它们又有所回升,因此脑血管病的治疗仍是我们面临的重大挑战。

一、病因

各种引起脑血管狭窄和闭塞的疾病均可导致本病,表2-22中所列情况都可引起动脉狭窄或闭塞,其中以动脉粥样硬化最多见。在此病理基础上,一些因素可导致脑血流量骤然下降,从而出现脑缺血发作,包括:①主动脉-脑动脉粥样硬化斑块脱落,导致反复出现的微栓塞。②广泛性脑动脉痉挛。③心脏功能障碍或其他原因导致的严重低血压和周围循环衰竭。④脑侧支循环受阻或闭塞。⑤各种原因引起的血液成分改变。⑥头部血流的改变或盗血现象。脑动脉的狭窄或闭塞可以发生于颅外的头臂动脉起始部、颈总动脉的起始部、椎动脉起始部、颈总动脉的分叉处、颈内动脉的起始部,甚至整个颈总动脉、椎动脉和颈内动脉全长;也可发生于颅内颈内动脉虹吸部、大脑中动脉或大脑前动脉起始部,以及颅内外动脉同时受累等。脑动脉狭窄或闭塞可限于一侧,也可双侧,可只发生于颈内动脉系统或椎动脉系统,也可两系统都有不同程度的病变。在欧美,好发颅外血管病变,在亚洲则好发颅内颈动脉系统病变。

表2-22 脑血管狭窄或闭塞的常见原因

1. 先天性发育性脑动脉病变
2. 脑动脉炎:结核,钩端螺旋体动脉炎等
3. 物理因素引起的动脉病变:损伤性动脉内膜炎、放射线引起的动脉病变,夹层动脉瘤等
4. 营养性脑动脉病变:高脂血症、糖尿病性动脉病变等
5. 肿瘤引起的动脉压迫
6. 动脉粥样硬化

二、发病机制

人脑是一个高耗氧性器官,而本身缺乏能量储备,因此对缺血缺氧十分敏感。正常脑皮质的血流量为 $50\sim70ml/(100g\cdot min)$,若脑局部血流量骤然下降,而侧支循环未能及时有效地进行代偿,则必然发生不同程度的缺血性脑损害。在清醒猴脑卒中研究模型中,可见下列3种脑缺血阈值:①神经功能缺血阈值:脑血流(CBF)由正常的每分钟 $55\sim56ml/100g$,降到23ml/100g 以下时,出现肢体偏瘫。②神经元电活动缺血阈值:CBF<每分钟 20ml/100g,脑电活动减弱,CBF 每分钟 $10\sim15ml/100g$,电活动处于静息状态。③膜泵功能缺血阈值:CBF≤10ml/100g 时,ATP 耗尽的神经元释放 K^+ 浓度升高,并伴有神经元内钙超载和胶质细胞内 Na^+、Cl^- 和水的异常增加。局灶性脑缺血的中央区(又称暗带)的神经元多处于膜泵功能衰竭,即使在短时间内恢复脑血流,仍不能存活。但是缺血的周边区(半暗带)的神经元处于电活动或功能缺血阈之间,尚能耐受较长时间缺血而不发生死亡。近来研究发现,在暗带和半暗带之间存在细胞凋亡现象。现代外科治疗脑缺血就是利用半暗带神经元耐受缺血的时间(治疗窗),采用各种方法恢复脑血流,挽救濒死的神经细胞,防止细胞凋亡的发生和发展。治疗窗的长短取决于缺血时间和有效侧支循环的建立,一般认为人类的脑缺血治疗窗为缺血发生后 3~6 小时,如侧支循环好,大脑中动脉阻断 8 小时恢复血流,预后仍好。临床观察和病理检查发现脑缺血性卒中病例的症状和脑梗死范围并不与脑动脉狭窄或闭塞的程度成正比,这是因为颅内存在着自发的侧支循环之故。当侧支循环良好时,即使脑动脉严重狭窄甚至闭塞,可以没有脑梗死。相反,当侧支循环不足时,虽程度较轻的脑血管狭窄也可引起相当

明显的脑梗死。这解释了有的烟雾病(moyamoya disease)及无脉病(Takayasu disease)中虽然脑动脉狭窄严重,但在相当长的时间内可以没有脑缺血症状发生。另一种情况是锁骨下动脉盗血综合征(subclavian artery cerebral steal syndrome),由于该动脉的起始部狭窄,患侧上肢的血供有赖于椎动脉血的倒流。当该侧上肢活动增加,需要更多的血液来维持,即可导致整个椎动脉系统供血不足而诱发脑缺血。类似的情况见于其他有明显脑盗血的疾病如颈动脉海绵窦瘘、颅内较大的 AVM 等。

三、临床表现

临床常见的脑缺血发作有:①一过性脑缺血发作(TIA)。②可逆性缺血性神经功能障碍(reversible ischemic neurological deficit,RIND)。③完全性卒中(complete stroke,CS)。

1. TIA　本病好发于中年以后。特点是起病突然,历时短暂,反复发作。大多数患者无意识障碍,常表现为某种神经功能的突然消失,历时数分钟或数小时,并在 24 小时内完全恢复而无后遗症。发作次数多则一日多次,少则数周或数月一次。局灶性神经功能症状常按一定的血管支配区而反复刻板地出现,如颈动脉系统 TIA 可表现发作性轻瘫、偏身感觉障碍、短暂性单眼失明和失语等;椎动脉系统 TIA 表现为眩晕、复视、共济失调、构音障碍、吞咽困难、交叉性瘫痪和感觉异常等。

2. RIND　属可逆性脑缺血的一种。与 TIA 相比,患者症状持续超过 24 小时,表明已有或大或小的梗死存在,但尚未导致不可逆的神经功能损害。可能因侧支循环代偿及时且完善、或因血栓不牢固而随即溶解、或因伴发的血管痉挛和脑水肿解除消退,患者的症状体征在 3 周内完全消失而不留后遗症。

3. CS　症状与 TIA 和 RIND 基本相同,但病情发展迅速并不断加重,于数小时或数天达到高峰。患者多无意识障碍,即使有亦较轻,颅高压症状常不明显。由于脑部已经形成明显的梗死灶,故业已出现的神经功能缺陷长期不能恢复或仅能轻微好转。临床上,根据病情急缓可分为暴发型、稳定型和进展型;按症状和神经功能缺失的程度又大致可分为轻、中、重三级。

四、诊断

中年以上有高血压动脉粥样硬化病史的患者,出现上述 TIA、RIND 或 CS 等表现者,应考虑为脑缺血性卒中。为了更深入了解病情、明确诊断和决定治疗策略,应进行下列诊断步骤:

1. 详尽病史采集和神经系统及全身体格检查　特别着重于发病情况、病程经过、心血管功能状态、颈动脉搏动和有无糖尿病史等。

2. B超和多普勒超声检查　两者结合应用可提高准确性和敏感性,可了解颈动脉壁厚度、硬化斑的范围和形态、管腔狭窄程度等。可作为脑血管造影前的筛选检查。

3. 经颅多普勒超声检查(TCD)　了解颅内主要血管的流速、管腔狭窄与否、侧支循环功能和脑自动调节功能等。还可监测术时 MCA 流速和术后 CBF 动力学改变。

4. 脑血流检查　①正电子发射断层扫描(PET):可动态定量测定脑血流和脑代谢。可是价格昂贵,需用放射性核素等而限制其临床广泛应用。②氙 CT:能在发病数分钟内显示脑血流的变化,定量测定脑血流,对预后判断有意义。但是氙气有安神镇静作用,对已有定向障碍的患者,这会引起检查时不合作,活动伪迹将影响检查质量。③单光子断层扫描(SPECT):本法应用方便,可显示大的梗死灶,但难以发现小、深部的缺血灶,而且本法是非定量法。④CT灌注成像:可评价脑血容积、血液通过时间和脑血流量,对6小时内急性缺血性脑卒中患者,其诊断敏感性和特异性分别达90%和100%。因该检查成像时间短、影响因素少、脑血流测量不需要图像融合技术、重复性佳、检查费用低等优点,可对患者脑血流进行动态评估。⑤MRI灌注成像(见下文第6点)。

5. 头CT和常规MRI　CT和常规MRI(T_1和T_2加权成像)是目前诊断缺血性脑卒中常用的方法,同时也作为诊断和鉴别诊断脑水肿、出血性梗死和脑瘤等主要手段。但是,一般CT只能显示缺血后24小时脑实质的变化。增强CT也不能早期诊断脑缺血。脑梗死周边增强多出现在发病后36~48小时,5~10天最明显,6周后消失。常规MRI诊断脑缺血较CT敏感,但是仍难以早期(5~6小时)显示缺血,通常需18~24小时才能发现异常。

6. MRI新技术　能在发病后短时间内发现和对缺血性脑卒中进行评估。①弥散加权成像(diffusion weighted imaging,DWI):可在缺血后2小时发现直径4mm的病灶,并能了解缺血进展时向哪些血管分支的部位扩展,区分新旧脑卒中灶。②灌注成像(perfusion weighted imaging,PWI):可评价脑血容积、血液通过时间和脑血流量。③多层回波平面成像(EPI)和动态对比剂增强T_2加权成像可发现发病2小时内的灌注缺损灶和CBF降低程度。

7. 脑血管造影　①磁共振血管造影(MRA):为非损伤性检查,仅在常规MR检查上增加10~15分钟就可完成本检查,显示血管壁的轮廓。敏感性90%。但它不能显示动脉管腔狭窄的程度,而且严重管腔狭窄时常显示为闭塞。②CT血管造影(CTA):随着计算机断层技术越来越完善,CTA对脑血管病的检出率越来越接近DSA,且能很清晰地显示病灶与毗邻结构的解剖关系,因其操作的非侵袭性,应用价值日趋受到重视。不足之处是不能进行治疗性操作,也不能动态显示动脉充盈情况。③数字减影血管造影(DSA造影):仍是脑血管病主要诊断方法,可显示颅内外血管狭窄、阻塞、颅内侧支循环的改变等。但本法有创伤性,有1%病残率。

五、治疗

由于完全性卒中一旦发生,即意味着不可逆脑梗死已经形成,目前内外科治疗多不能逆转病情,仅能缓解病情进一步恶化。因此,本病的处理应当防重于治,晚治不如早治。积极开展脑卒中流行病学研究和危险因素干预,普及脑卒中卫生知识,建立脑卒中防治网和急救绿色通道,已在一些国家和地区显示出其重要性和优越性。下面介绍闭塞性脑血管病常用的手术方法。

1. 颈动脉血栓内膜切除(carotid endarterectomy)　适应证:①反复单侧颈动脉系统一过性缺血性发作(TIA),颈动脉狭窄≥70%。如双侧动脉均有狭窄,狭窄重侧先手术。如双侧狭窄相似,选择前交通充盈侧先手术,如颈动脉近端、远端均有病灶,应选近端先手术。②如出现TIA,表现短暂单眼盲(黑矇)发作或轻型完全性脑卒中,CT无大的梗死或出血性梗死及占位征,增强CT无血-脑屏障破坏表现,尽管颈动脉狭窄程度未达到上述标准,也应手术。③单纯椎-基底动脉系统TIA,手术指征不强,但如椎动脉3、4段狭窄严重,伴颈动脉系统侧支供血者,也可手术。④无症状颈动脉狭窄者应根据狭窄程度、侧支循环、溃疡斑部位、CT或MRI脑梗死灶等决定手术与否。⑤轻型进行性脑卒中内科治疗无效者,并有②的CT条件。

手术目的在于清除动脉管腔内的凝血块,剥除管壁上的粥样硬化斑,使狭窄的管腔扩大,术中根据需要可行管壁扩大缝合(用人造血管片或自体静脉片)。

2. 颅内动脉血栓摘除(embolectomy of intracranial artery)适应于脑栓塞所引起的颈内动脉或大脑中动脉主干的闭塞,患者多伴有心脏瓣膜病。需急诊手术,治疗窗(从动脉被栓塞到手术再通血管的时间)应在6～8小时,少数患者如有良好侧支循环,可延长到18小时。

3. 颅内血管重建手术(cerebral revascularization) 颅内血管重建指用外科手术方法重新建立脑的侧支循环通路。20世纪60、70年代,曾在世界范围内掀起过颅内外血管重建手术治疗缺血性脑血管病的高潮,但1985年全球范围内多中心研究的结果,对这一热潮起到了极大的降温作用。目前,尽管围绕这方面的临床应用仍然存在着广泛争议,但颅内血管重建的应用在近年来又有增加趋势。

颅内血管重建术式层出不穷,归结较常用的手术方法如下:①颅内外血管直接吻合术(EIAB),如颞浅动脉－大脑中动脉吻合术(STA－MCA)、枕动脉－小脑后下动脉吻合术(OA－PICA)等。②颅内外血管搭桥术(EC－IC grafting operation),用以搭桥的血管多为静脉,有时也用人造血管或动脉。③大网膜颅内移植术,常分为带蒂和带血管两种。④其他,如头皮－硬脑膜动脉－颞肌－脑皮质粘连术,常用于治疗Moyamoya病。

手术适应证:①TIA、轻型脑卒中、轻型完全性脑卒中经内科治疗无效者。②脑缺血患者经全脑血管造影证实大脑中动脉狭窄或阻塞,侧支循环不良,颈内动脉狭窄或阻塞不适合作颈动脉内膜切除。③一侧颈内动脉狭窄,对侧颈内动脉阻塞,欲做狭窄侧颈内动脉内膜切除者,应先作阻塞侧EIAB。④区域性脑血流测定有局部或偏侧脑低灌注。⑤颅内动脉瘤(特别是巨大型动脉瘤),颅底肿瘤手术时,常需阻断脑底大动脉,为防止脑缺血,常需做EIAB。

手术禁忌证:①有严重全身性疾病如肺、心、肝、肾及严重糖尿病者。②中－重度完全脑卒中。③脑血流测定有广泛中－重度缺血。④脑血流测定正常者。⑤脑卒中急性期。

4. 血管扩张成形术(percutaneous transluminal angioplasty,PTA) 系指经皮肤穿刺动脉,送入特制的球囊导管,扩张狭窄的动脉,以恢复或改善动脉供血。一般认为PTA有下列作用:①挤压动脉内血栓或软的硬化斑,犹如把雪踩实,可以扩大血管腔。②压榨坚实的硬化斑,使硬化斑中间造成裂隙通道。③通道扩大,改善脑血供,减少脑梗死发生。适应证:①经内科治疗无效的表现为颈动脉系统或椎－基底动脉系统脑缺血的TIA,轻型脑卒中。②脑血管造影示严重动脉狭窄(≥70%)。如双侧颈动脉或椎动脉均有病变,严重侧先治疗。③造成动脉狭窄的病变应是血栓形成、粥样硬化斑、纤维肌肉营养不良、血管炎、血管内膜剥脱。钙化的粥样硬化斑引起者不宜用PTA。④蛛网膜下腔出血引起的脑血管痉挛。⑤急性脑栓塞时配合溶栓治疗。⑥患者不适合外科手术。血管扩张成形和支架植入往往配合使用。

5. 血管内支架成形术(endovascular stenting) 即血管内置入特制支架以保持管腔通畅的一种治疗方法。支架成形术最早被广泛用于冠状动脉、髂动脉等血管的狭窄性疾病,近年来随着对脑血管病研究的深入、血管内介入治疗技术的成熟和完善以及高性能支架的问世,血管内支架成形术开始用于治疗颈、椎动脉狭窄性疾病,并取得了较好效果,被认为是颇具前景的治疗手段。过去,主要治疗从颈总动脉到颈内动脉虹吸部以下的任何部位的狭窄以及椎动脉狭窄,包括动脉粥样硬化、肌纤维发育不良所致狭窄、动脉慢性炎症、颈动脉内膜切除术后再狭窄、PTA术中血管扩张不满意、PTA术后动脉壁形成夹层或再狭窄。近年来,该技术发展步伐很快,一些颅内脑血管狭窄也是其适应证,如:TCD/超声/MRA发现狭窄超过70%

的无症状或轻微症状患者、狭窄超过50%的有明显症状患者、SPECT/PWI－MRI/PET显示侧支循环不良或不充分以及某些动脉夹层或不明原因的动脉狭窄等。

6.急性闭塞性脑血管病溶栓疗法　为采用溶栓剂溶解血栓,使血管再通,从而达到恢复脑血流的一种治疗手段。适应证:①发病≤6小时,基底动脉闭塞≤48小时。②CT或MRI检查没有发现梗死出血和颅内血肿表现。③MCAO患者,^{131}Xe－SPECT检查显示每分钟脑组织残存CBF超过15ml/100g。④脑血管造影证实颅内血栓及其部位。目前常用的溶栓剂有链激酶(SK)、尿激酶(UK)和重组组织纤溶酶原激活剂(rt－PA),三者具有不同的药理特性,其中SK和UK为非特异性溶栓剂,rt－PA则具有纤溶特异性。可经静脉或动脉途径用药。静脉内溶栓操作简便、省时,但受药物剂量的限制和药物浓度被动稀释的影响,以至于难以在血栓部位形成有效的药物浓度,从而影响治疗效果。许多静脉内溶栓在治疗前多未行血管造影检查,因此难以确定病变类型,亦不能监测用药,较动脉溶栓有许多不足之处。动脉内溶栓虽然操作复杂,较静脉溶栓费时,但只要导管操作技术熟练便可以省时。动脉溶栓前行脑血管造影可以确定病变类型,以指导治疗,如治疗过程中造影证实血管再通,则可立即停药。目前许多人提倡行超选择血管内接触性溶栓,即在脑血管造影后,用多侧孔的显微导管超选择进入动脉血栓处,穿入或穿出新鲜血栓,直接灌注溶栓药物。对某些患者可在动脉溶栓的同时加用血管内支架成形术,以提高血管再通率。但也有先采用静脉内溶栓,再行脑血管造影,根据溶栓的具体情况决定是否加用动脉溶栓。主要并发症是再灌注损伤和脑出血,故手术后应复查头颅CT。若病情反复时,应及时复查DSA,继续处理。

7.大面积脑梗死去骨瓣减压术　对大脑或小脑大面积脑梗死的患者,经积极内科治疗后,病情仍进行性加重,在符合下列适应证时可采用去骨瓣减压术:①患者经积极内科治疗无效处于脑疝早期或前期。②CT见大面积脑梗死和水肿,中线结构侧移≥5mm,基底池受压。③颅内压(ICP)≥30mmHg(4kPa)。④年龄≤70岁。⑤排除严重的系统疾病。对病变在幕上者可行额颞顶部去骨瓣减压术,要求骨瓣范围要大,骨窗下缘平中颅底。病变在小脑者可行枕下减压术和(或)脑室外引流术。目前,许多临床资料显示在符合手术适应证的条件下,及时行去骨瓣减压术不仅可挽救部分患者的生命,而且可减少脑梗死面积,改善神经功能,其中小脑梗死者效果更好。

第七节　自发性脑出血及高血压脑出血

一、概述

因脑血管壁病变、血液凝结机制障碍及血流动力学改变等因素导致的非创伤性脑实质内出血称为自发性脑出血(intracerebral hemorrhage,ICH),约占脑卒中的10%。能引起这种出血的病因很多,主要包括:①高血压脑血管病变。②淀粉样变性脑血管病。③脑动静脉血管畸形。④颅内动脉瘤。⑤系统性疾病等(表2－23)。一般认为多数中老年自发性脑出血是由于长期高血压导致脑小动脉病变、猝然破裂所致,故亦称高血压脑出血(hypertensive hemorrhage)。自发性脑出血与高血压的相对危险度为3.9～5.4。自发性脑出血患者急诊时的血压大多显著升高,但这也可能是颅内压增高引起Cushing三联症的结果。约35%的基底节区自发性脑出血的直接病因非高血压。部分患者并无长年高血压史,可能系脑内血管淀粉样变性所致微小动脉瘤,在多种诱因下骤然破裂出血。青壮年自发性脑出血的主要病因是脑动静脉畸形破裂。本节将以其中最常见的高血压脑出血,又称出血性脑卒中为重点,进行介绍。

表 2-23 引起自发性脑出血的各种病因

高血压脑动脉粥样硬化	脑疝引起的脑干出血
颅内动脉瘤	颅脑手术后
脑动静脉畸形	系统性疾病引起的脑出血
颈内动脉海绵窦瘘	脑白血病
感染性脑栓塞	血友病
脑出血性梗死	再生障碍性贫血
血栓性脑动静脉炎	血小板缺乏性紫癜
颅内感染	肝病等
颅内原发性肿瘤	抗凝治疗的并发症
胶质瘤	升血压药物的不良反应
乳头状瘤	低纤维蛋白原血症
少突胶质瘤	心脏手术后
脑膜瘤	脑血管造影术后
垂体瘤	Moyamoya 病
血管网状细胞瘤等	其他
颅内继发性肿瘤:肺癌、黑色素瘤、绒癌、肾脏细胞癌等	原因不明的脑自发性出血

世界急性脑血管病的年平均发病率为 200/10 万。发病率最高的国家为日本,每年 290/10 万,美国为每年 260/10 万。我国 1990 年为 215.6/10 万,其中男性为 261.5/10 万,女性为 174.5/10 万。我国 1996 年六城市调查脑血管病死亡率为 134.59/10 万,占综合死因的第二位,城市死因的第一位。在所有急性脑血管患者中高血压脑出血患者占 10%～20%,死亡率最高,约为 38%～50%。近年来,随着微侵袭手术技术的普及,高血压脑出血死亡率有逐步下降趋势。但幸存者中,病残率仍高达 70%～80%,带来的社会问题和经济负担依旧严重。

二、发病机制

高血压脑出血大多发生在脑内一级大动脉直接分出来的第二级分支,如大脑中动脉的豆纹动脉、基底动脉的脑桥支等。这些动脉较细小,管壁结构较薄弱,但却承受较大的血流压力。在长期高血压的影响下,脑小动脉管壁的结缔组织发生玻璃样变或纤维样坏死,管壁内的弹力纤维大多断裂,使动脉管壁内膜弹性减弱;同时又因动脉粥样硬化使管腔狭窄扭曲,血流阻力增大。血管舒缩功能减退,在小动脉的某些特别薄弱处出现微小粟粒状囊状动脉瘤,或小动脉内膜破裂形成微小夹层动脉瘤。另外,波动性高血压诱发小血管反复痉挛也加重了血管壁的病理变化,致使小血管周围的脑组织缺血软化,从而降低了血管周围组织对血管壁的支持保护作用。在此基础上,当患者在体力活动、情绪波动或其他原因血压骤然升高时,可引起病变动脉破裂出血,形成血肿。此外,也可能在脑小动脉粥样硬化狭窄和痉挛基础上发生局灶脑梗死,继而出血。

三、病理

高血压脑出血在大脑半球深部的内囊—基底节处最常发生,其中壳核出血较多见,约占50%,其次为大脑皮质下10%～20%,脑桥10%～15%,丘脑15%,小脑10%,脑干1%～6%。基底节区出血以壳核为中心又分为内侧型和外侧型。内侧型为壳核内侧的苍白球,内囊纹状体和丘脑出血;外侧型为壳核、外囊或带状核出血。出血的部位不同决定着血肿的大小和临床症状程度。大脑皮质下出血,常可达60ml甚至更多,而没有明显的阳性体征。壳核出血,如血肿不大,症状可较轻,丘脑、脑桥及小脑的出血则早期即可引起极严重的神经功能障碍,故一般就诊时血肿都不会太大。脑出血早期病理损害主要由血肿压迫产生,出血后局部形成凝血块,推移、压迫邻近脑组织,撕裂或闭塞邻近的小血管,引起局部脑水肿及小的脑梗死或新的出血。出血发生后小动脉痉挛,血流阻力增大,管壁破裂口处血栓形成。同时因血肿形成,局部高压,血管管壁及破裂处受到压迫,出血多自行停止。当出血量较大,局部压力较高时,血肿沿白质纤维向薄弱处弥散,可破入脑室或侵入脑叶皮质下、脑干,亦可向脑表面渗透入蛛网膜下腔和硬脑膜下腔。高血压脑出血发病后,血肿体积变化大多发生在起病后3～6小时以内。血肿形成后,局部颅内压增高引起周围脑组织受压移位、缺血水肿、软化坏死,严重时可导致小脑幕裂孔疝以及脑干的继发性损伤或出血。出血24～36小时后,血肿腔周围脑软化带形成,出现胶质细胞增生,尤其是小胶质细胞及部分来自血管外膜的细胞形成格子细胞。此时血红蛋白开始逐渐分解,格子细胞吞噬含铁血黄素。出血亚急性期内血肿崩解产物,例如凝血酶原等物质对周围脑组织产生细胞毒性作用,可以进一步加剧周围脑水肿反应。出血侧大脑半球水肿、肿胀进一步加剧,继发性脑损害恶化。再往后,血块开始收缩、机化,呈褐色。7～10天后,血肿腔内凝血块溶解、吸收,血肿腔缩小,周围脑组织的瘀点状出血及水肿也逐渐消退。约经1～2个月的时间,血块完全分解吸收,形成狭窄的囊腔。腔壁因坏死组织的吸收,星形胶质细胞增生、产生胶质纤维瘢痕而变为平整。胶质纤维瘢痕中有含铁血黄素沉积而染成棕黄色,可保持数月或数年。

四、临床表现

骤然起病,常无先兆。大多出现于患者血压超过26.6/13.3kPa时,部分患者发病时血压可以正常。常见的诱因有:明显的情绪波动、酒后、体力劳动、气候变化、性生活等,但也有无诱因者。患者突感患侧额颞部剧痛,伴呕吐,很快出现意识和神经系统障碍,并呈进行性加重。出血部位很大程度决定着神经功能症状。

1.内囊—基底节出血 患者突然感到头痛或头昏,伴呕吐。起病很快就有肢体运动和感觉功能障碍,表现为程度不一的"三偏征",即对侧偏瘫、偏身感觉障碍和同向偏盲。出血对侧的肢体瘫痪,早期肌张力降低,腱反射消失,以后肌张力转高,腱反射亢进,病理反射阳性。对侧偏身的感觉减退,针刺肢体、面部时无反应或反应较另一侧迟钝。双眼球向出血侧凝视。如有抽搐大多为局灶性。出血发生于优势半球时可有失语。颈项强直,Kernig征阳性。出血量小时,患者多神志清楚,病情可稳定。随着出血量的增多,或继发性脑损害的加剧,患者意识障碍加重,出现颅内压增高症状,甚至小脑幕裂孔疝的表现。最终出现去大脑强直,呼吸、循环衰竭而死亡。

2.大脑皮质下出血 头痛明显,局限于患侧。症状与血肿大小有关,一般无意识障碍,可出现头痛、呕吐、畏光和烦躁不安等症状,多有局灶神经功能障碍表现。如出血发生于大脑中央叶,有偏瘫和偏身感觉障碍,特别是辨别觉的丧失。大脑枕叶出血,可以有同向性偏盲。可有抽搐发作,一般为局灶性并限于偏瘫侧。优势半球的出血除上述症状外尚有失语、失读、记忆减退、肢体不认等。血肿进行性扩大时,可引起患者意识障碍加重,出现颅内压增高症状。

3. 丘脑出血 意识、运动及感觉障碍与内囊出血相似,但可双眼垂直方向的活动障碍和两眼同向上或向下凝视,瞳孔缩小。患者长期处于呆滞状态。如血肿阻塞第三脑室,可有脑积水和颅内压增高表现。

4. 脑桥出血 起病迅猛,突发头痛,并可在数分钟内进入深度昏迷状态。四肢瘫痪,大多数呈弛缓性,少数为痉挛性或呈去脑强直,双侧病理反射阳性。两侧瞳孔极度缩小呈“针尖样”。眼球自主活动消失。部分患者可出现中枢性高热,达40℃以上,出汗停止。有时可见有患侧展神经及面神经瘫痪及对侧偏瘫,即所谓交叉性瘫痪。呼吸不规则。病情恶化迅速,可于短时间内呼吸停止而死亡。

5. 小脑出血 出血多发生于小脑半球深部的齿状核区,限于一侧,或逐步向对侧扩展。轻型者起病缓慢,神志清楚,常诉枕部剧烈疼痛伴眩晕、呕吐,体检可见颈项强直,病变侧肢体共济失调、构音不良、粗大水平性眼球震颤以及复视等体征。当血肿增大压迫或破入第四脑室时,可引起急性脑积水,严重时出现枕骨大孔疝,患者突然昏迷,呼吸不规则甚至停止,最终因呼吸、循环衰竭而死亡。

除上述出血部位不同所造成的各种不同表现以外,还有病情的轻重程度不同。高血压脑出血患者临床表现评分(表2-24)对于决定临床治疗方案,判断预后及疗效评价有重要价值。

表2-24 高血压脑出血临床表现评分

意识状况		言语活动		肢体活动	
清醒,反应灵敏	5	言语流畅	5	肢体活动正常	5
反应迟钝,自行睁眼	4	言语不畅,用词不当	4	部分肢体无力	4
嗜睡,呼唤睁眼	3	简单词句,对答不达意	3	轻偏瘫或单瘫	3
昏迷,有刺痛反应	2	发音含糊不清	2	完全偏瘫	2
深昏迷,无反应	1	无反应	1	无反应	1

五、诊断

有高血压病史的中老年者,突发剧烈头痛、呕吐、意识障碍和偏瘫,均应考虑到高血压脑出血。对高血压脑出血患者应减少不必要的搬动和刺激,尽量选择快速无创的检查方法。头颅计算机断层扫描(CT)检查为首选。

1. CT检查 脑出血后前3天,脑内血肿呈边缘清楚、密度均匀的高密度影,CT值为60~80Hu,主要是凝血块中的氧和血红蛋白吸收X线性能较强所致。血肿周围有低密度带环绕,起先宽度为数毫米,主要由周围受压的脑损害带构成,以后低密度带逐渐扩展,主要由周围脑水肿带构成,范围轻重不一。第4~7天后血肿边缘密度降低,逐渐模糊,血肿高密度影向心缩小。但此时血肿周围的低密度脑水肿带可较前明显,逐步进入高峰期,直至1~2周后开始消退。1个月后,血肿为等或低密度影,逐渐从CT上消失或变成低密度的空腔。血肿完全吸收后,形成脑脊液密度的囊腔。血肿与水肿的肿块效应,一般在第3周时开始减轻,4周至2个月逐渐消失。出血后2周~2个月,CT增强检查,血肿周围仍可出现环状高密度影,可能与血肿周围毛细血管扩张,肉芽组织增生和新生血管形成血－脑屏障破坏有关。CT检查明确地显示血肿部位、大小,周围脑水肿的程度,血肿和水肿引起的占位效应,脑室受压及中线结构移位以及脑室扩大和脑积水等异常情况。根据高血压脑出血患者CT检查表现进行评分(表2－25),对于决定临床治疗方案,判断预后及疗效评价亦有重要价值。

表2－25　高血压脑出血CT表现评分

血肿部位		＊血肿量(ml)		中线移位(ml)	
皮质下,壳核	5	≤20	5	无移位	5
壳核＋苍白球	4	21～40	4	≤5	4
壳核＋苍白球＋丘脑,丘脑	3	41～50	3	5～10	3
血肿破入脑室	2	51～80	2	11～15	2
全脑室出血	1	≥81	1	＞15	1

＊血肿量 $S＝ABC\pi/6$(ABC为血肿三维层面中的最大径)

2.头颅磁共振成像(MRI)检查　对诊断自发性脑出血的病因有一定价值,如脑动静脉畸形、颅内动脉瘤、颅内肿瘤等。此外,MRI的弥散张量成像技术还可用于锥体束等重要神经传导束的成像,用于手术方案指导和神经功能预后评估。但MRI检查耗时较长,其间患者生命体征监测困难,而且不同时期血肿的MRI表现也较为复杂,一般不作为高血压脑出血的常规影像学检查。

3.脑血管造影　有助于排除脑动静脉畸形、颅内动脉瘤及其他引起自发性脑出血的病变,但对于诊断高血压脑出血价值有限。当脑血管造影阴性,特别是在脑内血肿较大时,也应考虑破裂的动脉瘤或血管畸形被暂时受压不显影(隐匿性)的可能。

4.三维CT血管造影(3D－CTA)　可用于出血性脑卒中急性期检查,有助于鉴别诊断脑动静脉畸形、颅内动脉瘤、颅内肿瘤等病因引起的脑出血。其优点是:①无创、简便、迅速,患者易配合和接受。②计算机三维重建的脑血管影像立体形态描述好,可提供更多的脑血管形态和局部解剖学细节。③设备和检查费用低。因此自发性脑内血肿急诊3D－CTA可代替传统血管造影用于诊断并指导急诊手术治疗。

5.磁共振血管造影(MRA)　同样为无创性血管显影技术,一般毋需注射造影剂,亦无辐射,并发症少,可用于自发性脑出血患者定性诊断。但其扫描时间较长,不适用于小儿以及烦躁和意识障碍等不合作患者。MRA在自发性脑内血肿的急性期、亚急性期、术后残腔有渗血或有脑水肿及脑软化灶存在时,血管流空信号受显影噪音干扰,可出现假阴性。

六、治疗

治疗前首先要对自发性脑出血疾病认真鉴别,然后根据病因进行针对性的有效治疗。高血压脑出血应采取内科保守治疗还是外科手术治疗一直是有争议的。

非手术治疗包括:①绝对卧床休息,密切观察病情,给予镇静剂,避免刺激因素及不必要的搬动。②控制全身血压选用降血压药使平均血压不超过18kPa(140mmHg)。③用高渗脱水剂或利尿剂降低颅内压。④防治及处理各系统并发症,如呼吸道阻塞及感染、消化道出血、心血管病、尿路感染、压疮、关节及肢体强直挛缩等,维持液体、电解质、酸碱及营养平衡等。⑤酌情使用抗纤维蛋白溶酶药物以减少再出血的机会。⑥有高热时采用降温退热措施。

手术治疗目的在于清除血肿,制止活动性出血,解除血肿对脑组织的压迫、迅速降低颅内压,减轻局部缺血,防止脑水肿发展,以利脑神经功能恢复。Cushing 在 1903 年最早开展高血压脑出血手术治疗,但手术死亡率高达 50% 左右。CT 问世后,高血压脑出血的诊断迅速且准确。出血部位、出血量、是否破入脑室、周围脑水肿的程度、中线结构移位状况等影像资料均可即时获得,为急诊手术治疗提供重要依据。微侵袭神经外科手术器械、手术方法的不断改进和发展,亦促使高血压脑出血的手术疗效逐步提高。

(一)手术适应证

高血压脑出血常发生在高血压病的晚期,患者的心血管、脑及肾脏等重要脏器已有不同程度的损伤。麻醉和手术创伤可对机体功能进一步扰乱,影响疗效,因此把握手术适应证是十分必要的。

1994 年 Kobayashi 等提出高血压性小脑出血的治疗原则:①患者清醒,GCS 14～15 分,CT 显示血肿最大径＜40mm 者,内科治疗。②GCS≤13 分,血肿最大径≥40mm 者宜手术清除血肿。③脑干反射完全消失伴有弛缓性四肢瘫痪或全身状况差者禁忌手术。70 岁以上患者根据既往健康状况考虑手术与否。美国神经外科医师手册(2001 版)建议 ICH 的手术治疗适应证:①血肿引起明显的占位效应,脑水肿、中线移位,甚至迅速导致脑疝。②血肿压迫、颅内压增高等引起局灶性神经功能障碍。③血肿量 10～30ml 手术预后好,30ml 以上手术预后较差,85ml 以上手术存活率近乎零。④保守治疗无法控制的颅内压增高。⑤非优势半球皮质下、外囊以及未出现脑干症状的小脑血肿手术预后较好。⑥年龄小于 50 岁的手术预后优于 50～75 岁患者。⑦早期手术,发病至治疗时间间隔大于 24 小时的患者预后差。国内学者一般认为,血肿位于皮质下、壳核或小脑半球;大脑半球血肿量大于 30ml,小脑出血量大于 10ml;意识状况处于中、浅昏迷或由清醒刚转入浅昏迷者应考虑手术治疗。

手术适应证应根据临床表现(表 2-24)、CT 表现(表 2-25)及全身状况三方面要素的分级标准和疗效评定。

临床表现评分＋CT 评分表现＝总分

总分 6～10 分为重型,11～20 分为中型,21～30 分为轻型。

全身状况,有下列任何一项者作升一级评定,如轻型升为中型,中型升为重型。①年龄≥61 岁。②有脑卒中史。③心肺肝肾有严重疾患。④体温＞38℃。⑤糖尿病。

综合判断高血压脑出血手术治疗的原则如下:

1.轻型患者神志清醒,可伴有轻度言语或肢体功能障碍,出血部位较浅表,血肿量＜30ml,以内科治疗为宜。治疗过程中应密切观察病情变化,及 CT 随访检查,以防颅内继续出血、继发脑血管痉挛或脑水肿加重,使病情逐渐恶化而转入中、重型。

2.中型患者神志意识状态有轻度障碍,伴有偏瘫和(或)失语,血肿量＞30ml,可选择内科治疗或手术治疗。如先采取内科治疗,也应作好一切术前准备,以便根据病情变化,或血肿量增大,随时采取手术干预。

3.中、重型患者出现早期脑疝表现的,以手术治疗为主。对于年龄过大、病情进展迅速很快出现脑干功能衰竭(如深昏迷、瞳孔散大、光反应消失、呼吸不规则、血压波动大、四肢瘫痪、去脑强直等)者,有严重系统并发症、凝血功能障碍或多脏器功能衰竭者,不宜手术。

4.小脑出血,血肿量＞10ml 时,应考虑手术。

5.脑干出血的急性期不宜手术。并发脑室内出血时,可行脑室引流术。

6.手术治疗仅为治疗中的一个组成部分,术后仍应采用积极的内科治疗。

7.因手术治疗还是内科治疗的争议尚无定论,特别是手术清除血肿对神经功能的恢复有多大促进作用亦难肯定,所以必须向家属交待,以求理解。

综上所述,对于GCS≥7分,年龄≤70岁的高血压脑出血病例,外科手术疗效优于内科保守治疗。规范化的ICH手术适应证应包括:①有高血压病史,或发病时血压增高并排除其他原因的自发性脑出血者。②急诊头颅CT显示皮质下、外囊、基底节或丘脑、小脑半球或脑室内出血等,幕上血肿量≥30ml,幕下血肿量≥10ml。③意识状态呈嗜睡、浅昏迷,GCS评分7~12分(含7分和12分)。④临床分级为中型和重型。⑤生命体征平稳。⑥年龄≤70岁。

(二)手术方法

骨瓣开颅脑内血肿清除是传统的手术方法。目前微侵袭手术技术逐步发展,有取代传统的骨瓣开颅手术的趋势。后者包括:小骨窗开颅血肿清除术、CT立体定向血肿穿刺抽吸术、B超引导下血肿穿刺抽吸术和神经内镜辅助血肿清除术等。在微侵袭手术的基础上还可结合纤溶药物溶化残余血肿引流术。

1.骨瓣开颅血肿清除术　骨瓣开颅虽然创伤大,但可在直视下彻底清除血肿,止血可靠,迅速解除血肿对周围脑组织的压迫,降低颅内压,当颅内压下降不明显时还可以去除大骨瓣减压,故仍然是一种有效的手术方法。可用于部位较浅,如皮质下、壳核等的出血,出血量大及意识状况逐渐恶化的脑疝早期患者。小脑出血亦以颅后窝骨窗开颅清除血肿为妥。

2.小骨窗开颅血肿清除术　小骨窗开颅术(即锁孔手术),选CT所示血肿最大层面的中心在颅骨上的投影为钻孔点。以壳核血肿为例,在耳廓上方作沿颞肌纤维投射方向的斜切口,颅骨钻孔后扩大至直径2.5cm的小骨窗。十字形切开硬脑膜,在颞上沟切开皮质约1cm,可至岛叶表面,继续深入达基底节区血肿腔。此皮质切口即可避开优势半球感觉性语言中枢,又比经外侧裂入路容易避开侧裂血管,效果较优。小骨窗开颅术损伤小,手术步骤简便,可在局麻下较迅速入颅,能清除大部分血肿,减压效果多理想。虽然术野较小,但随着凝血块的清除,血肿腔内操作空间较大,仍能直视下满意止血。并可在血肿腔内置一根硅胶引流管,引流残余血肿。对多数内囊—基底节出血、皮质下出血均适用,老年或有较严重疾患者首选。

3.CT立体定向或B超引导下血肿穿刺抽吸术　采用基于CT影像的有框架立体定向技术或神经导航技术可进行脑内血肿穿刺,结合纤溶药物或机械破碎血肿后将血肿抽吸或置管引流。血肿穿刺抽吸过程也可在B超实时引导下进行,对血肿排出量作定量监测,并能判断有无术野再出血而采取相应措施。该项技术对脑内深部血肿亦适用。

4.血肿纤溶引流术　使用较广的药物包括尿激酶、基因重组组织纤溶酶原激活剂(rt-PA)和基因重组链激酶(r-SK)等。均有较显著的溶化血肿的效果,且对脑组织无毒性反应。采用小骨窗开颅结合纤溶药物溶化血肿引流术,血肿在2周内均完全消失,无再出血发生,亦无过敏反应。高血压脑出血死亡率降至15%左右,疗效较好。

5.脑室内出血的手术治疗　原发性脑室内出血少见,多为邻近脑内血肿破入脑室所致。临床上除原发出血灶的表现外,还有脑室扩大,对周围重要组织结构如下丘脑或脑干压迫和刺激所产生的影响,以及出血堵塞脑脊液循环通路引起颅内压迅速增高的一系列表现,病情多较严重。非手术治疗效果极差,生存率低。单纯脑室引流,引流管易被凝血块堵塞,致治疗效果不佳,死亡率60%~90%。脑室穿刺术结合r-SK等药物脑室内注入溶化血肿引流,有明显疗效,一般1~2周脑室内积血完全消失。

6.神经内镜在脑内血肿清除术中的应用　一般认为适应于发病6~24小时内,血肿量小于 50ml,无脑疝的患者。神经内镜可以避免开颅进行直视下操作,借助激光、微型活检钳等器械分离较韧的凝血块,彻底清除血肿,有效地制止活动性出血。对于一般情况差及老年病例提供了新的手术方法。如能与基于 CT 影像的神经导航技术结合,更能大大扩展手术定位的准确性,疗效更佳。

各类手术的方法的优劣尚需继续总结经验再作结论。不论采用何种手术,术后仍应继续采用非手术治疗。

(三)影响手术疗效的因素

目前公认的因素有:①意识状况:术前患者 GCS 评分越低,疗效越差。②出血部位:深部(如丘脑)出血手术疗效较差,脑干出血的死亡率更高,而皮质下出血、壳核出血手术效果均较好。③血肿量:出血量越多,预后越差。但还需要与出血部位结合起来分析。④年龄不做为一个影响预后的独立因素,必须结合既往健康状况作具体分析。一般认为大于 70 岁患者较难耐受手术。⑤术前血压:血压≥26.6/16kPa 并难以控制的患者,手术效果差。⑥手术时机:在高血压脑出血发病后 7～24 小时以内,其手术疗效较好,术后颅内再出血风险以及全身其他系统并发症发生率较低,是最佳手术治疗窗。⑦术后系统并发症:主要指呼吸与心血管系统并发症。

近年来,对高血压脑出血的多器官衰竭(MOF)更为重视。目前高血压脑出血手术治疗总体死亡率 20% 左右,术后并发症中 MOF 发病率为 26.8%,是主要致死原因之一。其中发生率最高为胃肠道(64%),其余依次为神经系统、肾脏和肺脏。呼吸与心血管系统衰竭者死亡率最高,其次为肾脏、中枢神经系统及胃肠道衰竭。每增加一个器官衰竭,死亡率增加30%,4 个器官衰竭,死亡率达 100%。因此积极及时控制各个器官的并发症,防治多器官功能衰竭,是提高高血压脑出血疗效的关键之一。

第八节　脑血管病的介入治疗技术

一、颅内栓塞术

(一)颅内动脉瘤栓塞术

1.适应证　颅内动脉瘤栓塞术适用于:

(1)未出血的颅内囊状动脉瘤:凡位于脑底部的均可采用血管内栓塞治疗,特别对手术危险大而血管内栓塞治疗危险较小的基底动脉末端、基底动脉干、颈内动脉海绵窦段动脉瘤应作为首选。

(2)颅内囊状动脉瘤破裂出血:病情属 Ⅰ、Ⅱ、Ⅲ 级,甚至属于 Ⅳ、Ⅴ 级的患者;患者全身情况不适于开颅手术或患者拒绝开颅手术者。

2.禁忌证

(1)患者严重动脉硬化,血管扭曲,或破裂出血后严重血管痉挛,微导管无法通过血管进入动脉瘤腔者。

(2)动脉瘤破裂出血后,患者病情属 Ⅴ 级处于濒死期者,不适于行动脉瘤腔内栓塞治疗。

3.术前准备

(1)颅内动脉瘤破裂出血后:在等待手术时,应酌情对患者采取降血压、降温、降颅压、抗脑血管痉挛、抗纤溶和脑室外引流等治疗措施,积极创造条件,争取实施血管内栓塞治疗。

(2)对患者的其他准备

①详细了解病史,进行全面体检与系统的神经系统检查。

②有癫痫病史者,术前给抗癫痫药物治疗。

③术前根据病情行 CT 平扫加增强扫描,MRI、MRA 检查。

④术前进行血、尿常规,出血、凝血时间,肝、肾功能,胸部透视,心、脑电图等检查。

⑤术前禁食,碘过敏试验,穿刺部位(如会阴部)备皮,留置导尿管。

⑥用布带约束四肢。

(3)穿刺插管用物

1)一般用物:16G 或 18G 穿刺针一根,6F 导管鞘一套,5F 造影导管一根,6F 导引管一根或 FasGuide 导引管一根,Balt 硬度渐变导引管一根,二通开关两个,带阀 Y 形接头两个,消毒胶布 6 条(1.25cm×10cm),连接管(75cm)一根,带三通连接管(30cm)一根,不锈钢碗大号 3 个、中号两个、小号一个,非离子造影剂,如 Omnipaque 100mL,2%利多卡因 20mL,地塞米松 20mg,肝素 12500U×2 支。20 或 22 号不锈钢皮肤穿刺针各 1 具。

2)输送电解铂金微弹簧圈所需器械

①Excel-14、Excelsior-1018 双示标微导管各一根,SeekerLite-10、FasDasher-14、MachDesign-18,SeekerLite-18、TaperDesign-18 微导丝各一根。

②电解铂金微弹簧圈各种规格若干。

③GDC 直流电解装置两台。

4.麻醉和体位

(1)患者仰卧于血管造影台上。

(2)凡能合作患者均采用神经安定麻醉加穿刺部位浸润麻醉,以便于术中观察患者意识状态、语言功能、肢体运动等。对不能合作的小儿及特殊患者采用气管插管全身麻醉。

(3)术中请麻醉师监护患者生命体征并记录。

5.手术步骤

(1)电解铂金微弹簧圈栓塞术技术

1)采用 Seldinger 法:常规经股动脉穿刺插管,依次插入 6F 导管鞘、6F 导引管或 Tracker-38、Casasco 导引管,在电视监视下将导引管送到患侧颈内动脉或椎动脉,达第 2 颈椎水平。导引管尾端接 Y 形带阀接头,其侧臂与带三通软连接管相连,再与动脉加压输液相连,开放加压输液袋慢慢滴入生理盐水,并给患者实施全身肝素化。如需行全脑血管造影,应先造影了解动脉瘤的部位、大小、形态等。

2)根据动脉瘤形态、大小:选择适宜的 Excel-14 或 Excelsior-1018 微导管与 GDC 铂金微弹簧圈。微弹簧圈的选择取决于瘤腔与瘤颈的比例,一般动脉瘤腔:瘤颈=4:1,最适合行 GDC 栓塞,不得<3:1,瘤颈宽>4mm 则不适合做 GDC 栓塞治疗。第一、二个弹簧圈的直径不得小于瘤颈的宽度,否则 GDC 有脱出动脉瘤的可能。第一、二个 GDC 铂金微弹簧圈选择弹性较强的普通型,以使其进入动脉瘤内,可与瘤壁贴紧呈网篮状结构,而后用柔软型充填网篮状结构的间隙,以达到紧密填塞动脉瘤的目的。

3)经导引管尾端 Y 形阀有阀臂插入 Excel-14 或 Excelsior-1018 微导管:在电视监视与示踪图(road-mapping)导向下,用可控铂金导丝,将微导管导入动脉瘤腔内,使其尖端在动脉瘤腔中部,抽出铂金导向导丝,用 1mL 注射器抽吸低浓度造影剂,轻轻经微导管注入少量(<0.5mL),了解导管在动脉瘤腔的位置。

4)在 Excel－14 或 Excelsior－1018 微导管尾端接 Y 形带阀接头:其侧臂与带两通连接管相连,两通连接管再与压力为 52kPa(400mmHg)、1 滴/(3～5)秒的加压输液袋相连,开放加压输液调节慢慢滴入生理盐水。

5)在插入 GDC 铂金微弹簧圈前:应首先对其进行检查,术者左手拇食指固定引导鞘管螺旋锁结构的远侧,右手拇食指固定其近侧,并逆时针旋转引导鞘管将螺旋锁松解,不再卡住,GDC 铂金微弹簧圈的钢丝,使其在引导鞘管内可无阻力地移动,将 GDC 铂金微弹簧圈推出引导鞘管,置于助手手心检查 GDC 电解点是否失灵,弹簧圈的记忆形状是否拉长变形,如仍完好,则抽回引导鞘管内,两手拇示指分别抓住引导鞘管螺旋结构的远近侧,左手固定,右手顺时针旋转,将螺旋结构锁紧。

6)经微导管尾端 Y 形阀插入带引导鞘管的输送 GDC 铂金微弹簧圈引导钢丝:使引导鞘管前端与微导管尾端紧密衔接,并拧紧 Y 形阀以固定引导鞘管。助手慢慢将 GDC 铂金微弹簧圈推入 Excel－14 或 Excelsior－1018 微导管内,松开 Y 形阀,慢慢抽出引导鞘管,保存好不要丢弃,以备万一需退出 GDC 铂金微弹簧圈时再用。在电视监视与示踪图导向下,无阻力地将 GDC 铂金微弹簧圈慢慢推入。当其进入动脉瘤内时,即见其呈螺旋状盘绕,紧贴动脉瘤壁呈网篮状;当输送钢丝上不透 X 线的示标超过 Excel－14 或 Excelsior－1018 微导管的第二个示标,与其重叠时,即表示连接 GDC 铂金微弹簧圈的电解点已送出微导管进入动脉瘤内。

7)仔细检查与判断所选 GDC 的型号与动脉瘤大小:形态是否匹配,GDC 进入动脉瘤内是否准确无误,如无疑问,即可准备进行电解脱。在穿刺侧腹股沟部用 20 号或 22 号不锈钢针刺入皮下一肌肉内,将 GDC 专用直流电解装置的黑色负极连接线前端微钩与不锈钢穿刺针连接(回路电极);将红色正极连接线前端微钩与 GDC 铂金微弹簧圈引导钢丝尾部无绝缘的裸体部连接;并将正负极连接线的另一端分别插入直流电解装置的正负极插孔。准备就绪后,再次在电视透视下确认 GDC 在动脉瘤内位置、导引钢丝上示标位置无误,即可开始电解脱。

8)将直流电解装置固定在桌面或架子上:按下 GDC 直流电解装置的开/关按钮,所有显示将闪亮,进行 3s 自检,随后电流将闪动 3 次,表明为 1mA 电流设置,需大约 10s 才能达到所设置的输出电流值。当 GDC 铂金微弹簧圈从不锈钢引导钢丝上解脱时,则会出现:①电流停止。②所有显示器冻结,显示出最后的电压、电流与时间。③直流电解装置发出蜂鸣声 5 次(蜂鸣 1/2s,停 1/2s)。④黄色电解状态(check)显示灯亮。⑤解脱显示箭头闪亮。

9)在透视下确认微弹簧圈是否已解脱:慢慢回拉 GDC 铂金微弹簧圈引导钢丝,如弹簧圈没有移动,则表示已解脱;如弹簧圈移动,则表示未解脱。可延长解脱时间,按下直流电解装置的电流键,即恢复电流输出,10s 恢复到原来的电流和电压。时间显示从再次调整后立即开始计时,如电解装置再次出现解脱信号时,再次在电视监视下,确认微弹簧圈是否已解脱。

10)一旦确认微弹簧圈已解脱:移去引导钢丝尾端红色电极,将导引钢丝慢慢从微导管内抽出。关闭直流电解装置,如需加用微弹簧圈可重复上述操作步骤,直到将动脉瘤紧密填塞为止。

11)在电视监视下小心拔出 Excel－14 或 Excelsior－1018 微导管:经导引管再次造影了

解动脉瘤栓塞情况。

12)治疗结束拔出导引管与导管鞘:穿刺部位压迫15～20min,无出血后盖无菌纱布。

(2)使用GDC铂金微弹簧圈及直流电解装置的注意事项

1)不能用非专用直流电解装置解脱GDC,GDC直流电解装置不能消毒。

2)每次操作前和(或)电池显示灯闪亮时,均应更换电池。

3)在GDC解脱过程中,如患者感觉回路电极部位不适,可降低电流,按电流钮(current)一次为0.5mA,按2次为0.75mA,按两次回到1mA。在解脱过程中改变电流大小时:①不影响直流电解装置的功能,但可能增加解脱时间。②时间记录不复位。③对所需电压稍有影响。

4)如解脱刚刚开始几秒钟,解脱(detach)显示闪动,可能是接触不良,最大可能在患者回路电极或在GDC输入不锈钢丝端,请关闭GDC电源,拔出连接线,重新开始。

5)GDC解脱后直流电解装置进入暂停状态,此时不要关闭电源,否则解脱时间将恢复到"0"位。

6)如患者感觉回路电极处疼痛或解脱时间延长,重新穿刺插入新的穿刺针以形成新的回路电极。

7)一旦操作结束,即将正负极连接电线丢弃,并将直流电解装置放在干燥、清洁、安全的环境下保存。

(3)载瘤动脉球囊闭塞手术步骤

①将安装好适宜型号带X线标记球囊的Magic-BD或同轴导管,经8F导引管尾端Y形阀有阀臂插入,当导管前部软而可弯曲的部分进入导引管后,拔出导丝。

②在Magic-BD或同轴导管尾部接一抽有每毫升含碘180mg的非离子造影剂的1mL注射器,排净导管内空气后,记下1mL注射器内造影剂的剂量。

③在电视监视下将Magic-BD或同轴导管送入导引管,利用血流自然冲击力将球囊送至动脉瘤开口或载瘤动脉,慢慢充盈球囊将动脉瘤开口或载瘤动脉完全堵塞,行血管闭塞试验,并通过导引管注入造影剂,证实已完全闭塞,记录开始闭塞时间并严密观察病情变化。

④根据需要,经6F导管鞘插入的导管行对侧颈内动脉、椎动脉造影,了解颅内侧支循环是否良好。

⑤如闭塞试验观察30min患者能耐受,造影证实颅内侧支循环良好,则可将球囊解脱留置于载瘤动脉内。

⑥在载瘤动脉近心端,第一球囊下方再放入第二个保护球囊或弹簧圈。如第一球囊内充以HEMA时,不必要投放第二个保护球囊或弹簧圈。

⑦经患侧与对侧行脑血管造影了解动脉瘤闭塞情况。

治疗结束后,酌情给予鱼精白蛋中和肝素,拔出导管与导管鞘,穿刺部位压迫15～20min,待无出血时,盖无菌纱布,并加压包扎。

6.术中注意要点

(1)颅内囊状动脉瘤血管内栓塞术成败的关键:在于能否把微导管送入动脉瘤腔内。能否进入瘤腔与动脉瘤的部位、动脉瘤与载瘤动脉的夹角和血流方向等有关,如位于基底动脉末端和眼动脉的动脉瘤,微导管较易进入瘤腔;而颈内动脉后交通与前交通动脉瘤则较难进入瘤腔。

（2）颅内囊状动脉瘤行血管内栓塞瘤腔时：最好利用 DSA 的示踪图（road－mapping），并切忌栓塞过度，以防动脉瘤破裂。

（3）选择微弹簧圈时：第一个圈的直径一定与动脉瘤直径相当，不可大于动脉瘤直径，而后逐渐选小直径圈，并尽量做到紧密填塞。

（4）对需要闭塞载瘤动脉者：一定要做控制性低血压下的闭塞试验，患者是否能耐受，并行侧支循环造影检查。只有当患者能耐受闭塞试验，并证明颅内侧支循环良好时才能闭塞载瘤动脉。

（5）颅内巨大动脉瘤：如瘤腔有新鲜附壁血栓者，操作时切忌将球囊送入动脉瘤内，以防附壁血栓脱落。

7.术后处理

（1）术后立即摄头颅正侧位平片，了解微弹簧圈的情况，以便与日后复查比较。

（2）严密观察病情变化，注意患者意识状态、语言功能、肢体运动、生命体征，穿刺部位是否出血，穿刺侧足背动脉与肢体血循环等。

（3）给予钙离子拮抗剂尼莫地平，防治脑血管痉挛。

（4）应用抗生素防治感染。

（5）应用脱水剂。

（6）酌情静脉输液。

8.并发症

（1）术中动脉瘤破裂：在操作过程中动脉瘤可自然破裂，或可由于往动脉瘤腔内送入微导管或微弹簧圈时致动脉瘤破裂。为防止动脉瘤破裂，手术操作一定要轻柔，送入微导管或微弹簧圈时最好使用示踪图，一定不能盲目送入微导管，送入微弹簧圈动作一定要轻柔，并尽可能采用控制性低血压。

（2）颅内巨大动脉瘤内附壁血栓脱落：可发生脑栓塞，严重者甚至危及患者生命。

（二）颅内动静脉畸形栓塞术

脑动静脉畸形是一种先天性局部脑血管发育异常。在动、静脉之间存在异常的瘘管，血液即直接由动脉流入静脉，形成短路。由于没有正常小动静脉之间的毛细血管网，故血流阻力减少，流量增大，供应动脉逐渐扩张以适应增加的血流量。远侧静脉瘀滞而曲张形成侧支循环，并逐渐扩张加入到病变区来，形成管径不等的曲张的动脉和静脉错综集簇的血管团。可发生蛛网膜下腔、脑内或脑室内出血，甚至形成脑内血肿，偶见硬脑膜下血肿。出血可造成脑组织损害，产生相应神经功能缺失症状和后遗症，严重者甚至危及生命。约 30% 的患者发生癫痫。本病诊断的主要依据是脑血管造影，出血后病情稳定时应尽早进行。最好行经股动脉穿刺插管选择性全脑血管造影，应用数字减影及放大技术，以便更好地显示病变的范围、供应动脉、引流静脉、盗血情况。还要进行经微导管的超选择性脑血管造影，对病变的血管结构进行分析，分清畸形血管团的供血方式是终末供血或穿支供血，是否存在有直接的动静脉瘘，伴有动脉瘤或静脉瘤，以及动静脉循环时间等，为选择栓塞治疗的适应证、栓塞材料及注射方法提供依据。

1.适应证　颅内动静脉畸形栓塞术适用于：

（1）病变广泛深在，不适宜直接手术者。

（2）病变位于脑重要功能区，如运动区、言语区和脑干，手术后会产生严重并发症和后遗症者。

（3）高血流病变、盗血严重、手术切除出血多或手术后可能发生过度灌注综合征者，可先行部分畸形血管团或供血动脉栓塞，再行手术切除。

2.禁忌证

（1）病变为低血流者，供血动脉太细，微导管无法插入，或微导管不能到达畸形病灶内，不能避开供应正常脑组织的穿支动脉者。

（2）超选择性脑血管造影显示病灶为穿支供血者，区域性功能闭塞试验产生相应神经功能缺失者。

（3）严重动脉硬化，动脉扭曲，导引管无法插入颈内动脉或椎动脉者。

3.术前准备

（1）患者准备：①详细了解病史，进行全面体检与系统的神经系统检查。②有癫痫病史者，术前给抗癫痫药物治疗。③术前根据病情行 CT 平扫加增强扫描，MRI、MRA 检查。④术前进行血、尿常规，出血、凝血时间，肝、肾功能，胸部透视，心、脑电图等检查。⑤术前禁食，碘过敏试验，穿刺部位（如会阴部）备皮，留置导尿管。⑥用布带约束四肢。

（2）特殊器材和器械准备：①16G 或 18G 穿刺针一根。②直径 0.89mm，长 40cm 导丝一根。③6F 导管鞘一个。④5F 脑血管造影导管一根。⑤6F 导引管一根。⑥带三通软连接管一根。⑦Y 形带阀接头一个。⑧加压输液袋两套。⑨Magic 3F/1.8F、3F/1.5F、3F/1.2F 或 Magic 3F/1.8F、3F/1.5F、3F/1.2FMP 导管 1～2 根。⑩二通开关两个，1mL 注射器 5 副；栓塞材料 NBCA、碘苯酯、3－0 或 5－0 真丝线段；眼科弯镊一把，直剪刀一把。

4.麻醉和体位

（1）患者仰卧于血管造影台上。

（2）凡能合作患者均采用神经安定麻醉加穿刺部位浸润麻醉，以便于术中观察患者意识状态、语言功能、肢体运动等。对不能合作的小儿及特殊患者采用气管插管全身麻醉。

（3）术中请麻醉师监护患者生命体征并记录。

5.手术步骤　一般多采用经股动脉穿刺插管入路。

（1）会阴及两侧腹股沟：常规消毒，铺无菌巾。

（2）用 1％或 2％利多卡因：在右（或左）侧腹股沟韧带下 2～3cm，股动脉搏动明显处逐层进行浸润麻醉，并给患者神经安定麻醉。

（3）用 16G 或 18G 穿刺针：穿刺右（或左）侧股动脉，采用 Seldinger 法循序插入 6F 导管鞘，导管鞘侧臂带三通连接管与动脉加压输液管相连，排净管道内气泡，调节加压输液袋速度缓慢滴入，并用消毒胶布固定导管鞘。

（4）将 6F 平头导引管末端在开水蒸气壶上塑成 110°角呈钩形，导引管尾端装二通开关，内充满造影剂。经 6F 导管鞘插入 6F 导引管，在电视监视下将其依次插入左、右颈内、外动脉，左、右椎动脉进行选择性全脑血管造影（造影剂注入速度和用量：颈内动脉 6mL/s，总量 8mL；颈外动脉 4mL/s，总量 6mL；椎动脉 5mL/s，总量 7mL）。了解病变部位、范围、供血动脉、畸形血管团、引流静脉、盗血现象及动静脉循环时间等。明确诊断后，将导引管插入病变侧颈内或椎动脉，导引管末端达第 2 颈椎平面。

（5）在插入微导管前：给患者实施全身肝素化，按 1mg/kg 静脉注射，一般成年人首次剂量为 50mg,2h 后如继续治疗,则按 0.5mg/kg 体重追加,成年人给 25mg 静脉注射,以此类推。

(6)将 6F 导引管尾端二通开关去掉:与一 Y 形带阀接头连接,Y 形带阀接头侧臂与带三通连接管相连,再连接于动脉加压输液袋输液管,排净管道内气泡后,调节加压输液袋速度缓慢滴入。再将 Magic 或 Magic—MP 微导管经 Y 形带阀接头阀臂端插入导引管内,待微导管前部软而可弯曲的部分插入后扭紧阀,抽出微导管内不锈钢导丝。微导管型号的选择视病变部位、大小、供血动脉粗细及供血动脉弯曲度而定,一般病变靠近主干血管、大病灶、供血动脉粗且较直,选用 Magic 1.8F 或 1.5F 微导管;如病灶位于颅内末梢血管、病灶较小、供血动脉较细且弯曲度较多,则选用 Magic 1.2F 或 1.5F 微导管。

如微导管前端不带开孔球囊,则待微导管内有血液溢出并排净空气后,可在尾端接一1mL 注射器。如微导管末端带开孔球囊,可在微导管尾端接一 1mL 注射器间断推入生理盐水,将微导管内空气排至导引管内,将 Y 形带阀接头侧臂打开,利用导引管内动脉血压力将空气泡从 Y 形带阀接头侧臂排空。待排净空气后,再将与动脉加压输液袋输液管相连的带三通连接管接于 Y 形带阀接头侧臂,在电视监视下,将微导管继续沿导引管送入,直至送出导引管。利用血流自然冲击力,从导引管内注入生理盐水加大血流冲击力,改变血流动力学方向,轻轻充盈球囊,利用微导管末端塑型以及体外捻转导管导向方法,将微导管送至病变供血动脉,而后再将微导管前端送入 AVM 病灶内。

(7)经微导管对病变进行超选择脑血管造影(用高压注射器注入造影剂按 1mL/s,总量3mL):对病变的血管结构进行分析,决定对动静脉畸形是否行血管内栓塞治疗,并选择栓塞材料及注射方法。

(8)如病变为非重要功能区:单支动脉终末型供血,则宜首选 NBCA 栓塞。操作方法和要求:

①根据病变血流情况和动静脉循环时间,将 NBCA 调制成 17%~25% 的混合液。

②请麻醉师观察患者情况,对高血流患者实施控制性低血压,把患者血压降至基础血压的 2/3 水平。

③用 5% 葡萄糖溶液反复冲洗微导管并充满微导管。

④请投照技术人员准备好 X 线机。

⑤直接注射时,用 1mL 注射器抽吸 NBCA 混合液,连接 Magic 导管尾端,启动机器后,在电视监视下将 NBCA 直接注入,等病变血流变慢或引流静脉端有 NBCA 时立即停止注射,手术者与助手配合,一起将微导管连同导引管从患者体内抽出。或采用"三明治"注射技术,用1mL 注射器先抽入 5% 葡萄糖 0.5mL,再抽吸 NBCA 混合液(其量视病变大小而定),接于充满 5% 葡萄糖溶液的微导管末端(使 NBCA 夹于 5% 葡萄糖中间,在体外不与血液直接接触),在电视监视下将其注入,并很快抽出微导管。

⑥如需行病变第二支供血动脉及病灶栓塞时,再插入第二根 Magic 微导管。一般一次治疗只栓塞 2 支供血动脉。

(9)如病变位于重要功能区或病变深在而广泛:不适于用 NBCA 栓塞时,可采用真丝线段栓塞。操作方法与要求:

①根据病变血流高低及供血动脉大小,将 3—0 或 5—0 真丝医用缝合线制成 0.5～2.5cm 等不同规格,一般高血流量,供血动脉较粗者选用较长者,反之则选用短者。

②用 1mL 注射器抽吸注射用生理盐水 0.8mL 左右,用眼科镊将真丝线段送入 1mL 注射器内,将注射器连接于微导管尾端,利用盐水冲击经微导管将真丝线段推入病灶内。真丝线段推注量视病变大小不同而异。

③在推注真丝线段过程中,不断推注 40％非离子造影剂监视病变栓塞情况,如见病变血流变慢或畸形血管团消失时即应停止推注,同时间断推注每毫升含 1mg 的罂粟碱 1～2mL,以预防血管痉挛。

④在推注真丝线段过程中观察患者神志、语言功能、肢体运动情况等,如有异常立即停止治疗。如无异常,可将微导管插入另外一支供血动脉进行栓塞治疗,直至将病灶完全栓塞。

(10)栓塞完毕:尽快了解患者病情变化,注意有无不良反应及并发症出现,并做相应处理。如患者情况良好,可通过导引管进行与栓塞前同样条件的脑血管造影,了解病变栓塞结果,并与栓塞前比较。

(11)治疗结束时:先酌情静脉注入鱼精蛋白(按 1mL 含鱼精蛋白 10mg,可中和肝素1000u 计算),再拔出导引管、导管鞘。穿刺部位压迫 15～20min,待无出血时,局部盖无菌纱布,用沙袋压迫 5～6h。

6.术中注意要点

(1)本手术成败的关键:在于微导管超选择插管是否到达病变供血动脉,进入畸形血管团,并避开供应正常脑组织的穿支血管,这样行血管内栓塞治疗才不致引起并发症和后遗症。高血流病变插管到位一般困难不大,而在病变体积小、血流量不高、又位于颅内末梢血管的畸形血管团则往往插管到位困难。因此,应借助:①加大血流动力学,如从导引管内推注生理盐水。②改变血流动力学方向,如欲使微导管避开血流量较大的大脑中动脉而进入血流量较低的大脑前动脉,可让助手在台下压迫对侧颈内动脉,增加大脑前动脉血流量促使微导管到位。③微导管末端塑形成一定弯曲度。④不断充盈球囊。⑤体外旋转导管改变微导管在颅内的前进方向,千方百计把微导管插到病灶内。

(2)经微导管超选择脑血管造影:对脑动静脉畸形的血管结构学分析至关重要,因它可精确提供畸形血管团的供血方式,对选择栓塞的适应证、选择栓塞材料以及注射方法提供重要参考依据,因此,一定要做此项检查,尤其在选用 NBCA 作为栓塞剂时。

(3)手术要在全身肝素化下进行:如用真丝线段作为栓塞剂,要间断经微导管注入罂粟碱溶液,以预防血管痉挛导致拔管困难。

(4)操作要在质量良好的 DSA 下进行:并有一组由神经外科医师、放射医师、麻醉师、技术人员和导管室护士组成的训练有素、配合默契的专业技术队伍。

7.术后处理

(1)严密观察病情变化,尤其注意患者意识状态,语言功能,肢体运动,有无癫痫发作,生命体征变化,穿刺部位出血,穿刺侧足背动脉搏动及肢体血循环等,并作相应处理。

(2)应用抗生素防治感染。

(3)应用脱水剂(如 20％甘露醇或易思清)及肾上腺皮质激素防治脑水肿。

(4)术前有癫痫病史或病灶位于致痫区者,应进行抗癫痫治疗。

(5)对高血流病变,或有可能发生过度灌注综合征者,酌情采用控制性低血压。

(6)对术后有可能发生脑血管痉挛者,应用血管解痉药,如尼莫同、罂粟碱等。

(7)如微导管断于颅内者,术后应用肝素化治疗,持续 3～5d。

8.并发症　脑动静脉畸形血管内栓塞治疗的主要并发症有:误栓正常脑供血动脉、引流静脉或静脉窦致神经功能缺失、过度灌注综合征、颅内出血、导管断于脑血管内和脑血管痉挛等。

(1)误栓塞的主要原因

①微导管插管不到位,没有避开供应正常脑组织的穿支。

②脑动静脉畸形的供血方式不是终末供血,而是穿支供血,栓塞时无法避开供应正常脑组织的穿支,为避免这种并发症,一定要将微导管送到位,且如果不能避开供应正常脑组织的穿支时不能实施栓塞治疗。

③引流静脉或静脉窦栓塞,多见于高血流病变,动静脉循环时间短,应用 NBCA 栓塞时浓度调配不当,NBCA 很快流入回流静脉或静脉窦将其栓塞,而供应动脉、畸形血管团尚未栓塞,会立即发生颅内出血。为预防此种并发症,在高血流病变应用 NBCA 栓塞时,一定要根据动静脉循环时间来调配好 NBCA 的浓度,或改用真丝线段栓塞,或先用真丝线段、GDC 或 Liquidcoil 部分栓塞病变,待其血流由高变低时再用 NBCA 栓塞。

(2)过度灌注综合征:主要发生在高血流病变栓塞时,尤其应用 NBCA 栓塞时,由于在瞬间将动静脉短路堵塞,原被病变盗去的血液迅速回流向正常脑血管,因正常脑血管长期处于低血流状态,其自动调节功能失调,不能适应颅内血流动力学的变化,将会出现过度灌注,致严重脑水肿、脑肿胀甚至发生不可控制的颅内出血。为预防此种情况发生,对高血流的巨大病变栓塞时,应逐渐闭塞动静脉短路,每次只能栓塞病变体积的 1/3 或 1/4;同时在栓塞时,甚至栓塞后酌情采用控制性低血压措施,将患者血压降至基础血压的 2/3 水平;或采用真丝线段栓塞逐渐闭塞动静脉短路,慢慢改变颅内血流动力学。对老年人、动脉粥样硬化与高血压患者更应慎重。

(3)颅内出血的原因:除见于误栓引流静脉与静脉窦和过度灌注综合征外,也见于以下情况:

1)微导管进入病变内,用 NBCA 栓塞导管黏住病变,拔管时牵拉出血;

2)用真丝线段栓塞时,因导管在血管内停留时间较长,加之推注线段时的刺激,使脑血管痉挛牵住微导管,用力牵拉时将病变血管拉破致出血。为预防脑血管痉挛,在推注真丝线段过程中,应间断从微导管内推注罂粟碱溶液。

(4)导管断于脑血管内的原因有

1)用 NBCA 栓塞时微导管与病变粘住。

2)用真丝线段栓塞时,因脑血管痉挛致导管不能拔出,牵拉时将微导管拉断。

3)导管材料存在的质量问题。

二、闭塞性脑血管病介入溶栓治疗法

(一)禁忌证

1.有严重出血倾向。

2.对比剂和麻醉剂过敏。

3.严重心、肝、肾功能衰竭。

4.穿刺部位感染及高热。

（二）准备

1.患者准备

（1）向患者及家属交代治疗目的及可能出现的并发症和意外，签订协议书。

（2）向患者解释治疗的过程及注意事项，以消除顾虑，争取术中配合。

（3）检查心、肝、肾功能，以及血常规和出凝血时间。

（4）必要的影像学检查，如 CT、MRI 等。

（5）碘剂及麻醉剂按药典规定进行必要的处理。

（6）术前 4h 禁饮食。

（7）穿刺部位常规备皮，儿童及不合作者给予镇静剂或行全身麻醉。

（8）建立静脉通道，便于术中用药及抢救。

2.器械准备。

3.药品准备　包括各种抢救药物的准备。

（三）方法

溶栓的方法和剂量。

1.溶栓前　有必要行全脑血管造影以了解脑动脉血栓形成的部位、范围、侧支循环建立与否及程度。一般多经股动脉插管，首先行全脑血管造影明确血栓形成的部位。

2.溶栓时　6F 导引管首先到达被栓塞的血管内，3F 导管再尽可能前进接近血栓，甚至可以配合微导丝导引，使微导管穿入血栓内（栓子与血管壁之间）。溶栓剂可通过输液泵输入，也可用注射器手推输入。

3.溶栓剂　目前主要用尿激酶（uk），最大用量可达 90 万～150 万 IU。

4.治疗中　不断经导引管注入肝素生理盐水或给予肝素化。

5.溶栓后　持续肝素化，保留动脉鞘管，24h 后复查 DSA，当部分凝血酶原时原时间降至正常值 2 倍以下时可拔除动脉鞘管。

（四）注意事项

脑动脉局部溶栓治疗的应用，使急性椎－基底动脉闭塞的治疗效果明显提高。对于急性颈内动脉及分支闭塞，其闭塞段是否累及豆纹动脉，是影响溶栓效果与预后的重要因素。注意溶栓治疗时机越早越好，应严格限制在 6h 内，否则将有继发性出血等严重并发症。

三、脑血栓动脉内溶栓术

脑血栓形成是急性缺血性脑血管病的一种常见类型，是引起脑梗死的重要原因。由于脑动脉粥样硬化使动脉管腔狭窄或闭塞，导致其供血区脑局部缺血、缺氧、梗塞，引起局灶性神经功能障碍。

脑血栓形成最常见的病因是动脉硬化和高血压。其好发部位在大脑中动脉、颈内动脉的虹吸部和椎动脉、基底动脉中下段。20％～30％的血栓形成发生于颈部的较大动脉。脑组织对缺血、缺氧非常敏感，当某一动脉完全闭塞时，其供血区域脑组织很快出现缺血性坏死即脑梗死。在动脉闭塞后 6h 以内，常常看不到明显病变，改变为可逆性的。8～48h 出现明显的脑肿胀、脑水肿，4～14d 脑软化、坏死逐渐达到高峰，并开始液化。如病变范围较大，脑组织高度肿胀、中线移位，甚至脑疝形成，3～4 周后坏死脑组织液化，被吞噬和移走，同时出现胶质纤维增生现象。

其临床表现因病变部位、范围及程度的不同,而有不同的神经功能障碍。诊断根据病史,结合 CT、MRI 等检查一般多无困难,需与其他急性脑血管病如脑出血、蛛网膜下腔出血、脑栓塞等鉴别。

治疗应采取综合措施,对急性脑血栓形成者可采用动脉内溶栓治疗。纤维蛋白溶解酶(简称纤溶酶)是纤维蛋白溶解酶原在纤溶酶原活化素的作用下形成的一种蛋白水解酶,可使非溶性纤维蛋白裂解成可溶性纤维蛋白碎片,尿激酶是一种多肽链组成的蛋白水解酶,分子量为 54000,它能激活纤维蛋白的溶酶原,使之成为纤溶酶。

(一)适应证

脑血栓动脉内溶栓术适用于:

1. 急性脑血栓形成 病变位于颅内主要动脉,临床产生明显神经功能障碍者,应争取在发病 6h 以内进行动脉内溶栓治疗,最迟不超过 48h。

2. 在导管诊断治疗过程中 并发的急性脑血栓形成和脑栓塞,临床产生明显神经功能障碍者。

(二)禁忌证

1. 急性脑血栓形成 临床无明显神经功能障碍,或临床虽有明显神经功能障碍,但发病时间超过 48h,患者有明显的脑水肿、脑肿胀、颅内压增高致脑疝形成或濒死期患者。

2. 脑血栓形成后遗症 被栓塞血管供应的脑组织已产生不可逆性病理改变者。

(三)术前准备

1. 患者准备

(1)详细了解病史,进行全面体检与系统的神经系统检查。

(2)有癫痫病史者,术前给抗癫痫药物治疗。

(3)术前根据病情行 CT 平扫加增强扫描,MRI、MRA 检查。

(4)术前进行血、尿常规,出血、凝血时间,肝、肾功能,胸部透视,心、脑电图等检查。

(5)术前禁食,碘过敏试验,穿刺部位(如会阴部)备皮,留置导尿管。

(6)用布带约束四肢。

2. 特殊器械、药品准备 ①16G 或 18G 穿刺针一根。②直径 0.89mm、长 40cm 导丝一根。③6F 导管鞘一个。④6F 导引管一根。⑤Magic-3F/1.8F 一根。⑥带三通软连接管一根。⑦18cm 长连接管一根。⑧Magic-3F/2F 微导管一根。⑨Y 形带阀接头一个,二通开关一个。⑩加压输液袋一套;1mL 注射器 3 副;尿激酶 5 万 u/支×10。

(四)麻醉和体位

1. 患者仰卧于血管造影台上。

2. 凡能合作患者均采用神经安定麻醉加穿刺部位浸润麻醉,以便于术中观察患者意识状态、语言功能、肢体运动等。对不能合作的小儿及特殊患者采用气管插管全身麻醉。

3. 术中请麻醉师监护患者生命体征并记录。

(五)手术步骤

1. 经股动脉入路溶栓治疗

(1)会阴及两侧腹股沟常规消毒;铺无菌巾。用 1% 或 2% 利多卡因在右(或左)侧腹股沟韧带下 2~3cm,股动脉搏动明显处逐层进行浸润麻醉,并给患者神经安定麻醉。右侧股动脉插入 6F 导管鞘。

(2)经 6F 导管鞘插入 6F 导引管:在电视监视下选择插入左、右颈内动脉和椎动脉行选择性脑血管造影,了解血栓形成部位及栓塞程度。明确诊断后把导引管插入病变侧颈内动脉或椎动脉。

(3)6F 导引管尾端接 Y 形带阀接头:其侧臂与加压输液袋输液管相连,排净管道内空气泡后,调节加压输液速度,慢慢滴入生理盐水,并给患者全身肝素化。

(4)经 Y 形阀有阀臂插入 Magic－3F/1.8F 或 Magic－3F/3F:在电视监视下送到接近血栓形成部位。

(5)将尿激酶 5 万 u 溶于 250mL 生理盐水内:用手推注或自动加压输液泵输注,60min 滴完。如一个剂量不够,可再追加,Labange 报道,最多可在 3～6h 内连续使用 7.5 万～22.5 万 u。

(6)在溶栓过程中:不断经 6F 导引管造影了解血栓溶解情况,溶栓后再次经 6F 导引管造影了解溶栓效果和血管再通情况。

(7)溶栓结束:酌情用鱼精蛋白中和肝素,拔出导管与导管鞘,穿刺部位压迫 15～20min,待无出血时,盖无菌纱布,局部加压包扎。

2.经颈动脉入路溶栓治疗　只适于颈内动脉血栓形成。

(1)患者仰卧于血管造影床上,背垫高,颈部常规消毒,铺巾并做好局部浸润麻醉。

(2)用 16G 脑血管造影穿刺针穿刺患侧颈总动脉,固定穿刺针芯,针尾接 18cm 长连接管,连接管尾端接 Y 形带阀接头,其侧臂与加压输液袋输液管相连,排净管道内空气后,调节加压输液速度,慢慢滴入生理盐水,并给患者全身肝素化。

(3)经 Y 形带阀接头有阀臂插入 Magic－3F/1.8F 或 Magic－3F/2F 微导管,在电视监视下送至颈内动脉,接近血栓形成处。

(4)溶栓方法与其操作见上述经股动脉溶栓手术步骤(5)、(6)、(7)。

(六)术中注意要点

急性脑血栓形成动脉内溶栓治疗成败的关键在于选择适应证和恰如其分掌握溶栓治疗时机。如适合溶栓,应力争在急性脑血栓形成后 6h 之内开始溶栓治疗。因在此期限内病变局限于被栓塞的血管内,大体上常看不到明显脑病变,脑肿胀和脑水肿还未形成,病变是可逆性的,此时溶栓血管再通后不会产生再灌流后脑损害,效果好,并发症少。如梗塞完全缺血超过 6h 以上,病变不仅限于被栓塞的血管,而且使该血管供应区的神经细胞发生明显肿胀、水肿,形成不可逆的坏死,血管壁本身也丧失了正常结构,此时溶栓即使血管再通,已坏死的神经细胞也不能复苏,还会因再灌流而加重脑肿胀、脑水肿,并可发生继发性脑出血。因此,早期或超早期诊断并积极进行溶栓治疗至关重要。

(七)术后处理

1.严密观察病情变化,尤其注意患者意识状态,语言功能,肢体运动,生命体征变化,穿刺部位有无出血,穿刺侧足背动脉搏动与肢体血循环情况。

2.应用血管扩张药如罂粟碱,血管解痉药如法舒地尔、钙离子拮抗剂尼莫地平。

3.给予 20% 甘露醇脱脱水。

4.应用低分子右旋糖酐,口服肠溶阿司匹林。降低血液黏稠度。

5.应用抗生素防治感染。

（八）并发症

脑血栓动脉内溶栓后继发颅内出血是最危险的并发症，除临床严密观察外，应加强生化监测，定期查血浆纤维蛋白纤维蛋白原、凝血酶原时间、活动度以及出凝血时间。一旦发生出血，应停止溶栓治疗，同时静脉注射 6－氨基己酸 4～5g 以中和尿激酶。

有时可能发生过敏性休克，应迅速使用肾上腺素与激素抗休克治疗。

第三章　颅脑肿瘤

第一节　脑膜瘤

一、概述

脑膜瘤(meningioma)是源于脑膜上皮细胞的肿瘤,早在 1641 年瑞士医师 Felix Paster 首先报告过 1 例脑膜瘤的病例,1774 年法国 Antoine Louis 报告一组"硬脑膜真菌样肿瘤",以后提出许多不同的命名,直到 1922 年 Cushing 定名为脑膜瘤(meningioma)并被广大学者所接受,一直沿用至今。自 18 世纪起许多神经外科先驱者试图以外科手术切除脑膜瘤,第一例成功切除脑膜瘤的手术是由 Pechioli 教授在 1835 年完成的。1887 年 W. W. Keen 报告在美国首次成功切除第一例脑膜瘤。我国 1955 年在国内首先报告颅内脑膜瘤的专题论文,赵以成教授 1956 年首次报告 200 例颅内肿瘤中脑膜瘤 31 例占 15.5%。

(一)发病率

流行病学统计脑膜瘤的年发生率为(2.3~13.4)/10 万人口,脑瘤是仅次于脑胶质瘤的颅内原发性肿瘤,国外报告 20239 例颅内原发性肿瘤中脑膜瘤占 19.9%,国内 23 大组 52633 例颅内肿瘤中脑膜瘤占 15.53%,但在尸检材料中占 1.4%,很多小的脑膜瘤患者生前并未发现。

(二)病因

脑膜瘤的病因至今尚不完全清楚,某些因素可能诱发或促进脑膜瘤的生长。

1. 头外伤　早在 1641 年 Felix Plaster 报告 1 例脑膜瘤患者在 3~4 年前有头外伤的历史。Cushing 和 Eisenhardt 报告的 259 例颅内脑膜瘤,其中 93 例有头外伤历史,2 例局部肿胀、伤疤或在发生肿瘤部位有骨折。以后的研究亦发现部分脑膜瘤患者有头外伤史,脑膜瘤发生在颅骨骨折,脑膜瘢痕或颅内异物的部位,推测由局部炎症或异物刺激的反应产生肿瘤,但在一组 2953 例头外伤患者平均 10 年的长期随访观察,并未发现脑膜瘤的发生率增高。

2. 放射损伤　部分脑膜瘤患者接受过低剂量或高剂量的放疗。有报道在 11000 例儿童因头癣接受低剂量的放疗治疗,随访 12~33 年,脑膜瘤的发生率为 0.4/10000,比非放疗者高出 4 倍,以后文献有不少报道,在头颈部高剂量放疗后脑膜瘤发生率明显增加,特别是年轻人,更易发生多发性脑膜瘤或不典型、恶性脑膜瘤,资料显示高剂量放射后,脑膜瘤的发生率比未行放射组高 9.94 倍,中位潜伏期为 17 年。另外一组 2169 例淋巴母细胞性白血病患者脑膜瘤发生率为 14%,估计潜伏期为 20.6 年最近报道一组 10 例年轻患者因髓母细胞瘤行放疗后发生脑膜瘤,且均为恶性脑膜瘤,分析可能因放射线引起 22 号染色体长臂基因突变,激活癌基因和失活抑癌基因而产生脑膜瘤,但这仅是初步的了解,且绝大多数脑膜瘤患者并无放射线接触史。

3. 性激素及其受体　性激素对脑膜瘤的发生发展可能有一定关系,流行病学及临床资料表明脑膜瘤患者女性多于男性,男女之比为(1:1.5)~2。而椎管内脑膜瘤女性则是男性的 9 倍,女性患者在月经周期的黄体期和妊娠期,脑膜瘤的生长明显加快,乳腺癌患者中脑膜瘤的发病率也高于普通妇女,为其 3.5 倍。以上事实提示,脑膜瘤可能是类固醇激素的靶组织,其生长增殖可能与肿瘤中的类固醇受体表达有关。

根据文献报道 23％脑膜瘤中存在雌激素受体,但其含量不是很高,且蛋白水平低,但脑膜瘤中存在高水平的孕激素受体,孕激素受体合成需要雌激素刺激,并通过雌激素受体来完成,因此推测脑膜瘤中雌激素受体含量也应较高,但迄今研究报告有悖于这一规律,有研究认为脑膜瘤中雌激素受体检出率低是由于脑膜瘤中雌激素受体突变,常规方法难以检出之故,由于雌激素受体的基因突变,其受体 mRNA 的拼接异常会产生截断型或内部缺失的雌激素受体蛋白,这种变异表现为第 4、7 外显子缺失,所编码的受体蛋白的激素结合区大部分缺失,不能与雌二醇结合,所以用放免、单抗的方法不易检出。Poisson 等在 1980 年首次报告脑膜瘤中含有孕激素受体,目前文献报告其阳性率为 28％～98％,平均为 72％。另外所报告的阳性率与脑膜瘤的临床病理有一定关系,Pallo Bouillat 等报告组织级别高的脑膜瘤,孕激素受体阳性率低而级别低的脑膜瘤孕激素受体阳性率高,故认为孕激素受体的存在与脑膜瘤的低侵袭性行为有关。孕激素受体的表达部位是脑膜瘤细胞的细胞核,而细胞核是类固醇激素的功能作用部位,孕激素受体位于功能部位的表达,有理由推测其在脑膜瘤生长中有重要作用。体外试验发现孕激素可明显的抑制孕激素受体阳性的脑膜瘤细胞的生长,有报道在体内孕激素的拮抗剂米非司酮(Mifeprinstone,RU480)对脑膜瘤细胞有明显的抑制作用。

1981 年 Schnegg 等报告在 219 的脑膜瘤中检测到雄激素受体,1987 年 Lesch 用免疫组化和分子杂交技术检测 54 例脑膜瘤中 35 例(65％)雄激素受体阳性,据此认为脑膜瘤是雄激素的靶组织,此后用不同方法检测其阳性率为 40％～100％,Carroll 等发现,雄激素受体 mRNA 和雄激素受体蛋白表达在男女患者之间有显著差别,女性脑膜瘤患者的雄激素受体发现率明显高于男性患者。这可能是脑膜瘤女性发病高于男性的原因。Dora 通过 70 例脑膜瘤的研究发现,孕激素受体的表达率和细胞核有丝分裂程度呈正相关,即与脑膜瘤的恶性程度相关,并且所有标本中均未检测到雌激素受体,这一结果提示在脑膜瘤中对孕激素表达起调节作用的可能是雄激素而不是雌激素,这也说明孕激素受体和雄激素受体在脑膜瘤中是具有功能活性的受体,另外由于脑膜瘤细胞多数有较高浓度的雄激素表达,推测雄激素受体的表达和肿瘤的侵袭性和肿瘤复发有关。在脑膜瘤的研究中发现雄激素受体和孕激素受体与原癌基因之间有联系,血小板生成因子(C－Srs/PDGF)、表皮生长因子受体(C－erbB/EGFR)等使雄激素可能通过与受体结合促进脑膜瘤细胞的生长,另外可通过旁分泌的机制,促进细胞中 EGFR 的合成,并增加 EGFR 同其匹配 EGF 的结合能力,使脑膜瘤对 EGF 或肿瘤生长因子(TGF)介导的刺激信号敏感性增加,从而促进脑膜瘤细胞的增殖。雪亮等检测 30 例脑膜瘤雌激素阳性表达率为 23.33％,孕激素为 73％,而雄激素阳性表达率为 70％,另外近年来用 RT－PCR 检测脑膜瘤细胞均有泌乳素受体,多巴胺受体 1、2mRNA 表达,且均有功能活性,泌乳素可刺激脑膜瘤细胞生长,而多巴胺拮抗剂溴隐亭可明显抑制脑膜瘤细胞增殖,这是因为其抑制多巴胺或泌乳素信号传导系统。

4.组织发生学 脑膜瘤的组织起源于中胚层,属于间叶组织肿瘤,免疫组织化学研究发现,脑膜瘤同时具有间叶组织和上皮组织抗原成分,因此在各型脑膜瘤中间叶组织的中间丝蛋白、波形蛋白(vimentin)的表达均为强阳性,可以此作为脑膜瘤鉴别诊断的标记抗原。脑膜瘤组织中 80％呈上皮细胞膜抗原(EMA)阳性,但 S－100 蛋白(广泛存在于神经系统的胶质细胞及施万细胞和黑色素细胞中)很少有阳性反应,而蛛网膜分泌的角蛋白(keratin)脑膜瘤为阳性,因此支持脑膜瘤起源于蛛网膜细胞的理论。

蛛网膜由两层组成,外层称为帽状细胞层,内层由疏松的成纤维细胞网组成,并伸出小梁与其下的软脑膜相连。蛛网膜向硬膜内伸出许多突起,称为蛛网膜绒毛,这些绒毛大多集中在大静脉壁中和静脉窦、分叉静脉处,以及在神经根通过椎间孔的硬膜与蛛网膜的交界处。在上矢状窦和横窦的两侧,绒毛扩大称为蛛网膜粒,蛛网膜绒毛和蛛网膜粒在显微镜下可呈漩涡状排列,并出现钙化的沙粒体,这些正是脑膜瘤的基本结构,脑膜瘤起源于蛛网膜绒毛,蛛网膜的帽状细胞,因此颅内蛛网膜绒毛的分布区如上矢状窦旁、蝶骨嵴、溴沟、鞍结节、斜坡上部、第3~12脑神经出颅处等均为脑膜瘤的好发部位。目前认为脑膜皮型脑膜瘤起源于蛛网膜中的帽状细胞。纤维型脑膜瘤起源于蛛网膜内层与软脑膜外层的纤维间质。正常存在于脉络丛、脉络膜组织和脊髓神经根区的蛛网膜细胞是脑室内、松果体区脑膜瘤和椎管内脊髓瘤的发生细胞。

脑膜瘤的染色体异常涉及多条染色体,可出现结构及数量变化,文献报告脑膜瘤染色体有核型异常的发生率为56.6%~96.3%。在一项300余例脑膜瘤核型分析研究中发现22号染色体单体或部分缺失是脑膜瘤最常见的染色体异常。此异常发生率与脑膜瘤组织亚型有关,如50%脑膜皮型、纤维型和血管瘤型脑膜瘤出现22号染色体单体,83%的合体型脑膜瘤有22号染色体单体及其他染色体缺失。此外22号染色体可发生部分丢失,如22号染色体长臂(22q)末端的缺失,22号染色体还可形成环状。22号染色体单体常进一步发生染色体的丢失,此现象即所谓亚二倍体,因为核型表现为低于正常二倍体核型,其他二倍体还可发生在14号、17号和Y染色体。8号染色体的亚二倍体出现在约20%的22号染色体单体的脑膜瘤病例中,在75%的侵袭性脑膜瘤和70%复发性脑膜瘤中出现亚二倍体增多现象,提示亚二倍体增加同肿瘤侵袭行为有关,肿瘤核型正常或仅出现染色单体男女之比为1:3,女性占优势。但肿瘤出现亚二倍体时男女之比是1:1。脑膜瘤还常出现染色体结构的重排,具有明显二倍体的脑膜瘤中染色体断裂和重排的发生率是20%,常出现在1号、10号、14号和18号染色体上。有报告32例脑膜瘤在1p和11p常出现结构重排,在1号、6号、22号亦出现结构性重排。在家族性脑膜瘤患者中也发现22号与14号染色体的异位,总之22号染色体单体以及22q12等位基因缺失可能是最根本的病因事件。间变性脑膜瘤经常出现1p、6q、9q、10q、14q、17p和18q的缺失,提示与肿瘤进展有关的基因可能就位于这些染色体的位点。染色体区的扩大也存在于高级别的脑膜瘤中,染色体20q、12q、15q、1q、9p和17q经常出现染色体区扩大。在上述染色体位点仅22q上的NF2基因已确定是肿瘤抑制基因。

周阅昌等对脑膜瘤体外培养细胞波形蛋白及上皮细胞膜抗原的检测均呈阳性,1例过渡性脑膜瘤为异倍体,染色体分析发现22号染色体单体丢失。林瑜,杨树源等检测32例脑膜瘤22号染色体杂合性丢失率为62%,1p为32%,香港中文大学的一项研究发现69%的脑膜瘤有22q缺失,Simom等分析研究3个1p的微卫星标记,发现11%良性,40%非典型性和70%间变性脑膜瘤表现为杂合性丢失,1p等位丢失,与脑膜瘤恶性分级呈显著相关,提示在1p存在与脑膜瘤进展相关的重要位点。此抑癌基因位于$1p^{34}$ pter区段,微卫星位点DIS496远端。滕良珠等检测39例脑膜瘤第1、10、14和22对染色体四个位点,即DIS188(1p32),DIOS187(10q24−q25)、DI4S43(14q24.3)和D22S1(22q11.2−13)的杂合性丢失(LOH)和微卫星不稳定(MI)发现间变性脑膜瘤杂合性丢失占36%,微卫星不稳定占15%,间变性脑膜瘤杂合性丢失率显著高于良性脑膜瘤。间变性此四个位点的LOH发生率分别为50%、33%、67%和50%,而良性为4%,间变型LOH亦高于非典型脑膜瘤。出现LOH的肿瘤表现为DNA合成增强,增殖迅速,容易复发。

5.脑膜瘤的遗传易感性　这是指具有某些遗传缺损即生殖细胞突变或某种基因多态性

变异的个体易发生脑膜瘤。体细胞突变不会遗传给子孙后代,但某些遗传性肿瘤综合征,由于生殖细胞携带有某些基因突变,易伴发一系列肿瘤包括神经系统和非神经系统肿瘤。

6. 微卫星不稳定性　微卫星不稳定性(micro satellite instability,MIN)指由 DNA 的错配修复基因突变引起基因组中简单重复序列的增加及丢失,发生此类基因多态性变异的个体易发生肿瘤,Pykett 等发现在 25%脑膜瘤组织中观察到微卫星的不稳定性,均为 2 个位点以上的 DNA 长度改变,在 T2898 和 T2966 脑膜瘤系经检测也是复制错误表型阳性。微卫星位点散布于整个人类基因组,由于复制错误而表现的微卫星不稳定性,使得 DNA 复制/修复机制过程中的忠实性丧失,而可能涉及更多的染色体异常,增加了自发突变,导致肿瘤细胞中染色体的缺失与重排,因而微卫星不稳定性可能同肿瘤的遗传易感性有密切关系。

7. 与脑膜瘤发病相关的分子遗传学与分子生物学改变　脑膜瘤的发病分子机制与原癌基因的激活与过表达及抑制基因的缺失、突变或失活有关。

(1)脑膜瘤相关的抑癌基因:脑膜瘤遗传学研究提示 22 号染色体单体或部分缺失是最常见的异常染色体,而 NF2 基因定位在 22q12,NF2 基因异常不仅在神经纤维瘤Ⅱ型伴发脑膜瘤中发现,且在脑膜瘤中的突变集中在编码序列 moesin—ezrin—radixin 同源 5'端的前 2/3 部位。突变后产生截断型无功能的 merlin 蛋白。脑膜瘤 NF2 基因突变同 22 号染色体的等位基因缺失密切相关,提示 NF2 是 22 号染色体上主要的肿瘤抑制基因,位于 22q 的 BAM22 基因在脑膜瘤中发现有缺失或基因表达下降。22 号染色体 MNI 基因在脑膜瘤中发现染色体易位而被打断。除 22 号染色体外其他缺失的染色体位点如 14q、1p、10q,也可能存在脑膜瘤发生发展的抑癌基因,在 14 号染色体发生缺失的位点为 14q24.3—31,14q24.3—32.2。位于染色体 1p36.1—p34 的 ALPL(alkaline phosphatase)基因在某些脑膜瘤存在纯合性缺失。染色体 18q 缺失在非典型和间变型脑膜瘤中有发现。但关于脑膜瘤发病相关抑癌基因还需要深入的研究。

(2)脑膜瘤相关的原癌基因:脑膜瘤中常含有高水平的生长因子及其受体。

1)血小板衍生生成因子(platelet—derived growth factor,PDGF):PDGF 的 B 链为原癌基因 c—sis 的编码产物,基因位于染色体 22q12.3,脑膜瘤细胞大多表达 PDGFB 链及 β 受体。徐广明、杨树源等检测 61 例脑膜瘤标本,均表达 PDGF—BB 及 β 受体的蛋白,PDGF—AA 表达阳性率为 49%,仅有 2 例出现弱阳性,非典型脑膜瘤中 PDGF—BB 及 PDGFR—β 的表达强度高于良性脑膜瘤,即 PDGF—BB 及 PDGFR—β 中蛋白表达强度随脑膜瘤的恶性程度增加而升高。

2)血管内皮生长因子(Vascular endothelial growth factor,VEGF):VEGF 同肿瘤的形成、生长及内皮细胞增殖有关,同脑膜瘤的恶性转化有关。由于 VEGF 可以通过旁分泌机制刺激血管内皮细胞增生,增强血管通透性,破坏血脑屏障,加之新生的肿瘤毛细血管缺乏完善的血脑屏障,导致血浆渗漏而引起瘤周水肿。陈坚等利用免疫组化技术检测 41 例脑膜瘤,41 例 VEGF 表达均为阳性,并发现 VEGF 蛋白表达与瘤周脑水肿呈显著性相关,VEGF 强表达者 85%有重度瘤周水肿。

3)胰岛素样生长因子(IGF):脑膜瘤能自分泌 IGF1,发生囊变的脑膜瘤囊液中 IGF1 水平明显高于脑脊液和周围组织。脑膜瘤中也检出有 IGF2 mRNA 的表达。

4)表皮细胞生长因子受体(epidermal growth factor receptor,EGFR):在脑膜瘤的不同亚型及不同病理级别均有发现。雪亮、杨树源等检测 30 例脑膜瘤 EGF 阳性表达占 56.67%。

5)碱性成纤维细胞生长因子(Basic fibroblast growth factor,bFGF):在脑膜瘤 bGFG 的表达被上调。

6)某些细胞因子在脑膜瘤中亦有表达,如 TGFα,β、IL－1β、IL－4、IL－6 等并能刺激脑膜瘤的蛋白合成,细胞增殖。

7)有报告在 52 例脑膜瘤标本检测中,非典型及恶性者 22 例,95％为端粒酶阳性,而 30 例良性脑膜瘤中 17％为阳性。

8.脑膜瘤恶性进展与分子生物学改变　当脑膜瘤(WHO Ⅰ级)进展为非典型性脑膜瘤(WHO Ⅱ级)时会出现 1p、6q、14q 和 18q 的缺失和染色体 1q、9q、12q、15q、17q 和 20q 的获得,由非典型性脑膜瘤进展为间变性脑膜瘤(WHO Ⅲ级)时会发生 6q、9q、10q 和 14q 的缺失,17q 扩增。另外一些关键的抑癌基因突变缺失也同非典型性脑膜瘤恶变成为间变性脑膜瘤有关,如 TP53 基因突变,PTEN(phosphatase and tensin homology deleted on chromosome ten,PTEN)基因突变,以及 P16(CEKN2N),P15(CD－KN2B)的纯合型缺失和 P16(CDKN2A)、P14ARF 突变,另外与脑膜瘤快速生长和恶性进展相关的基因改变还包括连接蛋白 Cx43 基因的缺失和受损等。

对脑膜瘤在分子生物水平的研究目前仍处于初级阶段,迄今的脑膜瘤分子遗传学与分子生物学研究在致病机制、诊断及治疗方面只能提出部分信息,仍要加强整体－细胞－分子水平相结合的研究。

(三)病理

1.大体　脑膜瘤的形状与生长部位有关,多呈球形或结节状,与硬脑膜紧密粘连,少数为扁平型。球形脑膜瘤多有包膜,与周围脑边界清楚,脑膜瘤外表多呈紫灰色(图 3－1),但依据肿瘤供血与病理亚型而有所不同,肿瘤质地也常不一致,不同肿瘤差别很大,沙粒型与纤维型脑膜瘤质地很硬,而内皮型质地脆软,一般基底与硬脑膜粘连,少数呈孤立状态与硬脑膜无关连,瘤体大部或少部嵌入和压迫邻近脑组织,仅少数对脑组织有浸润,但侵犯硬脑膜和硬膜窦常见。47％～50％脑膜瘤有囊性变,囊可在瘤内,亦可在肿瘤周边,囊内为高蛋白液体,以幕上脑膜瘤及儿童脑膜瘤多见,60％囊性脑膜瘤出现在 16 岁以前,1 岁以内的脑膜瘤一半为囊性。8％囊性脑膜瘤是恶性的,8％囊性脑膜瘤术后复发率高。脑室内脑膜瘤呈结节状与脉络丛粘连,由脉络膜动脉供血。

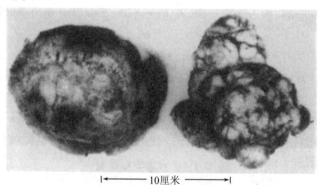

|←——— 10厘米 ———→|

图 3－1　手术完整切除的脑膜瘤标本

扁平型脑膜瘤多位于颅底,如蝶骨嵴、斜坡、大脑镰、小脑天幕上、下面等处。呈片状生长,形如高度增宽的硬脑膜,如地毯样生长。不典型或间变性脑膜瘤手术时常比普通脑膜瘤大。

脑膜瘤血运丰富,幕上脑膜瘤可由颈外动脉、颈内动脉供血或颈内颈外动脉同时供血,颅后窝脑膜瘤常由颈外动脉和椎基底动脉系统联合供血。脑膜瘤常可包绕脑动脉或与其粘连,但不侵犯动脉壁。

1%～6%的脑膜瘤为多发,数目大小不等,可在原肿瘤邻近或同侧,但亦可在远离部位,在 CT 及 MRI 检查后发现多发者占 6%～9%,儿童中占 11%。在神经纤维瘤病Ⅱ型合并脑膜瘤者,20%为多发性,而生长于脑膜的多发性脑膜瘤称为脑膜瘤病(meningiomatosis)。脑膜瘤是单克隆肿瘤,仅少部分是多克隆,对多发性脑膜瘤用 x 染色体失活和 NF2 基因突变分析证实多发性脑膜瘤是一个克隆来源,因此提出多发性脑膜瘤是从蛛网膜下隙扩散的。

脑膜瘤有向外侵犯与浸润硬脑膜和颅骨的趋向,称为侵袭性脑膜瘤,常见于矢状窦旁或蝶骨嵴脑膜瘤,使颅骨局部变形形成隆起,或同时有骨破坏。肿瘤甚至长至头皮下或眼眶内。脑膜瘤引起的颅骨改变主要有:①颅骨本身无改变,但脑膜中动脉血管沟增宽。②颅骨受压变薄但无肿瘤侵犯。③颅骨内部增生形成内生骨疣(internal hyperostosis)。④局部骨隆起及板障增厚及内生骨疣,外部可摸到骨隆起。⑤颅骨外表呈象牙样隆起,其下为扁平型脑膜瘤生长。⑥明显骨增生,内外板均受累。⑦肿瘤穿破颅骨至颅外。⑧局限性颅骨增厚。颅骨增生变厚是瘤细胞浸润引起的成骨反应(图 3—2)。

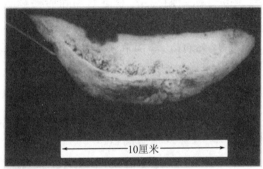

图 3—2 脑膜瘤侵犯颅骨

脑膜瘤可在颅内转移亦有向颅外转移的报告,但十分罕见,收集文献仅 56 例。颅外转移:56%至肺,其次为肝、骨等。良性脑膜瘤亦可发生转移。脑膜瘤亦可原发生长于皮肤及皮下组织,脑膜瘤可与神经纤维瘤病 2 型或垂体瘤、乳癌、女性生殖系统肿瘤并存。

2.脑膜瘤的分类 多数脑膜瘤是良性的,按世界卫生组织(WHO)2000 年的分类定为 3级。见表 3—1。

表 3—1 WHO(2000)脑膜瘤分类分级

复发率低及生长不活跃的脑膜瘤	WHO 分级
脑膜皮型脑膜瘤(meningothelial meningioma)	I
纤维型(成纤维细胞型)脑膜瘤[fibrous(fibroblastic)meningioma]	I
过渡型(混合型)脑膜瘤[trausitional(mixed)meningioma]	I
沙粒型脑膜瘤(pzammomatous meningioma)	I
血管瘤样型脑膜瘤(angiomatous meningioma)	I
微囊型脑膜瘤(microcystic meningioma)	I

（续表）

复发率低及生长不活跃的脑膜瘤	WHO 分级
分泌型脑膜瘤(secretory meningioma)	I
富含淋巴浆细胞型脑膜瘤(lymphoplasmacyte－rich meningioma)	I
化生型脑膜瘤(metaplastic meningioma)	I
复发率高及侵袭性脑膜瘤	
非典型性脑膜瘤(atypical meningioma)	II
透明细胞型脑膜瘤(颅内)(clear cell meningioma)	II
脊索样型脑膜瘤(chordoid meningioma)	II
横纹肌样型脑膜瘤(rhabdoid meningioma)	III
乳头状型脑膜瘤(papillary meningioma)	III
间变型(恶性)脑膜瘤［anaplastic(malignant)meningioma］	III

（四）临床表现

脑膜瘤可发生于任何年龄组,以中、老年多见,多在 30～70 岁间发病,在儿童多为侵袭性脑膜瘤,在中年患者中女性患者占明显的优势,男女比例可达 1.5∶1 甚至到 2∶1。在青年遗传性肿瘤综合征中的患者,男女发病率相等,在非典型和间变性脑膜瘤中,男性患者占优势,脑膜瘤增殖明显者男性患者多见。

脑膜瘤可发生于神经系统各个部位,颅内脑膜瘤多数位于大脑凸面邻近矢状窦和大脑镰,其他如溴沟、蝶骨嵴、鞍旁、视神经鞘、岩骨嵴、小脑天幕上下、颅后窝、脑室内。非典型和间变型脑膜瘤常出现在大脑镰和大脑凸面的外侧部位。根据国内外大宗病例报告颅内各部位脑膜瘤分布如下:矢状窦旁及镰旁脑膜瘤最多见,占脑膜瘤的 18％～23％,大脑凸面脑膜瘤占 12％～18％,蝶骨嵴部占 13％～19％,颅后窝占 6％～12％,鞍结节占 7％～10％,溴沟占 4％～10％,天幕占 2％～30％,窦汇占 2％～4％,颅中窝底及三叉神经节区占 2％～5％,侧脑室内占 1％～2％,枕大孔区占 2％～3％,眶内及视神经鞘 1％～3％,多发性脑膜瘤占 1.5％。天津医科大学总医院收治脑膜瘤 2223 例,其分布是位于矢状窦旁及大脑镰旁者占 17.6％,大脑凸面占 33.2％,蝶骨嵴部占 8.7％,颅后窝占 15.4％,鞍结节、溴沟占 7.4％,天幕区及窦汇占 4％,颅中窝底及三叉神经节区占 3.3％,侧脑室占 4.4％,眶内及视神经鞘占 1.8％,多发性脑膜瘤占 4.2％。

脑膜瘤是颅内生长缓慢的占位病变,因压迫肿瘤邻近的脑组织和结构引起相应的神经症状与体征,这与肿瘤生长部位、生长速度有直接关系。脑膜瘤最常见的症状与体征是头痛和癫痫发作,且常是首发症状。因多数脑膜瘤呈缓慢生长,因此病程长,常在 1～2 年以上,多数患者主诉头痛,但头痛部位与肿瘤所在部位并无相关关系。癫痫亦是常见的症状,50％脑膜瘤患者有癫痫发作,局灶性癫痫是中部矢状窦旁脑膜瘤最常见的症状,大发作常见于额叶、颞叶、枕叶等部位的脑膜瘤,在儿童常表现为颅内压增高。

脑膜瘤可引起颅内大静脉窦的阻塞,这是因为肿瘤压迫或侵入至静脉窦内所致,造成静脉窦的部分甚至完全阻塞,患者可无症状,但大静脉窦阻塞后常出现头痛、眼底视盘水肿等颅内压增高的症状与体征。

大约有 5％的脑膜瘤在 CT、MRI 检查时发现有卒中，出血常在脑实质或瘤内，或蛛网膜下隙，这些出血的脑膜瘤多位于矢状窦旁或脑室内，常为恶性或血管瘤型脑膜瘤，脑膜瘤出血应紧急手术治疗，此时手术死亡率增高。

脑膜瘤患者可继发引起脑动脉栓塞，大的蝶骨嵴脑膜瘤，可直接包绕颈内动脉或脑疝压迫大脑后动脉引起脑梗死。少数情况下，位于大脑凸面或蝶骨嵴脑膜瘤患者可出现暂时性脑缺血样发作，这可能是脑供血不足亦可能是癫痫发作。

（五）诊断

脑膜瘤成年人常见，其临床特点是缓慢发病，病程较长。对长期头痛、成人出现癫痫发作、精神改变、颅骨局限性包块、眼底视盘水肿患者，应想到本病的可能性，结合神经影像学检查及时做出正确诊断。

1.颅骨 X 线检查 颅骨平片异常率可达 36％～77.5％，除可出现颅内压增高的 X 线征外，幕上脑膜瘤还可引起松果体钙化移位，此外还可发现：

（1）骨质增生：15％～44％脑膜瘤患者能出现骨质增生，儿童为 10％，骨质增生较为特殊，常能帮助定性诊断，如发生于膜化骨出现弥漫性骨增厚或呈放射性骨针样改变，这是肿瘤侵犯颅骨的结果，也可于内板形成局限性骨增生，发生于软骨化骨者多为硬化型骨增生，范围比较广泛，局限性骨增生见于 20％～30％的病例，增生骨表现为骨密度加大与增厚，内外板多同时受累，外板增生比内板清楚，可呈分层状。内板局限性骨增生多发生于颅盖骨处，形成向颅内突起的内生骨疣，其顶部常有一层密质骨，基底约 2～4cm 大小，高度可达 2cm，这种变化是脑膜瘤特征性的，但不能反映肿瘤的大小，只代表肿瘤与硬脑膜、颅骨粘连的部位（图 3－3，图3－4）。

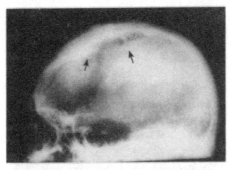

图 3－3 脑膜瘤患者颅骨平片，见骨质增生

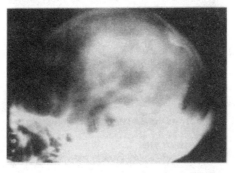

图 3－4 脑膜瘤患者的颅骨内生骨疣

（2）骨破坏：在颅骨平片上，12％脑膜瘤可出现骨破坏，儿童为9％。可只局限于内板，也可累及颅骨全层，肿瘤甚至侵入头皮下软组织或肌肉下，骨破坏不规则但边缘锐利，骨破坏并不代表肿瘤为恶性。另外肿瘤压迫颅骨可引起骨吸收，骨壁变薄及密度减低（图3-5）。

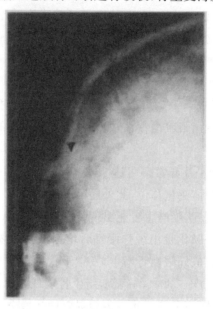

图3-5 颅骨骨破坏

（3）血管压迹的改变：4％～20％血运丰富的脑膜瘤伴有颅骨X线片上血管压迹的改变，儿童为4％。脑膜瘤出现血管压迹改变多为凸面脑膜瘤，这是因为肿瘤区新生血管增多，在颅骨内板出现一簇分支状或放射状的血管压迹，另外有肿瘤侧脑膜中动脉压迹增宽或棘孔扩大，近中线部肿瘤两侧供血，两侧脑膜中动脉血管压迹均可增宽（图3-6）。

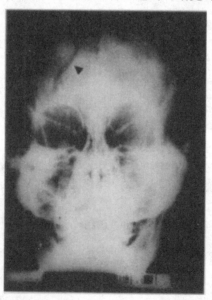

图3-6 脑膜瘤患者颅骨X线片显示脑膜中动脉沟增宽

（4）肿瘤钙化：9％～20％脑膜瘤在颅骨平片上可出现钙化，钙化可为点状或片状，钙斑密集而呈雪花状或团块状,能清楚描绘出肿瘤的轮廓(图 3—7)。

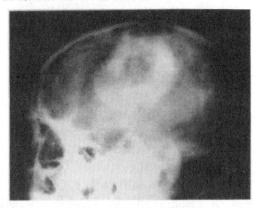

图 3—7　脑膜瘤团环状钙化

2.脑血管造影　脑血管造影可帮助定位甚至定性,并可了解肿瘤之血液供应,有助于手术安全进行,对供血丰富的肿瘤,手术前栓塞主要供血血管有助于减少手术中出血。根据脑血管造影并可了解肿瘤与大血管、大静脉窦的关系,以及大静脉窦是否通畅等重要信息,对制订手术计划,决定手术入路有重要价值。83%的脑膜瘤通过脑血管造影即可做出定位或定性诊断,如肿瘤显示有颈外动脉供血时对脑膜瘤的诊断有帮助,故脑血管造影时应分导颈内及颈外动脉,颅后窝脑膜瘤应选择颈外动脉及椎动脉造影。

脑膜瘤行脑血管造影时常可见到:

(1)最特殊性的表现是在动脉造影毛细血管期或静脉早期出现肿瘤染色,可清楚描绘出肿瘤部位、大小,可持续几秒钟,其出现率可达 75%,这是脑膜瘤定性的可靠标志(图 3—8)。

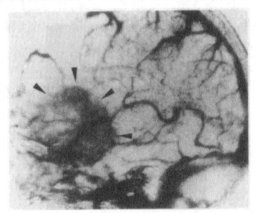

图 3—8　颈动脉造影毛细血管期肿瘤呈均匀一致染色

(2)血管造影显示循环加快,早期出现引流静脉,但缺乏持续性引流静脉,在凸面脑膜瘤更是如此,约 40%的脑膜瘤有此循环特点(图 3—9)。

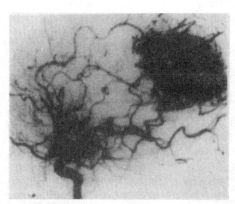

图 3—9　脑血管造影显示循环加快,早期出现引流静脉

(3)供养动脉能早期充盈,并显示其扩大迂曲,供养血管呈抱球状(图 3—10)。

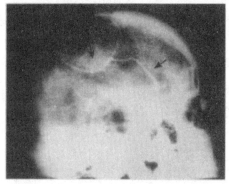

图 3—10　脑血管造影显示供养动脉扩张,其远端围绕肿瘤呈抱球状

(4)如颈外动脉参与供血,除其本身及分支扩大外,并分出许多细小分支,向肿瘤供血。脑膜中动脉等供血动脉的近端大小、形态、管径粗细可正常,当其邻近肿瘤段反较近段变粗,则可断定此血管的确向肿瘤供血(图 3—11)。

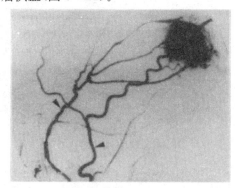

图 3—11　脑膜中动脉及颞浅动脉向肿瘤供血

3.脑CT扫描　CT扫描是当前诊断脑肿瘤的主要手段之一。CT平扫:较为特殊,因沙粒瘤样钙化及细胞成分较少,表现为均一或等密度肿块,带有点状、星形或不规则钙化或肿瘤全部钙化(图 3—12);病灶呈圆形、卵圆形或分叶状,边界清楚、光滑,常位于脑膜瘤好发部位,以广基底与颅骨内板相连,起于天幕、大脑镰、窦汇者则与硬脑膜相连。脑室内者多位于脑室三角区,肿瘤长轴与脑室一致,可见周围残存脑室,同侧脑室后角、下角可扩大。脑膜瘤体多较大,有明显占位效应,瘤周伴有脑水肿,并可见到颅骨内板局限性骨增生,弥漫性骨增生和

骨破坏。增强扫描:肿瘤多呈均一强化,肿瘤边界更为清楚、锐利(图3-13),Russell报告有15%良性脑膜瘤呈现不典型的CT表现,可表现为肿瘤内有高密度或低密度区,或非均一强化,这代表肿瘤内有出血、囊性变或坏死(图3-14)。侵袭生长的脑膜瘤表现肿瘤边缘不规则,如蘑菇状。

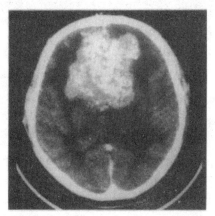

图3-12　脑膜瘤CT平扫显示有点状钙化及瘤周水肿

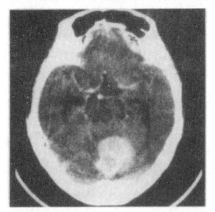

图3-13　脑膜瘤强化后呈均一强化

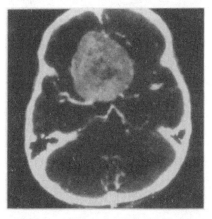

图3-14　脑膜瘤呈不均匀强化,瘤内有低密度坏死及囊性变

脑膜瘤在CT表现为广基底与颅骨或硬脑膜相连的略高或等密度肿块,有明显的均一强化,肿瘤边缘清楚、光滑(图3-15),90%～95%的脑膜瘤具有上述特点,可做出定位诊断。

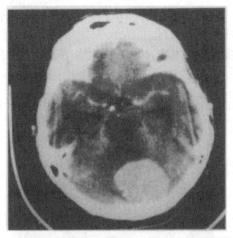

图 3-15　脑膜瘤 CT 扫描呈广基底与颅骨脑膜粘连

4.脑 MRI 扫描　MRI 平面扫描能很好的显示肿瘤与周围解剖结构,如大血管、静脉窦、脑神经、脑干等重要结构,T_1WI 像 60%~90% 的脑膜瘤呈等信号,相反 10%~30% 与灰质相比为略低信号,T_2WI 像 30%~45% 脑膜瘤信号增强(图 3-16,3-17),相反约 50% 与灰质比为等信号强度。因肿瘤挤压血管引起血管移位变形,肿瘤包绕血管等 MRI 显示比 CT 优越,血管流空现象能进一步证实肿瘤与血管的关系与供血情况 MRA 更清楚(图 3-18),利用 MRI 在术前可区分一些脑膜瘤亚型,利用 T_2WI 分型其准确性可达 75%~96%。脑膜皮型脑膜瘤与纤维型和过渡性脑膜瘤相比在 MRI T_2WI 上为持续性高信号,脑膜瘤伴有明显脑水肿时多为脑膜皮型和血管瘤样型脑膜瘤,在 T_2WI 高信号强度也与显微镜下多血管及肿瘤质软有关。

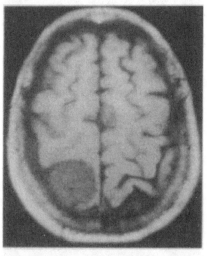

图 3-16　右顶脑膜瘤 T_1WI 像横断面肿瘤呈低信号,与颅骨内板紧贴,边缘清楚,周围脑质呈受压性改变

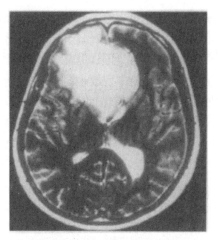

图 3-17　脑膜瘤 T_2 加权像

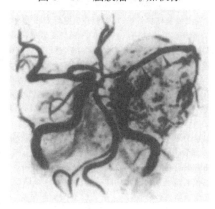

图 3-18　MRA 像显示供养血管与右枕脑膜瘤的关系

　　增强 MRI 对诊断十分有益,可改进对脑膜瘤的分辨能力,多数脑膜瘤呈均一增强,仅 10％轻度增强或不增强,增强后在肿瘤附着处硬膜亦增强且向外延伸,如鼠尾状,称为硬膜尾征或鼠尾征(dural tail)是脑膜瘤的特征性改变,有助于定性诊断(图 3-19)。手术时亦应切除显示"鼠尾"部分的硬脑膜以减少肿瘤复发的危险,术后强化 MRI 有助于发现残存或复发的肿瘤,硬脑膜增厚或呈结节状则说明有肿瘤残存或复发。

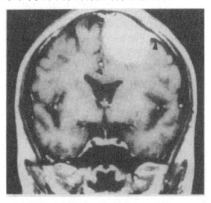

图 3-19　左矢状窦旁脑膜瘤强化后见到明显的脑膜尾征

　　5.磁共振频谱(magnetic resonance spectroscopy,MRS)　图 3-20 给出正常脑组织[1]H

MRS,胆碱出现在体积分数为 3.2(3.2ppm)、磷酸肌酸/肌酸(PCr/Cr)位于 3.0(3.0ppm)、乙酰天冬氨酸(NAA)于 2.0(2.0ppm)、乳酸在 1.3(1.3ppm),典型脑膜瘤的质子 MRS(图 3—21),显示明显胆碱信号增强,代表细胞增生增强,但此为非特异性,因所有肿瘤胆碱均增高,NAA 峰值和 PCr/Cr 明显缩小是脑膜瘤的典型改变,其缩小程度比星形细胞瘤明显,对其机制尚不清楚,但[1]H MRS 对肿瘤分级及复发有帮助。

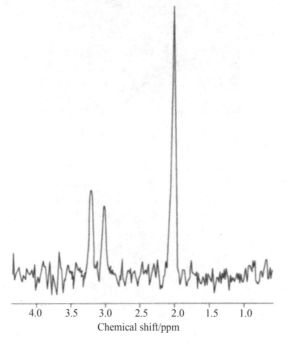

图 3—20　正常脑组织 MRS

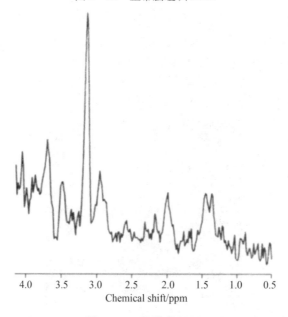

图 3—21　脑膜瘤 MRS

6.正电子发射扫描　正电子发射扫描(positron emission tomography,PET)可用于评价肿瘤有无复发及恶性程度,其异常显示率早于影像学改变,非肿瘤复发其平均代谢率为1.9mg/dl,肿瘤复发时其平均代谢率为每分钟4.5mg/dl。

（六）鉴别诊断

不同部位脑肿瘤需与所在部位其他肿瘤相鉴别。

1.幕上脑膜瘤需与脑胶质瘤、转移瘤相鉴别　一般胶质瘤及脑转移瘤病程比脑膜瘤短,症状进展快,在CT扫描时脑胶质瘤位于脑实质内,边界不清,多呈较高密度或混杂密度,强化后肿瘤不规则,薄厚不均。脑转移瘤多在皮质及皮质层下,呈类圆形的等或低密度,也可为较高密度或囊性肿块,周边伴有大片脑水肿,强化后呈均一或环状增强,有时可见多发转移,常有原发癌肿灶或病史,脑膜瘤常好发于矢状窦旁、镰旁或颅底。

2.鞍结节区脑膜瘤应与脑垂体腺瘤相鉴别　一般此区脑膜瘤内分泌障碍少见且轻微,蝶鞍常不扩大,鞍结节区可有骨质增生,颅骨摄片、CT或MRI均有助于区分两种肿瘤。

3.位于颅后窝一侧的脑膜瘤应与听神经瘤相鉴别　一般脑膜瘤无听力障碍,且多不是首发症状,无内耳道骨质破坏,CT显示肿瘤附着于岩骨后,呈宽基底,而听神经瘤仅与内耳道相连接。

（七）治疗

1.手术治疗　脑膜瘤为脑实质外肿瘤,92%为良性,因此手术全切除肿瘤是首选方法,为达到手术根治的目的,原则上应争取完全切除肿瘤及与其粘连的硬脑膜和颅骨。但肿瘤所在部位、大小、患者年龄、肝肾等重要脏器功能状态常影响根治手术的进行,因此术者应根据肿瘤大小、所在部位、患者年龄、身体条件而制定不同的手术方案,对位于凸面、嗅沟、矢状窦旁前部、中、外侧蝶骨嵴、一些天幕及后颅凹脑膜瘤应争取全切除,但对蝶骨嵴内侧,特别是与颈内动脉有粘连或包绕大血管者,矢状窦后部侵犯矢状窦者,海绵窦内及斜坡部脑膜瘤不宜强求全切除。

根据术前CT及MRI强化资料可判断肿瘤的供血情况,对血循环丰富的脑膜瘤,术前脑血管造影是必要的,可了解肿瘤血液丰富与否,可判断是颈外动脉,或颈内动脉还是二者向肿瘤供血,颈外动脉供血的脑膜瘤,人工栓塞颈外动脉供血的血管可减少术中出血,有利于肿瘤的切除,手术应在人工栓塞供血动脉后1～3d内进行,以免侧支循环出现而达不到减少术中出血的目的,但人工栓塞有栓子反流至颈内动脉而造成脑梗死的危险。

对幕上肿瘤应常规使用抗癫痫药,防治癫痫。对术前有颅内压增高或广泛瘤周水肿或位于鞍旁、鞍结节的脑膜瘤,术前24～48h应开始激素治疗。

20世纪初脑膜瘤的手术死亡率在15%～20%,由于神经影像学、麻醉技术及显微神经外科技术的发展,以及导航、超声吸引、激光刀等新技术的应用,目前各大组报告手术死亡率降至4%～7%,但高龄手术、困难部位的脑膜瘤(如斜坡部、海绵窦区、蝶骨嵴内侧)或复发脑膜瘤手术死亡率仍高。

手术并发症:脑膜瘤手术常见的并发症有术后颅内出血、伤口感染、脑神经损伤及脑功能障碍、脑梗死等。一组256例脑膜瘤手术后并发症的报告,术后伤口感染率为6%,术后出血3%,暂时性神经功能障碍占90%,持续性神经功能障碍占2%,脑脊液漏2%,肺炎2%,各特殊部位脑膜瘤手术后有不同的并发症。

脑膜瘤手术后复发问题:脑膜瘤切除术后改善的症状与体征又复恶化称为临床复发,从神经影像学检查可证实肿瘤复发。影响肿瘤复发的因素很多,手术切除程度和肿瘤恶性程度是切除术后复发的关键因素。Simpson 对肿瘤切除程度和术后肿瘤复发进行了深入的研究，并制定出肿瘤手术切除程度分级标准（表 3—2）。

表 3—2　Simpson 颅内脑膜瘤切除程度分级表（Simpson,1957）

Ⅰ级	肿瘤全切除,肿瘤附着的硬脑膜和异常颅骨亦切除
Ⅱ级	肿瘤全切除,附着硬脑膜电灼
Ⅲ级	肿瘤全切除,未处理附着的硬脑膜,或未处理肿瘤向硬脑膜外的生长(如窦的侵犯、骨增生)
Ⅳ级	肿瘤部分切除
Ⅴ级	活检及减压

注:有人提出 0 级切除:即在Ⅰ级切除基础上向外再多切除 2cm 硬脑膜

Simpson 手术切除程度分级已被神经外科医师普遍接受,并广为应用,Simpson 手术切除程度分级与肿瘤术后复发有密切关系。在他报告的 256 例脑膜瘤手术后有 55 例复发。其中Ⅰ级切除术后肿瘤复发率为 9%,Ⅱ级则升高至 19%,Ⅲ级 29%,Ⅳ级为 44%,因此切除程度分级成为影响术后复发的主要因素。一组报告长期随访结果:Simpson Ⅰ级术后 5 年复发率为 14%,10 年为 20%,20 年为 55%。Ⅱ级 5 年复发率为 18%,10 年为 25%,20 年大于 50%。Ⅲ级病例太少,未统计,Ⅳ级 5 年复发率为 25%,10 年为 70%,20 年为 76%。另外脑膜瘤组织类型与术后复发亦有密切关系。一组 657 例脑膜瘤,良性者术后 5 年复发率为 3%,25 年为 21%,非典型脑膜瘤 5 年复发率为 38%,间变型为 78%。另一组报告 319 例颅内脑膜瘤,良性者 5 年、10 年和 15 年的复发率各为 2%,而非典型者分别为 50%、67% 和 67%。恶性脑膜瘤为 33%,66% 和 100%。Mirimanoff 等报告一组脑膜瘤手术 5 年生存率为 83%,10 年为 77%,15 年为 69%。而无复发生存率在全切组分别为 93%、80% 和 68%,部分切除肿瘤组无复发生存期 5 年、10 年、15 年分别为 63%,45% 和 9%。

在芬兰因有完善的医疗保健系统,能追踪随访所有手术治疗的脑膜瘤患者,Jaaskelainen 进行长期观察研究,良性脑膜瘤 20 年复发率为 19%,多因素分析发现最主要的复发危险因素是:电灼肿瘤附着部硬脑膜,骨浸润,软的肿瘤。无危险因素的脑膜瘤患者 20 年的复发率为 16%,相反出现 1～2 个危险因素则复发率增加至 15%～24% 和 34%～56%。与肿瘤复发相关的病理学改变为:有丝分裂、局灶性坏死、脑浸润、血管增生、含铁血黄素沉积、细胞呈片状排列、核仁明显、核多形性等。

2.放射治疗　近年来由于放射外科设备的改进及大量病例的疗效观察认为放射治疗是有益的,特别是对特殊部位,如海绵窦内、斜坡等部位脑膜瘤和术后仍残留肿瘤者应行放射治疗。一组报告 57 例行肿瘤全切除,30 例近全切除,及 54 例肿瘤近全切除后加行放射治疗 3 组进行比较,3 组肿瘤大小、部位、性别近似有可比性。次全切除组在随访中 60% 肿瘤复发,而加行放射治疗组术后复发为 32%,且复发时间比非放疗组晚。另一组报告肿瘤次全切除后行放疗组 10 年肿瘤控制率为 82%,无放疗组为 18%,因此手术未能全切除肿瘤者、恶性脑膜瘤术后均主张行放射治疗。Kondziolka 等(1999)报告使用立体定向放射外科(SRS)治疗 99 例脑膜瘤,其中 45 例行肿瘤次全切除,12 例肿瘤全切除,5 例行常规放疗后,89% 肿瘤在颅底,肿瘤平均容量为 4.7mL(0.24～24mL),给予肿瘤边缘剂量为 16Gy,随访 5～10 年。期间临床肿瘤控制率(不需要切除肿瘤)为 93%,随访的 97 例肿瘤中 61 例(63%)肿瘤缩小,31 例(32%)体积无变化,5 例(5%)增大。另外 7 例(7%)需再次手术切除复发肿瘤,仅 5% 病例于放疗后 3～31d 内出现新的神经并发症状。因此作者认为对未能手术全切除的脑膜瘤放疗可提供长期肿瘤控制率和保存神经功能。Nicolato 等（2002）对 122 例位于海绵窦区脑膜瘤行 γ 刀治疗，随访至少 12 个月（中位随访期 48.9 月），临床症状改进或稳定者占 97%，神经功能障碍改善者占 78.5%，从影像学上看肿瘤控制率为 97.5%，肿瘤缩小及消失者占 61.5%，无变化占 36%，全组肿瘤无进展 5 年生存率达 96.5%，随访 30 个月后 80% 肿瘤缩小，在随访 30 个月内者肿瘤缩小率为 43.5%，暂时性并发症为 3%，永久性为 1%，作者认为 γ 刀为海绵窦区脑膜瘤的首选治疗方法。

总结 2001—2007 年文献，Hlla 等报告 SRS 治疗 1507 例脑膜瘤的结果，中位随访期为 35～94.8 个月，5 年无进展生存（FPS）为 87%～98.5%（8 组材料中 6 组在 93% 以上），并发症出现率为 2.5%～13%。另有文献报告 1604 例脑膜瘤 SRS 治疗，随访 29～103 个月，5 年无进展生存率（PFS）为 86.2%～100%。

SRS 治疗后易出现脑水肿、脑神经损伤、癫痫等，常见于矢状窦旁等凸面脑膜瘤，发生率从 5%～24.7% 不等，有报告照射后平均随访 4 月时瘤周水肿出现为 24.7%，约 1/4 于 2.5 月（1.5～48 月）出现头疼、癫痫、肢体力弱等症状，使用激素治疗有效。水肿产生的原因可能与桥静脉和/或矢状窦阻塞有关，肿瘤周围放射剂量大于 15Gy。肿瘤大于 3cm（或容积>4cm）或术前已有水肿有关，SRS 适用于肿瘤小于 3～3.5cm 的肿瘤，当肿瘤大于 3.5cm 时可选用其他立体定向放射治疗设备。

3. 激素治疗　70% 脑膜瘤孕酮受体阳性，30% 雌激素受体阳性，说明脑膜瘤生长与激素相关，利用激素受体拮抗剂来治疗脑膜瘤。孕激素受体拮抗剂米非司酮（mifepristone，RU486）可作为抗脑膜瘤药物，它可以抑制脑膜瘤细胞的体外生长，并可抑制人类脑膜瘤荷鼠肿瘤的生长，但临床治疗的前期实验数量还很少，有报告用神经影像学监测肿瘤变化，经 12 个月米非司酮治疗（200mg/d），10 例患者中 6 例肿瘤体积稳定或轻度缩小，但药物副作用明显，包括恶心、呕吐、疲劳等。另一报告用此药物的 14 个患者中，35% 影像学检查肿瘤体积减小。对不能手术切除的良性脑膜瘤的前瞻性、随机、安慰剂对照的大宗病例的双盲临床研究正在进行中，抗雌激素制剂他莫昔芬（tamoxifen）治疗脑膜瘤基本无效，抗激素治疗仍需探索。

（八）预后

脑膜瘤多数为良性，如能根治则预后良好，因其为髓外肿瘤，术后多数患者生存质量良好，能恢复工作及正常生活，但位于蝶骨嵴内侧、海绵窦内、斜坡等手术困难部位者预后较差，手术死亡率高，术后后遗症多，生存质量差。另外脑膜瘤术后复发率常在 13%～40%，即或是 Simpson Ⅰ 级手术根治的患者经 10～20 年的随访仍有较高的复发率，因此术后患者应定期行影像学检查。目前认为影响预后的因素有：

1. 临床因素　手术切除范围是影响预后的重要因素，此外肿瘤部位邻近结构、患者年龄均影响预后。

2. 组织病理和分级　一些病理类型的脑膜瘤易复发，而分级是手术后复发最可靠的指标，根据统计良性脑膜瘤的复发率为 7%～20%，非典型脑膜瘤为 29%～40%，间变型为 50%～78%，恶性病理改变者生存期短，一组报告恶性脑膜瘤生存期在 2 年以下。脑膜瘤病理上有脑浸润者易于复发，故有人认为良性脑膜瘤病理上表现有脑浸润者其生物学行为相似于非典型脑膜瘤（Ⅱ级）的级别。

3. 增生　增生指数已用来判断复发与生存期，高的 MIB－1 标记指数则肿瘤复发率增高，MIB 标记指数大于 5%～10% 提示复发率大，同样 BudR 标记与肿瘤临床行为有关，复发肿瘤的 BudR 指数比非复发者高(3.9%：1.9%)。

4.孕激素受体状态　脑膜瘤缺乏孕激素受体易有高有丝分裂指数和临床短的无症状期。如孕激素受体为0,有丝分裂指数大于6,和恶性脑膜瘤同级别相比则患者预后不佳,已知非典型和间变型脑膜瘤缺孕激素受体,另外孕激素受体阴性的脑膜瘤体积常大于孕激素阳性的脑膜瘤。

二、不同部位脑膜瘤

(一)大脑凸面脑膜瘤

大脑凸面脑膜瘤占脑膜瘤的 12%～18%,位于冠状缝下近矢状窦处及翼点附近或在中央沟前皮质外,肿瘤多呈半球形,外面与硬脑膜粘着,内面嵌入大脑凸面,肿瘤有时浸润硬脑膜向外生长,局部的颅骨内板可能变薄或受破坏,肿瘤可为多发。

1.临床表现　依肿瘤所在部位而异。位于冠状缝前者,出现性格改变,智力减退及尿失禁。位于冠状缝后者常出现对侧肢体局限性运动性癫痫发作及肢体力弱、锥体束征等。位于顶叶凸面的脑膜瘤出现对侧肢体局限性感觉性癫痫发作及皮层感觉障碍。颞叶凸面肿瘤除有癫痫发作外还可出现对侧面肌瘫痪(中枢性)及上肢力弱,偶有对侧偏盲者。肿瘤位于侧裂者可引起失语和对侧中枢性面瘫。晚期出现颅内压增高。

此区脑膜瘤主要由脑膜中动脉供血,颞浅动脉、枕动脉参与肿瘤的供血。采用脑血管造影术、CT 及 MRI 可明确诊断。

2.治疗　手术切除大脑凸面脑膜瘤技术难度不大,应做到 Simpson Ⅰ 级切除,即完全切除肿瘤与肿瘤粘连的硬脑膜及受累的颅骨,因肿瘤有完整包膜,压迫脑组织,因此沿肿瘤包膜分离能完整切除肿瘤不伤及脑组织,切除肿瘤时应由浅向深进行分离,避免伤及脑组织及重要血管,对位于重要功能区的肿瘤,如运动区、语言中枢,或邻近功能区更应注意,应充分利用显微外科技术,在显微镜下沿肿瘤包膜和蛛网膜间进行,可避免伤及脑组织,位于外侧裂的凸面脑膜瘤有可能与大脑中动脉主要分支粘连,术者应先分块切除肿瘤的其他部分最后分离切除与血管粘连的部分,当能完好的保存此血管。肿瘤切除后应用骨膜或筋膜等修补切除的硬脑膜缺损,如颅骨受累去除后,亦应行颅骨成形术。此区肿瘤多能手术根治,手术切除后 5 年复发率为 10.5%,10 年为 24.4%。Alresma TE 等(2011)报告 100 例凸面脑膜瘤。95 例为良性,5 例为非典型脑膜瘤,91 例为 simpson Ⅰ 级切除,9 例为 simpson Ⅲ 级切除,无手术中死亡。平均术后随访7.2年,4 例复发(2 例为 simpson Ⅰ 切除,2 例为 3 级)即 Ⅰ 级切除复发率为 2.2%。3 级切除复发率为 22.2%。

(二)矢状窦和大脑镰旁脑膜瘤

此部位脑膜瘤最多见,占颅内脑膜瘤的 23%～28%,矢状窦旁脑膜瘤发生于蛛网膜粒,在脑表面即可看到,一般不侵入脑组织,但 40%～50%侵犯矢状窦,25%矢状窦脑膜瘤为双侧性,常与大脑镰有粘连。大脑镰旁脑膜瘤从大脑镰或下矢状窦长出,在脑表面多看不到,故不引起颅骨改变,约半数为双侧性,肿瘤呈球形,突入一侧或两侧大脑半球之内侧面,生长于两大脑半球之间,少数为扁平形,在大脑镰内浸润生长,也有在扁平型的基础上又长出大的瘤结节,形成两种形式的混合。

矢状窦旁脑膜瘤多呈分叶状或节结状,肿瘤裸露于脑表面的部分与硬脑膜紧密粘连着,周围脑组织因长期受压,软化变性呈黄白色,该区蛛网膜下隙闭塞,在瘤的蛛网膜下隙有少数积液,肿瘤表面的静脉汇入邻近大脑上行的静脉,流入上矢状窦,中央区矢状窦旁脑膜瘤上面的中央沟静脉可明显扩张,有时还可能被包埋在肿瘤中,个别肿瘤可生长在窦汇区域。习惯上将矢状窦旁脑膜瘤按其所在部位区分为矢状窦前部、中部和后部三部分,从鸡冠到冠状缝为前1/3,从冠状缝到人字缝为中1/3,从人字缝到窦汇为后1/3。Hakuba等和Bonnal等发现多数肿瘤位于矢状窦中1/3段,依次为前1/3与后1/3段,手术时所见到的情况有:①肿瘤位于矢状窦壁,向大脑半球突面或沿大脑镰生长,肿瘤主体在大脑半球内侧,仅有一小部分裸露于矢状窦旁,此类易于全切除。②肿瘤同时侵入上矢状窦,窦腔呈部分或完全梗阻,术前应行脑血管造影,或静脉窦造影,可了解上矢状窦通畅情况。位于中、后1/3的肿瘤如矢状窦有损伤者切除肿瘤后应行上矢状窦修补或重建手术。③肿瘤由上矢状窦向两侧生长,有时跨于上矢状窦上或将窦包绕,肿瘤侵入窦内使窦呈部分或全阻塞。硬脑膜与颅骨经常受肿瘤侵犯,颅骨增生显著,向外隆起,除脑膜中动脉等,头皮动脉亦参与肿瘤供血,有时受累的颅骨、硬脑膜与肿瘤结成一体,血运十分丰富,切除时应将肿瘤、硬膜及颅骨同时进行切除。④肿瘤累及大脑镰基底宽广。

1.临床表现 多年头痛是主要症状,有慢性进行性加重的人格改变,痴呆、木僵、情感淡漠等,偶可出现共济失调及震颤或尿失禁。20%～50%患者可出现癫痫发作,常为大发作,就诊时肿瘤常为大型肿瘤,神经系统检查不一定有阳性发现,但可发现有视盘水肿或锥体束征。

50%矢状窦旁脑膜瘤位于中1/3部,80%患者出现对侧肢体局限性癫痫发作,可为运动性亦可能是感觉性癫痫发作,以后出现对侧半身力弱,下肢远端重,上肢轻。同时可有感觉减退,两侧矢状窦旁脑膜瘤可引起两下肢痉挛性瘫痪,肢体内收呈剪刀状,易与脊髓疾病相混淆。

上矢状窦旁脑膜瘤25%为双侧性,可有双侧症状与体征,大的矢状窦旁脑膜瘤其深层可进入大脑半球间裂,甚至可与大脑前动脉或其分支相粘连。

脑血管造影可见到抱球状的供血动脉影像,于静脉期可见肿瘤染色,可确定诊断,CT、MRI可精确定位。

2.治疗 如肿瘤未侵入矢状窦应争取完全切除肿瘤,通常矢状窦旁脑膜瘤行靠矢状窦一侧的开颅手术,根据肿瘤在矢状窦的不同部位,选用不同的头皮切口(图3-22、图3-23),开颅术中需防止在锯开骨瓣,或掀起骨瓣时矢状窦或周围病理血管的撕裂引起大出血,最好的方法是在骨瓣区多钻几个孔,必要时用咬骨钳咬开成为骨槽以替代用锯锯开或用铣刀截骨的方法,矢状窦表面出血可用止血海绵或止血纱布止血。开颅后先电灼或结扎脑膜中动脉向肿瘤供血的分支,切开硬脑膜后向中线侧翻开即可见到肿瘤,切开脑组织与肿瘤边缘的蛛网膜,从肿瘤边缘由浅向深游离肿瘤,逐一电灼切断各供血血管,用湿棉条保护脑组织,将肿瘤向内向上翻起,找到肿瘤与矢状窦的附着点予以分断,即可完整摘除肿瘤。或采用电套圈于囊内分块切除肿瘤,最后快速连同囊壁一起切除。在切除中央区矢状窦旁脑膜瘤时应特别注意保护中央沟静脉(Rolondo静脉),以避免损伤,否则会引起对侧偏瘫和本侧下肢瘫的三肢体瘫痪。如术中中央沟静脉断裂,可考虑行静脉吻合术。对肿瘤侵犯矢状窦并造成上矢状窦阻塞的患者,手术切除肿瘤时,条件许可时连同矢状窦一并切除,以求全切除肿瘤,肿瘤位于冠状缝前者(前1/3)结扎与切除上矢状窦多不致引起严重后果,切除肿瘤后可用替代材料修补硬脑膜缺损。冠状缝后的肿瘤不能将其后的矢状窦结扎和切除,应根据具体情况行矢状窦修补或重建术。Sughrue(2011)报告135例矢状窦旁和大脑镰旁脑膜瘤,平均随访7.6年(1.7～

18.6)。74 例上矢状窦未受侵犯,71 例肿瘤全切除,随访中 5 例复发,次全切除 3 例,1 例复发。61 例上矢状窦有肿瘤浸润,其中 6 例窦已完全闭塞,5 例切除肿瘤时连同窦一并切除,随访中肿瘤未复发,1 例次全切除肿瘤后行放疗肿瘤未复发。其他 55 例上矢状窦受肿瘤侵犯,其中 33 例行肿瘤全切除,随访中 1 例复发,次全切除肿瘤 22 例,2 例复发。

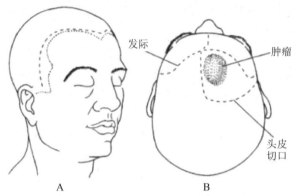

图 3-22　矢状窦前 1/3 脑膜瘤皮肤切口
A. 冠状切口;B. 单侧额部切开

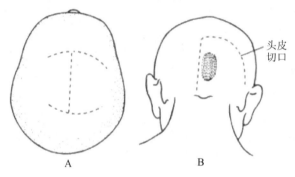

图 3-23　矢状窦中 1/3 手术切口

A. 矢状窦中 1/3 脑膜瘤,或矢状窦旁脑膜瘤向对侧发展的皮切口;B. 矢状窦旁后 1/3 脑膜瘤的皮切口

(三)溴沟脑膜瘤

占脑膜病的 4%~10%。溴沟脑膜瘤自筛板部位的脑膜长出,多发生于一侧,沿颅前窝生长,向上压迫额叶底面,常体积很大,后极达鞍上区,并向对侧生长,两侧常不对称,15% 肿瘤可侵入筛窦,肿瘤多呈球形,供血主要来自筛前动脉与脑膜前动脉,由肿瘤基底向肿瘤供血,还可有来自大脑前动脉、中动脉发出的分支。

1. 临床表现　主要有精神症状,常有欣快感、注意力不集中、单侧或双侧嗅觉丧失,因肿瘤多较大而出现颅压增高,若肿瘤向后方生长,可压迫视神经、视交叉,出现视力、视野改变,30% 患者有癫痫大发作。CT 及 MRI 可精确定位(图 3-24)。

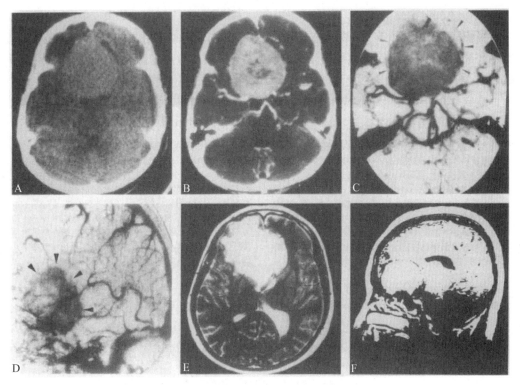

图 3-24 嗅沟脑膜瘤

A. CT 平扫:于颅前窝底显示略高密度球形占位病变;B. CT 强化后肿瘤明显强化瘤内有小囊;C. CTA 显示肿瘤与周围血管的关系;D. 颈动脉造影静脉期显示肿瘤染色情况;E. MRI T_2WI 显示肿瘤情况;F. MR 强化后在嗅沟显示肿瘤位于嗅沟,且被明显强化

2. 治疗 应使用低额部入路手术(冠状切口),力争手术全切除肿瘤(图 3-25),文献报告手术全切除率为 93%~100%,病死率为 17%。Nakamura(2007)报告 82 例嗅沟脑膜瘤,63 例女性,19 例男性,平均年龄 57.8 岁(39~91 岁),出现精神紊乱者占 72%,头痛占 31.7%,视力、视野受损者占 24.4%,癫痫 19.5%,嗅觉障碍 58.5%,经额外侧入路肿瘤全切除者占 91.2%,经双额肿瘤全切除者占 93.5%,手术死亡 4 例占 4.9%(均为经双额入路手术者),平均随访 63.4 月,复发率为 4.9%。王硕、赵雅度报告,42 例溴沟脑膜瘤,手术全切除率为 95%,无手术死亡者,17 例术后出现精神症状,3 例出现脑脊液漏。

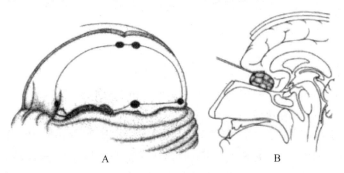

图 3-25 嗅沟脑膜瘤手术示意图

A. 冠状皮肤切口,颅瓣尽量向下(低位);B. 嗅沟脑膜瘤手术入路

（四）鞍结节脑膜瘤

占脑膜瘤的 7%～10%,从鞍结节长出,在视交叉的前方或下方,使其抬高或移位,肿瘤生长在中线部位,颅平片有时可显示鞍结节有骨质增生,50%由眼动脉及筛动脉供血,脑膜中动脉供血占 20%,大脑前动脉供血占 16%。

1.临床表现　主要为单眼或双眼视力减退及双颞侧偏盲,视神经萎缩,常无视盘水肿、嗅觉及精神障碍,依此可与溴沟脑膜瘤相鉴别。部分患者可出现内分泌紊乱,但蝶鞍常不扩大,依此可与出现双颞侧偏盲的大型垂体腺瘤相鉴别,应用 CT 或 MRI 可明确诊断(图 3－26、图3－27)。

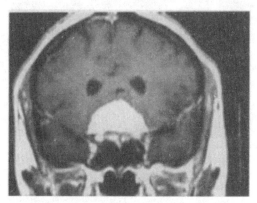

图 3－26　鞍结节脑膜瘤冠状 MRI 扫描图

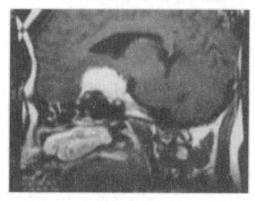

图 3－27　鞍结节脑膜瘤矢状 MRI 扫描图

2.治疗　根据肿瘤大小可行单侧额部或翼点入路手术,对大型肿瘤可行发际内冠状切口,双侧骨瓣,切除肿瘤。据报告手术死亡率为 5.2%,5 年复发率为 18.5%,10 年复发率为28%,Nakamura(2006)报告 72 例鞍结节脑膜瘤,53 例女性,17 例男性,平均年龄 54.3 岁,所有患者均有视力障碍,31%有头痛,眩晕占 12.5%,恶心 5.6%,精神紊乱 11.1%,癫痫2.8%,经额外科手术切除肿瘤后,视力立即改善者占 77.8%,但双额入路手术后视力改善者占46.2%,平均随访 45.3 月。肿瘤复发率占 2.8%。Goel 等报告 70 例鞍结节脑膜瘤手术治疗,84%肿瘤全切除,16%肿瘤次全切除,70%患者术后视力改善,16%无变化,10%恶化。平均随访 46 月(6～9 月),仅一例复发。Park(2006)报告外科手术治疗鞍结节脑膜瘤,术后80%视力改善。国内一组报道 123 例鞍结节脑膜瘤,全切除 82 例,近全切除 18 例,部分切除22 例,活检 1 例,死亡 10 例,其中下丘脑损伤占 6 例,颈内动脉及大脑前动脉损伤各 1 例,心肌梗死 1 例,术后颅内血肿 1 例。术后 68% 视力进步。随访 48 例,随访 9 个月～10 年,44 例恢复原工作,2 例生活不能自理,2 例因其他原因死亡。胡国友等报告 42 例手术治疗,其中使用单侧额下入路 11 例,单侧翼点入路 17 例,6 例为眶上翼点联合入路,无手术死亡,Simpson Ⅰ、Ⅱ级切除率为 89%,魏子忠等报告 65 例鞍结节脑膜瘤,肿瘤全切除率为 93.8%,手术死亡率为 3.1%。

(五)蝶骨嵴脑膜瘤

是颅底最常见的脑膜瘤之一,占脑膜瘤的 13%～19%,Cushing 和 Eisenhardt 按脑膜瘤在蝶骨所在部位分为 3 个亚型,即蝶骨嵴外侧部(蝶骨大翼部)、中部(小翼部)及内侧部(床突部)。另外此区还有扁平型(en plaque)脑膜瘤。

1. 临床表现 因肿瘤所在部位不同其临床表现也不同,蝶骨嵴内侧型脑膜瘤生长于前床突或蝶骨内侧。多年视力减退为主要症状,因视神经受压出现单眼视力减退或失明,若视交叉受压则出现视野缺损,可出现单眼疼痛,视神经受压侧出现视神经萎缩,因颅内压增高而使对侧眼底出现视盘水肿(Foster－kennedy 综合征)。此区肿瘤还可呈扁平型生长,并侵犯海绵窦,引起球结膜充血,眼球突出,单眼视力下降及第Ⅲ、Ⅳ、Ⅵ脑神经麻痹,三叉神经第一支亦可受累。内侧肿瘤还与颈内动脉粘连,或肿瘤将此动脉包绕。生长于蝶骨嵴中、外侧的脑膜瘤在外侧裂间生长,挤压额叶及颞叶,头痛及颅内压增高常见,可出现癫痫、失语、对侧肢体力弱及锥体束征等。肿瘤基底常有一内生骨疣,而扁平型脑膜瘤易引起明显的骨质增生,因而影响眼眶的容积,造成眼球突出,亦可挤压脑神经及海绵窦,外侧肿瘤并能引起颞部隆起,此区肿瘤女性患者明显多于男性,可达(4～5):1。

2. 治疗 蝶骨嵴脑膜瘤特别是内侧型肿瘤手术仍存在许多困难,全切除肿瘤更为困难,这是因为:①肿瘤邻近有许多重要脑神经和血管,肿瘤邻近海绵窦,Ⅲ、Ⅳ、Ⅵ脑神经,视神经和视交叉等,另外与垂体、下丘脑等重要结构紧密连接。②肿瘤的血运十分丰富,深在手术十分困难,内侧型脑膜瘤主要由眼动脉供血,如向颅前窝发展则由筛前动脉供血,并可压迫、包绕颈内动脉,外侧型的血液供应主要来自颈外动脉分支如脑膜中动脉。

目前手术多采用以翼点为中心的额颞入路开颅切除肿瘤,电灼处理颅底供血后应用超声吸引(CUSA)、激光刀等技术先在囊内切除部分肿瘤,然后切除囊壁及残存肿瘤,术中可使用血液回输系统,减少输血量。有作者推荐使用眶、颧入路手术,认为眶、颧入路适用于蝶骨嵴各个部位的脑膜瘤,其优点是:①提供最低的入路,并多方面分离肿瘤。②可在手术早期切除增生的颅骨及阻断肿瘤供血。③如手术需要时,在远端和近端控制海绵窦内的颈内动脉。蝶骨嵴中、外侧脑膜瘤常能做到全切除,增厚的硬脑膜、颅骨,甚至眶顶及受累的硬脑膜也应力争切除,至少也应电灼处理硬脑膜及颅骨,减少肿瘤复发的可能性。内侧型脑膜瘤有时难以做到全切除,对肿瘤包绕或侵犯颈内动脉者可先行颅内外血管搭桥手术,然后再切除肿瘤。内侧型术后病死率高,后遗症多,对手术未能全切除者,术后可辅助放疗,手术后 5 年复发率为 12%,10 年为 39.5%。Nakamura 等(2006)报告 256 例蝶骨嵴脑膜瘤。其中 108 例位于蝶骨嵴内侧,女性占 75%,男性占 25%,平均年龄 55.6 岁,将其分为两组,第一组海绵窦未受累者 39 例,海绵窦受累者 69 例为第二组,Ⅰ组中 71.8% 肿瘤包绕颈内动脉,Ⅱ组为 91.3%,全组肿瘤全切除者 36 例(92.3%)为Ⅰ组患者,Ⅱ组仅占 14.5%,Ⅰ组脑神经均完好保存,而Ⅱ组中为行肿瘤全切除肿瘤有 3 例牺牲Ⅱ、Ⅴ等脑神经,手术并发症为术后皮下积液和脑积水

(6.5%),硬膜下水瘤(5.6%),术后大脑中动脉供血区梗死(3.7%),术后出血(2.8%)。术后平均随访期70.04月,影像学显示肿瘤复发率第一组7.7%,第二组为27.5%。

蝶骨嵴脑膜瘤有时呈扁平型生长,肿瘤沿全蝶骨生长,侵犯眼眶、眶内。Mirone等(2004)报告71例此区扁平型脑膜瘤,平均年龄52.7岁,62例女性,9例男性,临床表现为突眼者占85.9%,视力障碍占57.7%,眼运动障碍占12.7%,手术全切除者83%,平均随访76.8个月。在肿瘤全切除组5%复发,肿瘤次全切除组肿瘤复发率为25%,平均复发时间为43.3月。

(六)脑室内脑膜瘤

少见,占脑膜瘤的1%～2%,儿童及成人多见,肿瘤多发生于侧脑室三角区的脉络丛裂。头痛、人格变化、视力障碍常见。就诊时72%的患者有对侧同向偏盲,62%有对侧肢体力弱,38%有精神症状,34%出现共济失调,24%有对侧肢体感觉障碍,优势半球侧脑室内脑膜瘤可出现失语。肿瘤由颈内动脉、大脑后动脉及脉络膜前动脉供血,大型肿瘤脉络膜后动脉亦参与供血(图3-28,图3-29)。

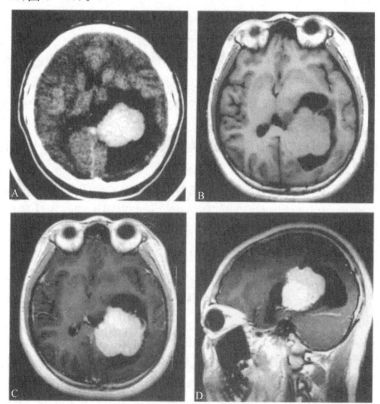

图3-28 左侧脑室内脑膜瘤

A. CT 显示左侧脑室高密度圆形占位病变;B. MRI T_1WI 显示左侧脑室内等信号占位病变;C. MR 强化、轴面像;D. MR 强化、矢状扫描像

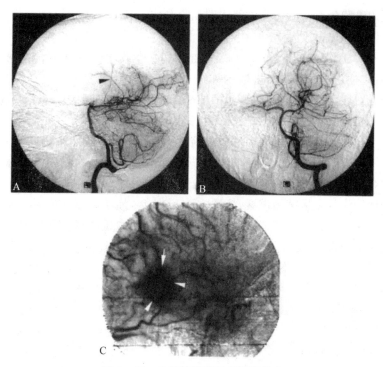

图 3—29　椎动脉造影显示肿瘤供血

A、B. 正、侧位椎动脉造影显示脉络膜后动脉间肿瘤供血；C. 静脉期显示肿瘤染色

第四脑室内脑膜瘤从第四脑室内脉络丛长出，主要由小脑后下动脉供血。有头痛、呕吐、眼底视盘水肿等颅内压增高的症状与体征，并可查到水平眼球震颤，共济失调，或因脑桥受压出现轻偏瘫。侧脑室内脑膜瘤常使用经颞中回切开入路切除（图 3—30），亦有主张不切开皮质从中线切开胼胝体入路进入，手术全切率高，但位于优势半球侧者后遗症较多。王军等（2010）报告 35 例脑室内脑膜瘤，30 例位于一侧侧脑室，2 例位于双侧侧脑室，一侧位于侧脑室及第三脑室，1 例位于第三脑室，30 例手术全切除肿瘤，4 例近全切除，1 例大部分切除，行放疗治疗，随访中 1 例复发。

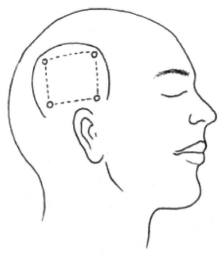

图 3—30　右侧脑室内脑膜瘤手术切口示意图

第四脑室内脑膜瘤可行颅后窝中线入路切除肿瘤。

（七）岩斜区脑膜瘤

少见，占颅后窝脑膜瘤的 3%～10%。肿瘤为扁平型或球形，基底位于斜坡的上部或下部或位于岩骨尖部。由于解剖关系，多数脑神经及基底动脉等重要神经血管在此区，手术亦很困难。在解剖上斜坡宽度为 3cm，两侧为第Ⅲ～Ⅶ对脑神经，其后为脑干及基底动脉，肿瘤常压迫脑干，或与脑神经、基底动脉相粘连。另外，岩骨尖位于小脑幕裂孔之侧方，前下为破裂孔及颈内动脉，内侧为海绵窦后部、环池与中脑，后下为斜坡及脑桥，并有第Ⅲ、Ⅳ、Ⅴ、Ⅵ对脑神经通过，后外方为第Ⅶ、Ⅷ对脑神经，上方为岩上窦。这一区域内除颈内动脉外尚有基底动脉、大脑后动脉等。斜坡附近则有与海绵窦、岩上窦相连的静脉丛。

1. 临床表现　症状多呈缓慢进展，病程常达 2～3 年，症状与体征可为一侧或两侧多发性脑神经损害的症状和两侧锥体束征，多伴有轻度到中度颅内压增高。肿瘤位于斜坡上部出现第Ⅲ～Ⅷ对脑神经损害，肿瘤在下斜坡多出现第Ⅶ～Ⅻ脑神经损害，早期常为一侧性以后进展为两侧性损害。头痛、步态不稳、听力下降、眩晕、吞咽困难等是常见的症状，眼底视盘水肿亦常见，面部痛觉减退、面肌麻痹、软腭运动障碍、单瘫或轻偏瘫为常见体征。有统计面部麻木可见于 80% 的患者，听力下降和面肌麻痹见于 50% 和 40% 的患者，脑神经尾群和眼运动神经（常为展神经）见于 1/3 患者。头痛和共济失调常见。脑神经麻痹、小脑体征、锥体束征和脑积水是斜坡脑膜瘤的特点。

岩骨尖脑膜瘤在较小时，仅在局部压迫使岩骨尖骨质破坏和累及第Ⅲ、Ⅳ、Ⅴ、Ⅵ或第Ⅶ脑神经。待肿瘤长大时肿瘤由岩骨尖向颅中窝、颅后窝与小脑幕内侧发展，压迫上述神经、血管和脑干。

2. 治疗　Van Havenheigh(2003) 报告 21 例岩斜区脑膜瘤，未经任何治疗，观察其生长情况，小型肿瘤（平均肿瘤直径为 15.1mm），其生长率为 0.106mm/m，容积生长为 0.071cm³/m；中等大小肿瘤（平均肿瘤直径为 22.6mm），有 56% 生长，生长率为 0.071mm/m，容积生长为 0.08cm³/m；大型肿瘤（平均肿瘤直径为 33.8mm），有 80% 生长，生长率为 0.02mm/m，容积生长为 0.023cm³/m；全组生长率为 0.81cm/y，容积生长为 0.81cm³/m。如排除未生长肿瘤，则生长肿瘤的生长率为 1.16cm/y，容积生长为 1.10cm³/y。但 Jung(2000) 报告岩斜区脑膜瘤之生长率为 0.37cm/y，容积生长为 4.94cm³/y。

由于肿瘤位于深部，肿瘤与多数脑神经、大血管及脑干等重要结构毗邻，因此手术难度大。经岩骨入路是理想的手术入路（图 39－2－47），术中钻除乳突，暴露乙状窦，如听力已丧失则迷路也予以磨除。切开硬膜从乙状窦前沿颅中窝底进入，保护 Labbe 静脉，向内达天幕，完全切开本侧天幕见到小脑半球，此时不需过分牵拉脑组织，即能很好的暴露肿瘤，辨清肿瘤与脑神经、基底动脉及脑干的关系，在显微镜下分块切除肿瘤，手术常难做到肿瘤全切除，手术死亡率较高，术后脑神经麻痹，轻偏瘫等后遗症较多。目前多采用改良翼点入路、远外侧入路、经天幕或幕上下联合入路手术，手术困难，常难以做到全切除，手术死亡率较高，术后脑神经麻痹，轻偏瘫等后遗症较多。文献报告，岩斜区脑膜瘤手术死亡率为 2%(0～9%)，术后残疾率为 23%(7%～39%)，永久性脑神经麻痹占 44%(29%～76%)，严重神经功能障碍占17%。文献记载，术后 3 年肿瘤复发率为 21%(7%～42%)。Bassiouni(2004) 报告 81 例岩斜区脑膜瘤，69 例女性，12 例男性，平均年龄 55 岁，75.3% 表现为头痛，眩晕占 49.3%，步态不稳占 45.7%，精神改变占 12.3%，视力障碍 11.1%，听力丧失 9.9%，癫痫 9.9%，偏瘫 7.4%，面瘫 5.2％,半身麻木 3.7％,耳鸣 3.7％,吞咽困难 2.5％。神经系统检查:出现共济失调占 51.9％,脑神经麻痹占 28.4％,其中包括视经萎缩 4.9％,眼运动神经麻痹占 2.5％,三叉神经受累占 4.9％,第八神经受累占 13.6％,吞咽神经受累占 2.5％。肿瘤行 Simpson Ⅰ级切除 29 例,Ⅱ级 45 例,Ⅲ级 1 例,4 级切除 4 例。术后致残率为 19.8％,手术死亡率为 2.5％,术后平均随访 5.9 年(1～13),86％保持正常生活,7 例术后复发。Natarajan 等(2007)报告 150 例岩斜区脑膜瘤,患者平均年龄 51 岁,男性占 19.3％,女性占 80.7％,男女之比 1：4.2。本组肿瘤平均 3.44cm 大小(0.79～8.38cm),2.5cm 以上者占 89％。肿瘤全切除者占 32％,次全切除者占 43％,部分切除者占 25％,未能全切除者术后行放射治疗。手术并发症为 22％,其中出现新脑神经损伤或原脑神经症状加重者占 20％,其他有脑梗死,脑积水,脑脊液瘘,颅内出血,伤口感染者均少见,无手术死亡。该组 90％随访在 3 年以上,66％在 7 年以上,27％在 11 年以上,平均随访 101.6 月。在肿瘤全切除者中有 4％肿瘤复发,在肿瘤次全切除者中 5％肿瘤进展;全切除肿瘤组无复发生存率 3 年为 100％,7 年为 93.7％,12 年为 85％;无进展生存率 3 年为 96％,7 年为 86.8％,12 年为 79.5％,肿瘤复发平均时间为 72 月。在术后生存者 132 例中,72％能正常工作或者已退休,正常生活,14％因残疾能做部分工作和自理日常生活,2％重残需人护理。日常活动评分(KPS)术前为 78±11,术后为 76±11,至随访末期达 84±9。术后后遗症主要为复视,听力丧失,平衡障碍,脑神经 V_1、V_2 麻痹等。作者认为近全切除肿瘤辅以放疗可使患者长期生存,并维持良好生活质量,不能过分追求肿瘤全切除而增加手术死亡率及后遗症。Little(2005)报告 137 例岩斜区脑膜瘤手术治疗,全切除占 40％,近全切除占 40％,1 例术中死亡,26％术后出现新的脑神经麻痹,而肿瘤近全切除者减少神经并发症的发生。在平均随访 29.8 月中肿瘤复发率为 17.6％,全切与近全切二组无统计学差异。强调肿瘤近全切除比肿瘤全切除术后严重后遗症低,并未增加肿瘤复发率。

鉴于上述手术危险,Lunsford 等指出对重要功能区的脑膜瘤不宜强求全切除而增加手术死亡或造成严重后遗症,影响患者生存质量,可对部分切除后残存肿瘤行放射治疗,对位于重要功能区的较小的脑膜瘤可直接行放射外科治疗,岩斜区脑膜瘤适合上述条件,术者应权衡手术利弊,合理选用。

(八)颅后窝脑膜瘤

颅后窝脑膜瘤占脑膜瘤的 10％左右,30％～52％于小脑脑桥角,发生于岩骨后部内耳道附近。肿瘤的基底部位于乙状窦、颈静脉、岩上窦、岩下窦旁,贴附于硬脑膜上,肿瘤向前生长可使第Ⅴ、Ⅵ、Ⅶ和Ⅷ脑神经受累,肿瘤位置偏后下靠近颈静脉孔可早期出现第Ⅸ、Ⅹ和Ⅺ脑神经麻痹,肿瘤不断长大并向中线侧生长,可压迫小脑和脑干引起小脑与脑干功能障碍,因此患者常出现听力减退、耳鸣、眩晕、面部麻木或疼痛、头痛等,并可查到面肌力弱、眼球震颤、听力下降(很少出现耳聋)、肢体力弱和锥体束征。肿瘤供血主要来自颈内动脉虹吸段的分支,脑膜中动脉分支和咽升动脉,偏后生长的肿瘤由枕动脉、椎基底动脉脑膜支供血。CT 和 MRI 等神经影像学检查常无内耳道扩大,肿瘤与岩骨粘连区基底宽阔,依此可与听神经相鉴别。

标准乙状窦后入路常用来切除偏一侧的肿瘤,如肿瘤较大,可先行囊内切除部分肿瘤,而后再行全切除,但应注意肿瘤包膜与脑神经和脑干及血管的粘连,应在显微镜下仔细分离,避免加重其损伤,肿瘤切除后附着的硬膜应电灼,增生的骨可用钻磨除,术中应用电生理监测技术监护脑神经及脑干功能状态,有助于防止脑神经及脑干损伤。若肿瘤供血丰富或与脑神经及脑干粘连紧密,将影响全切除率。

(九)小脑天幕脑膜瘤

占颅后窝脑膜瘤的 21%~30%,肿瘤多起自横窦或直窦旁,有时靠近窦汇,肿瘤位于小脑幕的上面或下面,但多位于上面,有时肿瘤在小脑幕上、下生长呈哑铃形,有时呈扁平型生长。肿瘤血供来源于基底动脉的分支与脑膜支。在小脑幕上面生长的肿瘤症状类似于枕、颞叶肿瘤,在小脑幕下面的肿瘤临床症状类似小脑肿瘤,可出现头痛、癫痫、幻视、视野缺损及颅内压增高的症状与体征。

位于天幕缘的肿瘤由颈内动脉脑膜垂体干的天幕支供血,有时胼周动脉亦参与供血,这些脑膜支正常时多不显影,但参与向肿瘤供血时则会扩张而能清楚显影,肿瘤常将小脑上动脉推向下方,大脑后动脉推向上方,大脑内及大脑大静脉被肿瘤压向下方。当肿瘤沿天幕裂孔生长时,常向天幕上下生长,其周围有 labbe 静脉,大脑中静脉和基底动脉。

天幕上面前方生长的脑膜瘤,可经颞部入路手术切除,位于后外侧者可经颞顶部入路手术,位于下面偏后者可经枕下入路手术切除肿瘤。脑神经功能障碍常是术后的主要并发症,术中利用脑干诱发电位等电生理手段进行监护,可减少或防止此类并发症发生。

(十)枕大孔区脑膜瘤

少见,为枕大孔区最常见的肿瘤,占脑膜瘤的 2.5%~3.1%,常位于颅颈交界的腹侧(前部)和腹外侧,与后组脑神经(Ⅸ~Ⅻ)关系密切,肿瘤向颅后窝及椎管方向生长,压迫小脑、延髓和脊髓首端,并影响脑脊液的循环和血液供应。典型的临床症状是枕颈部持续性疼痛(相常在 C_2 皮节),单侧上肢麻木,对侧感觉丧失,进行性肢体力弱,先从上肢开始,伴有手部小肌肉萎缩,以后下肢亦力弱,出现锥体束征,还可出现步态不稳,共济失调、眼球震颤等小脑体征,以后还可出现吞咽困难、声音嘶哑及膀胱功能障碍,25%的患者有胸锁乳突肌及斜方肌力弱(第Ⅺ脑神经损伤),患者常出现颅内压增高的症状与体征。

枕大孔区肿瘤诊断困难,即或有 CT 检查也易漏诊,因 CT 头颅扫描常观察不到颅颈交界部病变,但 MR 成像特别是矢状扫描能很好的显示肿瘤及邻近结构的关系(图 3—31)。

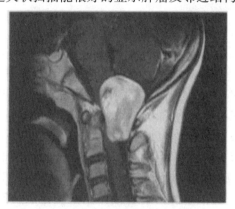

图 3—31 MRI:枕大孔区脑膜瘤

对枕大孔后部肿瘤宜采用中线或单侧直线切口切除肿瘤;对位于枕大孔腹外侧或腹侧的肿瘤,多采用远外侧入路手术(far lateral approach),即经枕骨髁入路。手术切除常能取得良好结果,多数能做到肿瘤全切除,脑神经功能障碍是主要并发症。Bassiouni(2006)报告 25 例枕大孔区脑膜瘤,女性 19 例,男性 6 例,平均年龄 59.2 岁,主要症状为颈枕部疼痛占 72%,肢体麻木占 32%,步态不稳 32%,吞咽困难占 8%。查体:步态不稳占 48%,肢体感觉障碍占 40%,影像及手术等证实 36% 肿瘤位于枕大孔区肤侧,64% 位于肤外侧,96% 患者肿瘤全切除,部分切除占 4%,术后给予放疗,术后平均随访 6.1 年(1～14),无术后复发。KPS 评分从术前 79 分升至 89 分。Talacchi A(2012)报告 64 例,81% 肿瘤全切除,无手术死亡,主要并发症为脑神经麻痹,发生率为 27%,特别是 Ⅸ～Ⅻ 脑神经,但长期随访 2/3 可以恢复。吴震等 (2009)报告 114 例枕大孔区脑膜瘤,男性 46 例,女性 68 例。平均年龄 52.3 岁。枕颈部疼痛 92 例,头晕 48 例,吞咽困难 42 例,声音嘶哑或构音困难 30 例,步态不稳 36 例,偏身感觉障碍 及肢体无力 45 例。肿瘤位于枕大孔腹侧型 24 例,腹外侧型 80 例,背外科侧型 10 例。肿瘤 全切除者 86%,近全或大部切除者 14%,随访 93 例,平均随访 90.3 月,1 例肿瘤复发,63.4% 正常生活,30.1% 轻度功能障碍,6.5% 重度功能障碍。术后一过性后组脑神经障碍为术后主 要并发症,可达 8%～55.6%,以呼吸及吞咽功能障碍为主,其次为脑脊液漏,发生率可达 16%～20%,该组 ICU 监护 2.1d。12 例曾行呼吸机辅助呼吸,术后吞咽困难 63 例,33 例行 气管切开。术后血肿 3 例,3 例脑脊液漏,9 例脑积水,死亡 3 例,2 例植物生存。

三、脑膜血管外皮细胞瘤

脑血管外皮细胞瘤(meningeal hemangiopericytoma)为来自脑膜血管外皮细胞或具有血管母细胞的前体细胞。是具有肉瘤生物学行为的恶性肿瘤。1938 年 Cushing 和 Eisenhandt 因其有恶性倾向因此命名此肿瘤为血管母细胞脑膜瘤。1954 年 Begg 和 Garret 报告原发性血管外皮细胞瘤,并证实 Cushing 所报告的血管母细胞脑膜瘤就是脑膜血管外皮细胞瘤。1979 年 WHO 曾将其归入脑膜瘤,但 WHO2007 分类明确将本病与脑膜瘤区分开了,认为脑膜血管外皮细胞瘤是一个与脑膜瘤不同的临床实体。易于复发和向中枢神经系统(CNS)以外转移。相当于 WHO Ⅱ级或Ⅲ级(间变型)的肿瘤。

(一)发病率

脑膜血管外皮细胞瘤占颅内原发性肿瘤的 0.4%。为脑膜瘤发病率的 1/60～1/40。

(二)分子生物学特点和生物行为学

脑膜血管外皮细胞瘤与脑膜瘤不同,染色体 12q13 常重新排列,一些癌基因常定位在此区,如 MDM2,CDK4 和 CHOP/GAGG153,染色体 12q13,19q13.6P21 和 7P15 等基因改变在脑膜瘤常不出现,抑制基因突变常出现在脑膜瘤,但在血管外皮细胞瘤不出现,本瘤的生物学行为与组织表现不相关,如 MIB-1,KI67 或 DNA 异信体等与肿瘤恶性度不对应。

(三)病理

肿瘤为实体性肿瘤,分叶状灰红色血运丰富,常与硬脑膜粘连,一般不浸润脑组织。肿瘤细胞丰富,呈圆形或卵圆形,细胞排列密集,核异形性,可见核分裂,部分病例可见坏死、囊变、出血,细胞质增多或退行性,瘤内可见大量 CD34 及 SMA 标记阳性的"鹿角样"血管裂隙形成,细胞 EMA 标记(+)HLA-Dr,Leu-7,S-100 蛋白,和 BCL-2(+),并表达Ⅷa 依此可与脑膜瘤和其他软组织肿瘤区分,Vim(-)。

(四)临床表现

本病男性比女性多见(占 56%～75%),平均诊断时年龄为 40 岁,10% 为儿童。其发生部位与脑膜瘤相似,15% 位于后颅凹,8%～15% 位于椎管内(一半以上在颈段),常为单发病变,病程比脑膜瘤短。因肿瘤所在部位不同而产生不同的症状与体征,常有头痛,幕上患者 16%

有癫痫发作。

（五）影像学检查

颅骨平片可见骨破坏但无骨增生。CT扫描：相似于脑膜瘤，显示窄的或广基底附着于硬膜上，为高密度混有局限性低密度区，多呈不均匀强化，肿瘤强化边缘不规则，如蘑菇样分叶状强化，均为恶性行为表现。MRI T_1 加权为等或高信号，并有血管流空现象，强化后有一半有鼠尾征。CT或MRI：有脑浸润，与硬膜呈狭窄粘连，有骨破坏而无骨增生，根据此可将本病与脑膜瘤相区分（图3—32）。

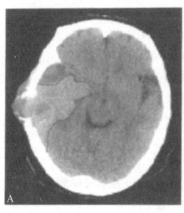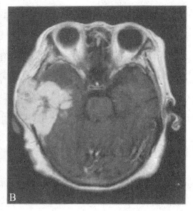

图3—32　脑膜血管外皮细胞瘤CT(A)及MRI(B)显示肿瘤呈分叶状长到颅外，有骨破坏但无骨增生

CT或MRI有脑浸润，与硬膜呈狭窄粘连，有骨破坏而无骨增生，根据此可将本病与脑膜瘤相区分。

血管造影：肿瘤血供丰富，可见螺旋状血管向肿瘤供血，静脉期肿瘤染色延长，一半有颈内动脉供血，血管造影见螺旋状血管向肿瘤供血，无早期静脉引流（图3—33）可与脑膜瘤相区别。

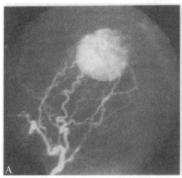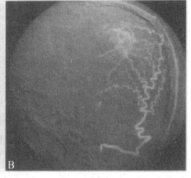

图3—33　脑膜血管外皮细胞瘤脑血管造影肿瘤血供丰富，见螺旋状血管向肿瘤供血

（六）治疗

1.外科治疗　术前栓塞供血血管，可减少术中出血，应力争手术全切除肿瘤，大组报告手术全切除者可占50%～67%，未能全切除者推荐行放疗。

2.放射外科　Galanis等报告10例复发肿瘤行放射外科治疗。其中3例以前未放疗过（肿瘤＜25mm）对治疗反应很好达3年以上，7例部分反应维持12个月，3例保持现状。作者推荐放射外科治疗小的复发病例。张颉报告106例中枢神经系统血管外皮细胞瘤（椎管内2例），手术全部切除84例，次全切除22例，术后死亡3例，随访53例，随访8月～10年，中位数为41个月，其中41例术后接受放疗，70.7%健在，9.8%复发，19.5%死亡，12例未行放疗者 66.7%健在,33.3%死亡。

全组随访 53 例中平均生存期为 98 个月,5 年生存率为 70.6%,行放疗者 5 年生存率为 74.1%,未放疗者为 57.8%,有 1 例术后 2 年发生肺、骨转移。死亡病例平均生存期为 29 个月(1~65 月)。

3.复发 脑膜血管外皮细胞瘤全切除后也易复发,文献报告 5 年复发率为 60%左右, Guthrie 报告 5、10、15 年复发率为 65%、75%和 85%,长期生存者仍可复发,应警惕。第一次复发后短期即可再复发,2、3、4 次手术后,其复发期分别为 38、15 和 17 个月,第一次手术后 53%病情改善,3%恶化,再次手术后仅 33%改善 13%恶化,因此强调第一次手术关系到预后的重要性。

4.转移 脑膜血管外皮细胞瘤常见中枢神经系统外转移,最常见向骨、肺和肝脏转移,据统计其转移率 5、10、15 年分别 13%、33%、64%。长期生存者仍可转移及复发,在随访中应密切注意,但向颅内转移者少。

(七)预后

术后 5 年生存率为 67%,10 年 40%,15 年为 23%,Guthrie 等报告第一次手术中位生存期为 60 个月,Schrochs(1985 年)收集文献 118 例,5 年生存率为 65%,10 年为 45%,15 年 15%。手术全切除平均生存 109 月,不完全切除者为 65 个月,有颅外转移者平均生存 29 月,术后行放疗者生存比未放疗者生存期长,有报告术后行放疗者平均生存 4.6 年,而未行放疗者少于 1 年。

四、脑膜肉瘤

肉瘤来源于间叶组织,在中枢神经脑膜肉瘤可来源于硬脑膜,软膜－蛛网膜,脉络丛组织,血管上皮成纤维细胞外膜。在颅内,肉瘤常与硬脑膜连接(63%),易与脑膜瘤混淆,颅内肉瘤的分类基于中枢神经系统外软组织肉瘤知识依赖光镜,免疫组化及电镜特点进行分类。颅内肉瘤有纤维肉瘤(fibrosarcoma)、软骨肉瘤(chondrosarcoma)、血管肉瘤(angiosarcoma)、横纹肌肉瘤(rhabdomyoma)等。

颅内肉瘤少见,占颅内肿瘤的 0.1%~0.3%。约一半病例为儿童或年轻人,性别无差异,肿瘤在幕上,但横纹肌肉瘤常在后颅窝或中线部位。

脑膜肉瘤相似于其他颅内恶性肿瘤,表现为占位效应及瘤周水肿,临床症状包括头痛,抽搐,肢体力弱,精神改变或脑积水。

使用激素治疗可缓解症状,肿瘤生长至头皮下时可能触及肿块,此时,在影像学检查时可见到颅骨侵蚀及肿物凸至头皮下,此特点有助于本病的诊断。

外科治疗应力争全切除肿瘤,但由于肿瘤所在部位或侵蚀生长,常难做到术区边缘无肿瘤存在。手术中对手术边缘区应作冰冻检查,了解有无残存瘤细胞,因肿瘤常浸润至血管周围间隙,肉眼难以发现,易于残留瘤细胞,术中应注意这些区域,对于肿瘤连接的硬膜、颅骨,头皮下应切到无肿瘤细胞残存。

脑膜肉瘤预后不佳,全切除后局部仍可复发,并易转移,组织学分类决定患者的预后,如纤维肉瘤常很快复发,并可出现蛛网膜下腔扩散,中位生存期为 6~9 个月,局部放疗常应用。横纹肌肉瘤经手术,放化疗后中位生存期不超过 24 个月,儿童脑膜肉瘤预后更差,常于几周内死亡。

第二节　垂体腺瘤

一、概述

垂体腺瘤(pituitary adenoma)是常见的颅内肿瘤,年人群发病率为 1 例/10 万,有人报告达 7 例/10 万。在颅内肿瘤中仅次于脑胶质瘤和脑膜瘤,占全部颅内肿瘤的 10%。但在无选择性尸检中的发生率可达 20%～30%。一般可见于各年龄组,但随年龄增长而增加,30～60 岁发病最多。从统计资料来看,在育龄妇女中最多见,可能与育龄妇女的月经、生育功能改变最易发现有关。近年来,随着诊断技术的发展,其发病率有增高的趋势,有些微腺瘤只有数毫米大小便可确诊。

二、垂体的解剖与生理

1.垂体　垂体位于蝶鞍内,为灰白色腺体,呈椭圆或圆形。下面与鞍底一致,上面和外侧面所接触的不是骨性壁,故其形状不一。据影像学观察,约 54% 的垂体在鞍膈孔向下凹陷,约 42% 平直,4% 向上略突。垂体侧面的形状与颈内动脉海绵窦段走行有关,由于该动脉紧贴垂体外上侧及后方通过,常在垂体外侧面形成压迹,深约 3～7mm,或将垂体上方挤压成三角形。有时垂体沿该动脉上下缘突出形成舌状小叶,故垂体手术中可损伤颈内动脉造成大出血;或垂体切除术遗留舌状小叶而致手术不彻底,术后激素水平改变不能达到预期目的。颅内入路打开鞍膈时,可见垂体后叶颜色较前叶淡,呈浅灰色,牢固地附着于垂体凹的后壁;前叶呈黄色,较坚实,被一层潜在的间隙所包绕,前叶包绕垂体柄的部分形成结节部。当分离前、后叶时,结节部常保留在后叶上方。

正常情况下,垂体组织往往只占蝶鞍内腔的一部分,其余空间多借静脉充盈来填补。垂体柄通过鞍膈时,多数紧靠其后缘,为后置型,一般约占 65%;少数可离开隔孔后缘,向前方游离,为游离型,占 35%。

垂体腺可分为前叶(腺垂体)与后叶(神经垂体)两部分。前叶由外胚叶 Rathke 囊分化而来,分为漏斗部(包括垂体柄)和远侧部,是机体最重要的内分泌腺,现已知其分泌的激素有生长激素(GH)、泌乳素(PRL)、甲状腺刺激素(TSH)、促肾上腺皮质激素(ACTH)、滤泡刺激素(FSH)、黄体生成素(LH)和黑色素刺激素(MSH)7 种。其分泌活动主要由下丘脑诸神经核分泌的多种促进或抑制激素调节。这些神经体液物质,又称神经激素。组成垂体柄的许多神经纤维,起源于下丘脑灰白结节的正中隆起、漏斗柄和突起的室旁核、视上核等,向下止于垂体后叶,合称神经垂体,分泌抗利尿激素(ADH),内含加压素和催产素。这些激素都在下丘脑内合成,经垂体柄输送并贮存于垂体后叶中,再释放到血液内,其功能为控制水液平衡。一旦垂体柄或视上核垂体束纤维的起源细胞受到损伤,则会引起尿崩症。所谓垂体中间部是位于前、后叶之间的一条组织带,它只存在于胎儿期。在胎儿发育过程中,中间部的细胞与前叶的细胞融合在一起。因此在成人,这些细胞不再构成一个独立的结构,即成人垂体没有中间部。

2.垂体上方的解剖结构　鞍膈被覆垂体上方,是张开在蝶鞍前、后床突间的硬脑膜皱襞,多呈四方形。据 Rhoton(1970)测量,左右宽 6～15mm(平均 11mm),前后长 5～13mm(平均

8mm)。周边厚而中央薄,大多数向下凹陷或平直,仅少数向上隆起。鞍膈孔为圆或卵圆形,垂体柄由此通过。正常人鞍膈孔的大小不一,一般直径2～3mm,如超过5mm,鞍膈就不能在经蝶窦手术中起到屏障作用。也有人的鞍膈极薄或缺如。

鞍膈上方的蛛网膜下腔扩大形成鞍上池,在CT与MRI扫描中呈五角星形(图3-34)。

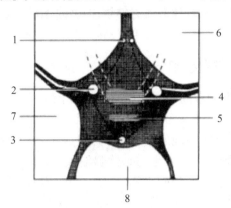

图3-34　鞍上池在CT与MRI扫描时的示意图

1.大脑前动脉;2.大脑中动脉;3.基底动脉;4.视交叉;5.鞍背;6.额叶直回;7.颞叶海马钩回;8.中脑

此池由视交叉池、颈动脉池、侧裂池及脚间池等组成,前界为额叶直回,侧方为颞叶海马钩回。在CT与MRI扫描片上前部可见视交叉,外侧可见颈内动脉,侧裂池中可见大脑中动脉,后方在桥前池与脚间池处可见基底动脉。正常鞍膈孔仅容垂体柄通过。约50％的鞍上池蛛网膜囊在鞍膈孔处围绕垂体柄形成盲端,或经鞍膈孔向垂体凹面轻微突出,蝶鞍内及垂体周围无硬膜下腔及蛛网膜下腔。如鞍膈孔直径大于5mm或先天性鞍膈缺如,则常在垂体柄周围遗留有缺乏屏障的间隙,由于垂体包膜与颅内蛛网膜具有一定的连续性,在脑脊液搏动的压力下,脑脊液可循蛛网膜囊进入鞍内,形成所谓的鞍内蛛网膜囊肿。这种囊肿多位于垂体前方,将垂体压迫后移且变扁,最后紧贴鞍背,从而使鞍内变成脑脊液空腔,并使蝶鞍扩大,成为空蝶鞍。

视交叉位于鞍膈之上,由两侧视神经相交而成,宽12mm,长8mm,厚4mm。视交叉上经终板与前连合及第三脑室下部相接,后方紧邻垂体柄、灰白结节、乳头体和动眼神经。视交叉的位置稍向前下倾斜,与水平面构成45°角。其血供分上下2组,上组来自大脑前动脉和前交通动脉,下组来自颈内动脉、大脑后动脉和后交通动脉(有时也对视神经供血)。视交叉中段仅由下组供血。进行垂体区手术时,这些供血动脉不可损伤,损伤后将引起相应部位的视野缺损。

视交叉与蝶鞍间的相对位置常有变异,造成其前缘与鞍结节间距离改变,影响垂体经额下入路手术的难易。Bergland(1968)将其分为3种类型:①75％～80％为正常型,其视交叉位于鞍膈中央部上方,视交叉前缘与鞍结节相距2～6mm(平均4mm)。②9％～10％为前置型,其视交叉接近鞍结节上方,前缘与鞍结节相距等于或小于2mm。③11％～15％为后置型,其视交叉位于后床突上方,前缘与鞍结节相距6～9mm(平均7mm)。视神经穿出视神经管时,截面呈卵圆形,宽3.5～6mm,厚2～5mm,两侧视神经内缘相距9～24mm(平均14mm)。约10％的尸体双侧视神经不等长,相差可达2mm。

3.垂体下方的解剖结构　蝶鞍是蝶骨体中央的凹陷区,垂体在垂体凹内紧贴鞍底并借之与蝶窦相隔。蝶鞍前界为鞍结节,后为鞍背,两侧前外及后外分别为前、后床突。鞍底骨质较周围薄,72%~82%的正常人厚约1mm或更薄,故一般经蝶窦行垂体瘤手术,鞍底骨质打开多无困难。蝶鞍周围骨质较厚,且多为海绵质骨。尤以靠近斜坡处更著。儿童蝶窦未气化,其鞍底骨质较厚,有时达1~2cm,但随年龄增长,蝶窦越来越大,鞍底骨质也随之变薄。

4. 垂体外侧的解剖结构 脑垂体侧邻海绵窦,两者间无骨性结构。海绵窦夹在两层硬脑膜之间,前端有颈内动脉与展神经,其外壁中有动眼、滑车、三叉神经的眼支及上颌支。

三、垂体腺瘤的病因与发病机制

垂体腺瘤是一种多致病因素的肿瘤,与遗传素质、内分泌及下丘脑因素、特殊基因突变有关。

垂体腺瘤的发病机制有两种不同的观点。一种观点认为:垂体肿瘤的发生与下丘脑功能调节失常有关;另一种看法则认为其发生与垂体腺细胞异化增生有关,因此可通过手术切除得以治疗。近来,随着分子生物学、细胞生物学、遗传学及免疫学的发展,基因突变在垂体腺瘤发病中的作用也逐渐获得阐明。在原癌基因方面,已证明与CSP基因、RAS基因异常及蛋白激酶C(PKC)不恰当激活有关。在抑癌基因方面,也有研究证实,垂体腺瘤的发生与P53、P16抑癌基因、Ⅰ型多发性内分泌腺瘤基因(MEN-1)、视网膜母细胞(RB)基因等抑癌基因失活有关。还有一些实验发现碱性或纤维细胞生长因子(BFGF-2)转化生长因子(TGF-2)等对垂体腺瘤的发生也起着重要的作用。

四、垂体腺瘤的病理及分类

手术与尸检中可见正常垂体呈桔黄色,质地较硬;而垂体瘤则呈为紫红色、质软。有些垂体腺瘤发生变性或纤维化则呈灰白色,质地变硬;一般将瘤体直径不足1cm者称为微腺瘤,大于1cm者为大腺瘤,超过3~4cm者为巨大腺瘤。肿瘤早期局限于垂体前叶内,无包膜,与正常垂体组织分界明显。随着肿瘤增大,鞍内压力增加,蝶鞍呈球形扩大。大腺瘤挤压周围正常垂体组织或以垂体固有包膜、鞍膈等周围组织形成假包膜,与周围硬膜、神经、血管等形成粘连。肿瘤突破鞍膈向上生长可压迫视神经、视交叉使之变成白色的扁平条带包绕瘤体,视神经乳头原发性萎缩。后期肿瘤压迫或突入第三脑室,甚至侵入额叶脑组织内,阻塞室间孔,引起脑室扩大或颅内压力增高。有时肿瘤向外侧生长,侵入鞍旁或海绵窦。也有少数肿瘤侵入鞍底,突出至鼻咽部,形成鼻咽部肿块。瘤内大块出血及坏死,则引起突然加重,称为垂体卒中,约占所有垂体腺瘤的6%。出血后可使部分瘤组织变性、坏死或囊变。有些陈旧性出血或坏死可引起纤维化,与经过放射治疗后组织坏死所引起的纤维化相同,是手术中有些肿瘤组织颜色灰白,质地硬韧难以切除的原因。

传统病理学根据光学显微镜所见垂体腺瘤细胞对苏木精-伊红染色的不同,将其分为嗜酸性细胞腺瘤、嗜碱性细胞腺瘤和嫌色性细胞腺瘤三种。实际上这种分类不能反映肿瘤的内分泌特性,因为嗜酸性细胞可以是生长激素(GH)细胞、泌乳素(PRL)细胞和大嗜酸性细胞(Oncocyte);嗜碱性细胞可以是促肾上腺皮质激素(ACTH)细胞、促甲状腺激素(TSH)细胞、促黄体激素(LH)细胞和促卵泡激素(FSH)细胞;而嫌色性细胞则包括GH细胞、PRL细胞、ACTH细胞、TSH细胞、LH细胞和FSH细胞等分泌细胞和未分化的干细胞。这种分类不能准确地反映垂体腺瘤内分泌的功能,不能满足临床需要,没有实用价值。

近年来,由于内分泌检测方法及电子显微镜、免疫组织化学染色方法的改进,国内外大多数病理学家主张依垂体腺瘤的组织化学染色及电镜所见与临床激素分泌功能的表现结合起来,提出如下分类。其中各种肿瘤早期发生部位与垂体前叶各种分泌细胞的分布情况基本相同(图3-35)。

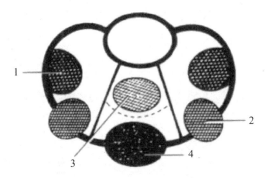

图3-35 不同垂体腺瘤在垂体中的好发部位

1.泌乳素细胞腺瘤;2.生长激素细胞腺瘤;3.肾上腺皮质激素细胞腺瘤;4.促甲状腺激素细胞腺瘤

1.生长激素细胞腺瘤(growth hormone secreting adenoma) 约占20%～30%,可分为致密分泌颗粒细胞型、稀疏分泌颗粒细胞型和两种分泌颗料混合细胞型三种,其临床内分泌特性无大差别,但年轻人的稀疏分泌颗粒细胞型腺瘤生长快,较难全部切除,术后易于复发。

2.泌乳素细胞瘤(prolactin secreting adenoma) 约占40%～50%,又可分为致密分泌颗粒细胞型、稀疏分泌颗粒细胞型和两种分泌颗粒混合型三种。

3.促肾上腺皮质激素细胞腺瘤(adrenocorticotrophic hormone secreting adenoma) 约占5%～15%。

4.促甲状腺激素细胞腺瘤(thyroid stimulating hormone secreting adenoma) 约占1%。

5.促性腺激素细胞腺瘤(gonadotropic hormone secreting adenoma) 很罕见。

6.多分泌功能腺瘤(plurihormone-secreting adenoma) 约占5%～14%,临床上表现两种或两种以上激素分泌的特性,其中最常见的是GH+PRL,此外也有GH+ACTH、PRL+ACTH或GH+ACTH+TSH激素等,这些激素都可通过免疫组化细胞染色显示出来。

7.无分泌功能细胞腺瘤(nonfunctional adenoma) 约占20%～35%。包括大嗜酸性粒细胞腺瘤(oncocytoma)和未分化的零细胞腺瘤(null cell adenoma)等。临床上没有任何垂体激素分泌亢进的表现,免疫组化可见一些含有GH、PRL或GnH分泌颗粒的细胞,血中所测得的激素多为糖蛋白类激素,或为α-亚单位,其中部分亚单位激素无生物活性,故临床上除肿瘤占位性症状外,无激素分泌亢进的症状。

8.侵袭性垂体腺瘤(invasive pituitary adenoma) 1940年Jefferson首先提出侵袭性垂体腺瘤的概念,主要指其细胞向周围组织侵袭生长,生物学上介于良性垂体瘤与恶性瘤(垂体癌)之间。病理上其侵袭生长的特点可以是单个瘤细胞向周围组织浸润生长,也可以是大量瘤细胞浸润进入海绵窦,包括颈内动脉和视神经,破坏正常组织结构。一般认为,肿瘤越大侵袭生长的发生率越高。鞍内大腺瘤侵袭生长发生率是87%,伴有鞍上扩展的大腺瘤的发生率可达94%。侵袭性垂体腺瘤如细胞形态比较规则、分化较成熟,则为偏性良性;如肿瘤细胞具有明显的异型性、分化不成熟,则为恶性侵袭性垂体腺瘤。

根据CT与MRI所见肿瘤累及海绵窦或包绕颈内动脉的情况,我们将其分为4型(图3

—36)：①海绵窦内侧压迫型：肿瘤在蝶鞍内向外压迫海绵窦内壁，使之向外推移，但未侵入窦腔。②海绵窦内侧侵袭型：肿瘤侵袭海绵窦内壁，进入其内侧间隙，颈内动脉 2～3 段外移，但海绵窦外侧间隙未受侵袭。③海绵窦广泛侵袭型：肿瘤侵袭整个海绵窦内、外间隙，对颈内动脉成包绕，动脉移位。④鞍膈上及鞍旁侵袭型：肿瘤经鞍膈上硬脑膜内向外扩展至鞍旁及颞叶底部，未侵入海绵窦。

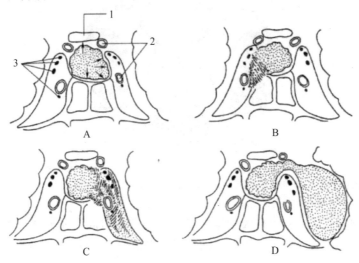

图 3—36　海绵窦内及鞍旁侵袭性垂体腺瘤的生长类型

A. 海绵窦内侧压迫型；B. 海绵窦内侧侵袭型；C. 海绵窦广泛侵袭型；D. 鞍膈上及鞍旁侵袭；

1. 视交叉；2. 颈内动脉；3. Ⅲ、Ⅳ、Ⅴ、Ⅵ颅神经

9. 原发性垂体腺癌（pituitary adenoma）　极少见，发病率低于全部垂体肿瘤的 1%，世界文献报道至今仅约 40 余例。病理检查可见其细胞分化不良，胞核大小形态及染色程度不一，有大量非典型的核分裂象，有侵袭性。这些特点与一般侵袭性垂体腺瘤大致相同，因此组织形态学所见不能作为垂体癌的诊断依据。其诊断的主要根据是垂体癌细胞可沿脑脊液播散或沿血液转移，常见转移部位是脑及脊髓蛛网膜下腔、全身的骨髓系统、肝肺或淋巴结。

临床上垂体癌常见于成人，女多于男，症状表现不一，病程长者可达 1 年。一些患者开始时发现为良性垂体瘤，病理检查亦可为良性；然而继续多次复发，最后发现蛛网膜下腔播散及血行转移。在所有垂体癌患者中，约一半病例合并 Cushing 病。内分泌学检查显示血 GH、ACTH 增高及部分患者 PRL 增高。在所有报告的病例中，尚无一例开始为无分泌功能细胞腺瘤者。

10. 来源于神经垂体的肿瘤　临床上常见的是垂体后叶转移瘤，原发性垂体后叶肿瘤很少见。Globus（1942 年）最早报告两例神经垂体肿瘤，称为漏斗瘤（infundibuloma），由细长的毛状星形细胞构成，形成大量胶质纤维束，瘤细胞周围血管排列整齐，分化良好，见不到核分裂、出血及坏死。此后由作者报告垂体后叶的肿瘤为颗粒细胞瘤（granular cell tumor），为良性瘤，常为尸检发现，多位于鞍内，发生于 40～50 岁，女性患者的发生率约为男性的两倍，生长缓慢，可以无临床症状。其组织发生来源尚存争议。

五、垂体腺瘤的临床表现

主要分为神经压迫和内分泌功能改变两方面的表现。

1.神经压迫症状和体征

(1)头痛:早期垂体腺瘤在蝶鞍内生长,引起鞍内压力增高、鞍膈受压,引起头痛。此时头痛多位于两颞侧、前额及眼球后部。肿瘤向上生长,突破鞍膈后,鞍内压力降低,头痛可减轻或消失。晚期头痛则常因肿瘤向鞍旁发展,压迫三叉神经和分布到颅底血管的痛觉感觉纤维,或瘤体增大突入第三脑室引起脑脊液循环障碍,出现颅内压增高所致。

(2)视力、视野障碍:多因肿瘤向上发展突破鞍膈压迫视神经、视交叉或视束所致。其中最常见者为肿瘤自下而上地压迫视交叉的正中部分所致的典型双颞侧偏盲;少数患者视交叉位置偏前者可仅压迫一侧视束而出现对侧视野同向偏盲;视交叉位置偏后者,一侧视神经受压则出现一侧视力减退或全盲,而视交叉压迫症状则在晚期方始出现。此外,如肿瘤压迫了大脑前动脉或前交通动脉、Willis动脉环所发出的视交叉、视神经营养血管也可产生不典型的视力视野改变。视交叉位置偏后,或肿瘤向侧方侵入颅中窝底部硬脑膜与颅骨之间,可无视力视野改变。肿瘤向鞍旁扩展侵入海绵窦,可损伤第3、4、6脑神经而引起眼肌麻痹,出现复视。肿瘤较大侵入中颅凹时,也可压迫颞叶,引起同侧偏盲,但极少见。

垂体肿瘤压迫视交叉时,一般自下而上地首先造成位于视交叉下层来自双眼鼻下象限的神经纤维受损,出现双眼颞上象限的1/4视野缺损;肿瘤继续生长压迫双眼鼻上象限的视交叉纤维方出现完整的双颞侧偏盲,但可在偏盲区域有岛状保留区;以后肿瘤继续增长,压迫视交叉双颞侧的纤维,使视野缺损进一步扩展至双眼鼻上象限与鼻下象限,终致全盲。肿瘤生长不对称时,视野改变也不对称,有时压迫了视交叉后上部可先出现黄斑纤维受压,造成中央暗点或旁中央暗点,然后再出现视野改变。一般视野改变最先影响的是红色视野,然后是白色视野。因此,早期诊断时应采用有色视标进行检查。视神经受压时可引起原发性神经萎缩,但在晚期才能出现。由于垂体腺瘤在临床上多发现于颅内压增高之前,故很少出现视乳头水肿。

2.内分泌功能改变　因肿瘤病理类型的不同,可引起不同的内分泌改变。一般出现一种或数种激素分泌亢进者,称为分泌性或功能性腺瘤;无激素分泌亢进者,称为无分泌功能细胞腺瘤或无功能性腺瘤。

(1)泌乳素(PRL)细胞腺瘤:肿瘤细胞过度分泌泌乳素,引起高泌乳素血症。其发生率约占全部垂体腺瘤的40%～50%,常为微腺瘤,多见于年轻妇女,表现为闭经、溢乳、不育,可无其他神经症状,又称Forbes－Albright综合征。据统计在女性不孕症患者中此瘤可占39%～44%。女性微腺瘤患者妊娠后,有的瘤体变化不大,可顺利分娩;有的则在妊娠期垂体正常生理性肥大时迅速增大,出现头痛、视力视野改变,甚至垂体卒中等症状。绝经后妇女及男性患者的内分泌症状不显著,早期不易出现,只有当肿瘤增大向鞍上发展引起视力视野损害时,才被诊断出来,这时瘤体多较巨大,临床上还可出现其他神经症状,或因垂体受到肿瘤压迫而出现垂体功能减退症状。男性患者可表现为性欲减退、阳痿、乳房发育、溢乳、胡须稀少、生殖器萎缩或精子减少而不育等。女性患者则表现为乏力、嗜睡、性功能减退、毛发脱落、肥胖等。

(2)生长激素(GH)细胞腺瘤:肿瘤细胞过度分泌生长激素。约占垂体瘤总数的20%～30%。临床内分泌症状表现突出,且出现较早,主要为GH持续分泌所引起的骨骼、软组织和内脏过度增长。在青春期前的青少年患者中,表现为巨人症;成年人表现为肢端肥大症,其典型表现为颅骨增厚、头颅及面容宽大、颧骨高、下颌突出、牙齿稀疏及咬合不良、手脚粗大、驼背、皮肤粗糙、毛发增多、色素沉着、鼻唇及舌均肥大、声带肥厚及音调低粗。男患者早期可出现性功能亢进,以后性功能消失;女患者出现月经不调或闭经、性欲减退或消失、溢乳等。代谢方面:由于 GH 过多可致胰岛素抵抗,糖耐量减低及糖尿病;血脂增高、血清钙磷增高、泌尿系统结石、骨密度增高。心血管方面常见右心肥厚、心脏扩大、血压偏高等。晚期患者则因垂体组织受肿瘤压迫出现垂体功能减退症状,其中以性功能障碍出现最早且最明显,晚期则可出现全身无力、阳痿、闭经、两性生殖器萎缩等。

(3)促肾上腺皮质激素(ACTH)细胞腺瘤:由于肿瘤细胞过度分泌 ACTH 引起血皮质醇增多症,称库欣综合征(Cushing's Syndrome),垂体 ACTH 细胞腺瘤称为库欣病(Cushing's Disease),约占垂体腺瘤总数的 5%～15%。临床上肿瘤一般较小(约 80%),直径<5mm 的微腺瘤约占 60%～70%,不产生蝶鞍扩大及破坏,也没有视力视野改变。多见于青壮年,女性多于男性。病程数月至数年不等,发展缓慢,平均 3～4 年。临床表现为体重超重,呈向心性肥胖,满月脸、水牛背、锁骨上脂肪垫,腹部脂肪堆积下垂,动脉粥样硬化;毛细血管扩张,面容呈多血质,面部皮肤菲薄、红润多脂、常有粉刺;体部皮下血管显露,出现皮肤紫纹(妊娠纹),多见于下腹、下腰背、腋下、臀及大腿部;皮肤毛细血管脆性增加,易出现紫色瘀斑。此外,还可出现全身骨质疏松、腰背疼痛、易致病理性脊柱压缩骨折和肋骨骨折。高血压的发生率约为 80%～90%,长期高血压可并发心律紊乱、左心肥大、心力衰竭、肾衰竭。由于垂体促黑色素的分泌受到影响,导致皮肤黑色素沉着。此外还可出现血糖升高,糖耐量减低,尿糖、严重无力、闭经、尿 17-酮类固醇与 17-羟类固醇增多症。这些表现与肾上腺皮质功能亢进症基本相同,故需与肾上腺皮质肿瘤、肺癌、支气管癌等引起的异源性 Cushing 综合征鉴别。

(4)促甲状腺激素(TSH)细胞腺瘤:临床少见,约占垂体腺瘤总数的 0.2%～1%。世界文献报道至今不足 100 例。此瘤生长缓慢,一般患者获得确诊时瘤体多已长得较为巨大,且肿瘤生长富侵袭性,常向外侧扩展侵入鞍旁。临床上病程较长,多有长期甲状腺功能亢进的历史,也有少数患者甲状腺功能减退或正常。血化验可见 TSH 水平升高。临床观察也发现有些 TSH 腺瘤患者早期症状表现与一般甲状腺功能亢进患者类似,于甲状腺手术切除后,虽可使病情暂时缓解,但以后却发现垂体肿瘤迅速增大,出现视交叉压迫症状,且甲亢症状复发,最终确诊为垂体腺瘤。目前认为:本瘤的最后诊断标准应该是:①患者血 TSH 增高,在垂体腺瘤手术切除后 TSH 降低。②免疫组化及电镜检查证实瘤内含有 TSH 细胞。

(5)促性腺激素(GnH)细胞腺瘤:由于患者在临床上多不表现垂体激素分泌亢进的症状,过去曾一度认为是无活性或非分泌性腺瘤。其发生率约占垂体腺瘤总数的 5%～10%,以老年人最为多见。临床表现:不论男女,肿瘤生长都很缓慢,病程进程较长,获得确诊时肿瘤体积已较为巨大。主要表现为视力视野损害、垂体功能减退、血 GnH、FSH 与 LH 增高;有些患者的肿瘤分泌 α-亚单位,不易测出,可造成诊断困难。

(6)无分泌功能细胞腺瘤:肿瘤细胞不分泌可测出的任何垂体激素,因此又称为零(Null)细胞腺瘤或无分泌功能细胞腺瘤。临床上无内分泌亢进的症状,所以也称非功能腺瘤。其发病率依统计材料不同而异(20%～50%不等)。一般多为大腺瘤,且常为侵袭性生长,侵入蝶鞍周围。一般男多于女,平均年龄较大。病理学检查分为零细胞腺瘤和大嗜酸性粒细胞腺瘤两种。前者为嫌色性,后者为弱嗜酸性,各种垂体激素免疫组化染色均为阴性。

六、垂体腺瘤的内分泌学检查

内分泌放射免疫超微测量技术可直接测量血液中的多种垂体和下丘脑激素,并可通过刺激或抑制试验了解下丘脑对垂体激素分泌的影响,以助诊断。

1. 泌乳素　正常人血泌乳素的水平依性别、月经周期、有否怀孕及授乳而不同。正常青年妇女约为 $4\sim300\mu g/L$,男性及绝经后妇女稍低昼夜时间不同,可有波动,夜间及睡眠后,运动及应激时可升高。多数泌乳素细胞腺瘤的 PRL$>100\mu g/L$,$>200\sim300\mu g/L$ 可肯定诊断。某些药物如鸦片、氯丙嗪、抗高血压药物,以及垂体柄创伤、肿瘤压迫(包括其他种类的垂体腺瘤)、出血等均可影响下丘脑 PIF 对垂体泌乳素分泌的抑制,使血泌乳素水平升高,但很少超过 $100\mu g/L$,需注意鉴别,不能轻易诊断为泌乳素腺瘤或混合腺瘤。

2. 生长激素　正常人的血生长激素水平随昼夜时间不同,有一定波动,易受情绪、低血糖、睡眠、体力活动和应激状态的影响。禁食 12h 后,休息状态下的 GH 正常水平约为 $2\sim4\mu g/L$,早晨血 GH 基础值应在 $5\mu g/L$ 以下。约 90% 的 GH 细胞腺瘤$>10\mu g/L$,巨人症及肢端肥大症的患者可高于此值的数十倍至数百倍。由于在正常情况下,24h GH 水平变化很大,单一时间内一次的测定值意义不大,还应采用某些药物进行刺激或抑制试验,以确定其动态分泌情况。一般多采用口服葡萄糖抑制试验。正常人口服葡萄糖 100g 后 2h,GH 值应下降,$3\sim4h$ 后回升。GH 细胞腺瘤患者不受此影响,呈不抑制状态。此外,采用注射胰岛素或 TRH 进行兴奋试验,给药后生长激素水平不升高,表示生长激素储备功能不足。

3. 促肾上腺皮质激素　垂体分泌 ACTH 调节肾上腺皮质醇的分泌,ACTH 在血内很不稳定,进入血内很快分解,且含量甚微。每昼夜 24h 睡眠觉醒周期内上下波动,有 $10\sim15$ 次分泌高峰。正常人上午 $8\sim10$ 点平均值为 $22pg/mL$,$22\sim23$ 点为 $9.6pg/mL$。故在临床诊断中常间接地测量其衍生物—皮质醇,来了解体内 ACTH 的分泌情况。由于皮质醇在血内较 ACTH 稳定,且易于测量,其血浓度在 24h 内,中夜为最低点,晨 $6\sim8$ 点为最高点,正常平均值 $20\sim30\mu g/L$,可因激惹、兴奋、精神抑郁、饥饿、创伤等因素而改变。另外还可测量尿中游离皮质醇(UFC),正常值为 $20\sim80\mu g/24h$,$>100mg/24h$ 对 Cushing 综合征有诊断价值。对高皮质醇血症的患者,在诊断中要查清是否为垂体源性。一般垂体源性者不但血皮质醇增高外,且昼夜节律消失,24h UFC 升高,小剂量地塞米松试验不抑制、大剂量地塞米松试验大多被抑制。

4. 促甲状腺激素　垂体分泌 TSH 受多种因素影响,其中以来自下丘脑的 TRH 最为直接,血浆 T_3、T_4 在下丘脑可引起反馈,抑制 TSH 分泌。TSH 正常值一般$<5\mu g/L$。垂体 TSH 细胞分泌腺瘤并不多见,在各种原因所引起的高 TSH 血症中仅占 60%。原发性甲亢患者经过抗甲状腺药物治疗者可发生高 TSH 血症;或甲状腺功能低下的患者,甲状腺素水平降低,经过下丘脑的反馈作用,使垂体 TSH 细胞增生,有时也可引起垂体增大及蝶鞍扩大,诊断中应注意鉴别。

5. 促性腺激素　垂体前叶分泌的 FSH 与 LH 都是有波动性的,男性尚较恒定,女性则因受月经周期的影响而变化更大。过去认为垂体促性腺激素细胞腺瘤较少,可能与其不产生典型内分泌症状有关。

七、垂体腺瘤的影像学检查

随着神经影像学技术的发展,对垂体腺瘤的诊断有了很大提高,除了过去经常采用的颅骨 X 线检查外,气脑造影、数字减影血管造影(DSA)等已被 CT 与 MRI 扫描(尤其是垂体动态扫描)所取代。

1. X 线片蝶鞍像检查　是基本检查之一。正常蝶鞍前后径 $7\sim16mm$,深径 $1\sim14mm$,宽径9~19mm,体积346~1337mm³。垂体微腺瘤患者的蝶鞍可以没有变化。肿瘤增大后,可致蝶鞍扩大、鞍底骨质破坏、鞍背骨质侵蚀。由于普通颅骨X线片正侧位相常有骨质重叠,蝶鞍显示不清,可采用蝶鞍多轨迹断层摄像,较平片更为清晰。

2.CT扫描 目前采用高分辨率CT直接增强,薄层(1.5mm)断面,作蝶鞍区冠状、矢状位重建及轴位扫描,是诊断垂体腺瘤的重要方法。一般垂体腺平扫时,多为低密度影,少数为高密度或等密度。注射造影剂后,瘤体呈均一或周边强化。对<5mm的微腺瘤,CT检查的发现率仅约30%。肿瘤增大突破鞍膈时,可见瘤块向鞍上池突出,垂柄偏移,增强扫描可见肿瘤中心性坏死或囊性变,周边强化瘤壁厚薄不一,有时还可见瘤内出血。肿瘤向下生长,突破鞍底骨质可形成蝶窦内肿块。此外,间接征象可见蝶鞍增大、鞍底倾斜、周边骨质吸收变薄和破坏。肿瘤压迫海绵窦,增强后肿瘤与海绵窦密度相等,肿瘤边界不易分辨,不可误认为侵入海绵窦,需进一步行MRI检查。

3.磁共振影像(MRI) 可清晰地显示垂体腺瘤及其周围结构,且可同时提供轴位、冠状位与矢状位图像,无放射性,其增强剂GD-DTPA较CT增强的碘化剂安全,过敏反应少,较CT扫描有更大的优越性。但其缺点为周围颅骨改变显示较差,必要时需两者结合起来进行诊断。

MRI诊断垂体腺瘤的关健是进行薄层冠状T_1加权扫描。微腺瘤在T_1加权像呈低信号,质子密度加权像呈等信号,而在T_2加权像为高信号。对<5mm微腺瘤的发现率为50%~60%。由于正常组织及海绵窦的血运较肿瘤丰富,注入对比剂后的最高增强像较肿瘤早,故有人采用动态增强扫描的方法,以提高微腺瘤的检出率。较大的垂体腺瘤在T_1加权像呈较低信号或等信号,T_2加权像呈等信号或较高信号,注入GD-DTPA后明显增强。肿瘤向鞍上发展可见肿瘤侵入鞍上池,鞍膈不对称地向上膨隆,垂体柄偏移,视交叉及三脑室底部受压。肿瘤向下发展可见鞍底倾斜、蝶窦内肿块。瘤内可见囊变、坏死、出血。侵袭性垂体腺瘤可见瘤块长入额叶、颞叶、海绵窦、筛窦、蝶窦及鞍区周围的脑池,如脚间池、桥池等。

4.垂体腺瘤的影像学分级 目前尚无统一的分类标准,但许多学者主张根据CT、MRI的检查结果,结合临床表现将其分为五级(图3—37)。

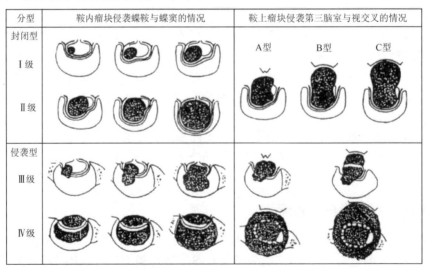

图3—37 垂体腺瘤的影像学分级(仿 Hardy—Wilson 氏)

(1)根据肿瘤在鞍膈下方扩展的情况可分为:

1)封闭型:肿瘤未破坏蝶鞍骨质,鞍底完整,肿瘤限于骨及硬脑膜的范围内,依其大小分为:①Ⅰ级:蝶鞍大小正常,肿瘤直径小于 10mm,为微腺瘤。如瘤体偏向一侧,则该侧鞍底可凹陷较深。②Ⅱ级:蝶鞍扩大,但鞍底骨质无破坏。

2)侵袭性:肿瘤破环鞍底向蝶窦内突出:①Ⅲ级:蝶鞍稍增大,鞍底骨质有局限性破坏。②Ⅳ级:蝶鞍骨质广泛破坏吸收,肿瘤充满整个蝶窦。③Ⅴ级:肿瘤在鞍区可为上述任何一型,但合并脑脊液或血行转移。

(2)根据肿瘤向鞍膈上方扩展的情况可分为:①0 级:肿瘤仅在鞍膈下生长,无鞍膈上扩展。②A 级:肿瘤侵及鞍上池,但未达第三脑室底。③B 级:CT 及 MRI 检查可见第三脑室底部被肿瘤推移,三脑室造影可见三脑室底充盈缺损。④C 级:第三脑室底明显受压变形,可达室间孔。⑤D 级:肿瘤由硬脑膜内侵至颅前窝(D_1)、颅中窝(D_2)、或颅后窝(D_3)。⑥E 级:肿瘤侵蚀海绵窦。

5. Knosp(1993)采用通过海绵窦中段冠状位 MRI 片,测量垂体腺瘤与颈内动脉海绵窦段(C_4)及床突上段(C_2)血管影像的连线,来判断垂体腺瘤与海绵窦的关系。提出五级分类法,有重要参考意义(图 3-38)。

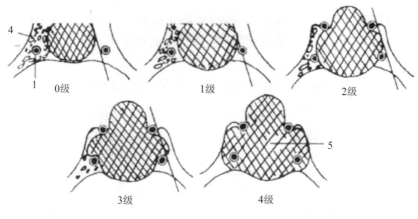

图 3-38　Knosp 五级分类法示意图

0 级(正常型):肿瘤未超过 C_2~C_4 血管管经的内切连线,海绵窦形态正常,有静脉丛的强化。

1 级:肿瘤超过 C_2~C_4 血管管径的内切连线,但没有超过 C_2~C_4 血管管径的中心连线。海绵窦内侧部静脉丛消失。

2 级:肿瘤超过 C_2~C_4 血管管径的中心连线,但未超过 C_2~C_4 血管管径的外切连线。可致海绵窦上部或下部静脉丛消失。

3 级:肿瘤超过 C_2~C_4 血管管径的外切连线,海绵窦内侧、上部和或下部静脉丛消失。其外侧静脉丛也可消失。在大多数病例中,海绵窦外侧壁向外膨隆。

4 级:海绵窦段颈内动脉被完全包绕,导致内径狭窄。各部静脉丛消失,海绵窦的上壁和侧壁呈球形突出。

其中 3 级和 4 级为侵袭性垂体腺瘤。2 级中 80% 以上为侵袭性腺瘤。从 MRI 上看,侵袭性垂体腺瘤多向一侧海绵窦侵犯,两侧不对称。侵及范围越广,外科手术的难度越大,手术效果越差。

八、垂体腺瘤的诊断与鉴别诊断

1.诊断 垂体腺瘤的诊断依据是患者的临床表现和辅助检查。一般典型者诊断不困难。早期垂体腺瘤缺乏明显的内分泌及影像学表现,有时难以确诊,所以必须全面地了解病情及各方面的检查结果,才能正确诊断及鉴别诊断。在诊断中需确定是否有瘤,并了解瘤体大小、位置,有无鞍内、鞍上、鞍旁、鞍后、鞍下、海绵窦及周围组织的侵袭等。此外,还需尽可能地了解肿瘤的生物活性、激素分泌特点、病理类型等,以便确定治疗方法、手术方案。

2.鉴别诊断 临床上需要与垂体腺瘤鉴别诊断的疾患有下列数种。

(1)鞍区其他性质的肿瘤:常见为颅咽管瘤、脑膜瘤、胶质瘤、异位松果体瘤、脊索瘤、鞍区上皮样囊肿或皮样囊肿、神经鞘瘤、转移瘤和垂体后叶肿瘤等。与鞍区其他类型肿瘤鉴别时有两点比较重要:①有无内分泌功能改变,尤其是功能亢进。②MRI垂体信号是否存在。非垂体腺瘤时,垂体信号存在,只是受压变形。

(2)鞍区先天性畸形或其他非肿瘤性病变:常见者为Rathke囊肿、空蝶鞍、鞍区蛛网膜囊肿、颈内动脉及大脑前动脉或前交通动脉瘤、交通性脑积水所致第三脑室扩大及甲状腺功能低下等。

(3)鞍区炎性疾患:常见为垂体脓肿、鞍区蛛网膜粘连、结核性脑膜炎以及黏液囊肿等。近年还有作者陆续报告了一些白血病、淋巴瘤、浆细胞瘤等血液系统原发或继发性病变可引起鞍区症状,需与垂体瘤加以鉴别。此外,霉菌的鞍区感染、艾滋病时的弓形虫菌或肺孢子虫菌感染,免疫系统疾患引起的淋巴细胞性垂体炎、郎罕氏组织细胞增多症(Longerhen's cell histocytosis)等也有时需要与之鉴别。

九、垂体腺瘤的手术治疗

垂体腺瘤的手术入路大致可分为经蝶窦入路与经颅入路与两种。

(一)经蝶窦垂体腺瘤摘除术

此入路始于Schloffer(1906)。Cushing于1907—1920年治疗的338例垂体瘤中,75%采用了经唇下—鼻中隔—蝶窦入路。20世纪60年代以后,由于法国的Guiot与加拿大的Hardy等人的努力,应用手术显微镜与X线电视透视机等解决了手术中的一些技术难题,且连续报道了数百例垂体微腺瘤手术成功的经验,使这种手术获得了推广。

1.适应证

(1)无明显鞍上扩展的Ⅰ、Ⅱ、Ⅲ、Ⅳ级或0、A级肿瘤,其中尤其是内分泌功能活跃的肿瘤。

(2)有明显向蝶窦侵蚀的Ⅲ、Ⅳ级肿瘤,无视力视野改变或稍有改变者。

(3)向海绵窦侵蚀的E级腺瘤无明显视力、视野改变者。

(4)对明显向鞍上扩展的A～B级肿瘤,如无严重视力损害、有蝶鞍及鞍膈孔扩大(冠状位CT、MRI扫描见肿瘤影像呈圆形而非哑铃形),示经蝶窦入路可向鞍上操作,且鞍上瘤块严格位于中线,左右对称者。

2.禁忌证

(1)鼻部感染或慢性鼻窦炎,黏膜充血、术后易发生颅内感染者。

(2)未满成年或蝶窦气化不佳呈甲介型者。

（3）冠状位 CT 扫描见鞍上与蝶鞍内的瘤块呈哑铃状，示鞍膈口较小，经蝶窦手术不易达到鞍上，鞍上瘤块不易切除者。

（4）鞍上瘤块较大（C 级）或向颅前、中、后窝扩展者（D 级）。

3. 手术步骤

（1）经唇下－鼻中隔－蝶窦入路（sublabio－septo－sphe－noidal approach）：是最早的经典手术入路，现已很少应用。

1）唇下与鼻部的切口：患者面部用水溶性灭菌药消毒，铺好消毒巾。用 0.5% 普鲁卡因加适量肾上腺素溶液浸润注射鼻腔黏膜，用拉钩牵开上唇，在上唇内面近唇龈皱襞的反褶处、两侧犬齿凹间作横切口。紧贴上颌骨面在骨膜下向上分离，直至梨状孔下缘，沿两侧鼻腔底的骨面分离下鼻道的黏膜及骨膜，使之形成一个管状间隙。将右侧鼻中隔的黏膜及骨膜从鼻中隔软骨面分开，继续向后分离至骨性鼻中隔与软骨的接合线，用鼻中隔剥离子轻压鼻中隔软骨，使之与鼻棘和骨性鼻中隔分开，将中隔软骨推向左侧，沿骨性鼻中隔两侧分离黏膜－骨膜层，直达蝶窦前壁。放入 Hardy 扩张器，小心将其张开，注意不可撕破鼻黏膜。由于扩张器张开后，将使中鼻甲发生骨折，不可用力过大，否则两侧筛窦的内壁亦可破碎。上述手术操作必须按步进行，小心保持鼻黏膜－骨膜层的完整性。

2）进入蝶窦：完成上述操作后，便可开始在显微镜下操作。用骨凿或微型磨钻切除部分骨性鼻中隔，看清蝶窦前壁及犁骨隆突。于其下方用骨凿或微型磨钻打开蝶窦腹侧的前壁骨质便可进入蝶窦。要注意蝶窦开口是蝶窦骨窗上界的极限，如骨窗超过此水平则可进入颅前窝的蝶骨平台，易致脑脊液鼻漏且难于修补。正确的位置是：扩张器的上缘应指向鞍结节（图 3－39）。

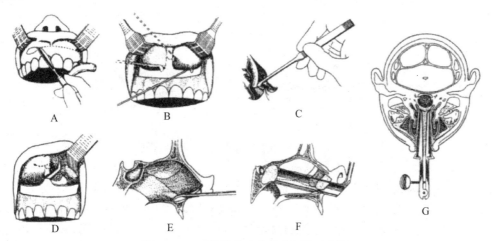

图 3－39　垂体微腺瘤的手术切除示意图

3）进入蝶鞍：打开蝶窦后，用咬骨钳或微型钻扩大开口，去除蝶窦黏膜和蝶窦中隔，充分暴露鞍底。一般蝶窦开窗约 1.5cm×2cm。根据蝶窦气化的类型确定鞍底前壁所在的位置。如判断困难，可再次用 X 线电视透视或 X 线片术中 MRI 定位核对手术方位。一般鞍内肿瘤的鞍底骨质变薄，用骨凿轻凿就可穿破。侵袭性垂体腺瘤（Ⅲ、Ⅳ级）鞍底骨质已侵蚀成洞，撕除蝶窦黏膜后便可见到肿瘤呈菜花样凸出，或整个鞍底破坏，瘤块充满蝶窦腔；清除蝶窦内的瘤块便可见到鞍底破孔，对之稍加扩大便可进入鞍内。在打开鞍底骨窗时，要注意周围的解剖结构。骨窗的大小应视蝶鞍扩大及肿瘤在蝶鞍内的大小而稍有差异。一般横径约 1.5cm，纵径约 1.0cm,适当调整手术显微镜的放大倍数,使之刚好包括整个骨窗。仔细观察骨窗内硬脑膜有无异常粗大或异位的海绵间窦,并于切开硬膜时尽量避开。侵袭性垂体腺瘤可见硬脑膜被侵蚀变软,或洞形破开。如有肿瘤卒中或空蝶鞍,则硬脑膜表面呈紫蓝色,厚度变薄并隆起。

4)切开硬脑膜与切除肿瘤:电灼鞍底硬脑膜后,必要时可用细长针穿刺蝶鞍以排除鞍内动脉瘤及空泡蝶鞍。再用长柄小勾刀十字形或星形切开硬脑膜(图 3—40),硬脑膜切口边缘电凝后可收缩成圆形。垂体微腺瘤(Ⅰ级)生长于垂体内,未突破垂体被膜,硬脑膜切开时仍保留硬脑膜下间隙,垂体表面被膜完整,仅在靠近肿瘤处硬度变软或向外突出。Ⅱ级垂体瘤已突破垂体,到达垂体表面,切开硬脑膜后便可见到肿瘤。Ⅲ～Ⅳ级侵袭性垂体瘤的硬脑膜多被肿瘤侵蚀,切除有变化的硬脑膜进行病理检查,多可发现其中有大量散在的瘤细胞巢。在手术显微镜下,垂体前、后叶的色泽不同。前叶为桔黄色,质地较坚韧结实,表面有闪光的被膜,压迫时呈白色。后叶为灰红色,胶冻状,紧密粘着于蝶鞍后壁,埋在鞍背前方的浅凹内,不易与硬脑膜分离。在前后叶间的中间叶,含有许多胶冻样物质,并有许多微血管,结构较疏松,手术中可作为前后叶间的界面。

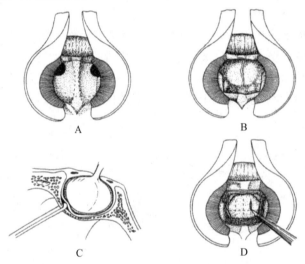

图 3—40　垂体微腺瘤的手术切除示意图

垂体瘤一般无包膜,在手术显微镜下看不到与正常垂体前叶的分界。肿瘤呈结节状,瘤组织为灰白色鱼肉状,如血运丰富则呈紫红色,与正常垂体前叶组织不同。

①微腺瘤的切除:直径 5～10mm 的垂体微腺瘤(Ⅰ级)多生长于垂体组织内部,表面上不易看出。较大的微腺瘤可使该区垂体表面隆起。Hardy(1973)根据术中观察发现,内分泌功能不同的腺瘤好发于垂体的不同部位。如泌乳素细胞腺瘤多发于垂体侧翼的后部;生长激素细胞腺瘤多发于侧翼前部;促肾上腺皮质激素细胞腺瘤多发于垂体中间叶深部;促甲状腺激素细胞瘤多发于中间叶的表面。这种情况似与垂体内各种不同细胞的分布情况密切相关。了解上述微腺瘤位置分布的特点,对手术探查确定肿瘤部位非常重要。因此,在垂体微腺瘤手术时,切开硬脑膜后如有局部垂体变软或外突等改变,则可于该处直接探查。如垂体表面无改变,则可在垂体表面先作一横"十"形或"卄"形切口,再按上述原则在预定的肿瘤发生部位分开垂体组织,寻找肿瘤。如能看清肿瘤组织,则可将切口扩大,用活检钳或吸引器切除肿瘤。由于肿瘤与正常垂体组织无明显分界,为了防止肿瘤复发,最好在手术中切取周围组织

进行冰冻切片检查,直至达到正常垂体组织时为止。近年来许多作者主张除瘤体本身外,还需将周围垂体组织作一薄层切除,方可防止肿瘤复发(图3—41)。

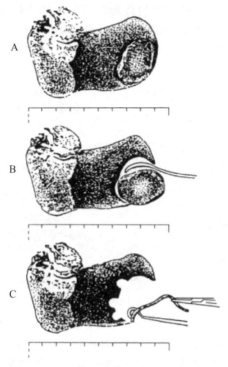

图3—41　垂体微腺瘤的手术切除示意图

A.微腺瘤在垂体前叶中的位置;B.沿腺瘤边界切除肿瘤;C.薄层切除肿瘤周围的垂体前叶组织

②大腺瘤切除:大腺瘤如未突破垂体包膜则多较浅在,在硬脑膜切开后向外突出,且触之较软。如肿瘤已突破垂体包膜,则硬脑膜切开后瘤体立即膨出,且与硬脑膜粘连或侵蚀硬脑膜使之增厚变脆。约80%瘤体组织质软,易被吸引器、小刮匙或小咬钳切除。约5%的瘤体有较多纤维组织连接周围结构,且质地坚韧,切除较为困难。如肿瘤体积不大或未向鞍上发展,则于肿瘤切除后可看到外观充血呈桔黄色的垂体,如瘤床边缘整齐,则可认为肿瘤已完全或次全切除。目前神经外科医生已趋向更多地切除肿瘤。有的还主张切除部分周围正常垂体组织,只要有前叶的1/10保持完好,就不需要长期的术后激素替代治疗。

③鞍上瘤块切除:在鞍内瘤块切除后,若鞍膈孔较大,则肿瘤的鞍上部分可通过脑搏动而自行落入鞍内。如未自行落入鞍内,则可请麻醉师增加颅内压力如压迫双侧颈部静脉或使用呼气末正压呼吸或通过术前腰穿预置于椎管内的塑性管注入生理盐水,以增加颅内压力,将鞍上的瘤块推落。若下落困难,也可在C形臂X线电视透视下或采用导航技术,用环形刮匙伸到鞍上将肿瘤分块切除,直到鞍膈落下并出现搏动。特别注意不要损伤鞍膈漏斗柄处的蛛网膜,由于肿瘤的鞍上部分与鞍膈及蛛网膜常有粘连,操作必须轻柔,不可用力牵拉。鞍膈孔的蛛网膜如无破孔,则无脑脊液流出。如有脑脊液流出,则表示蛛网膜囊已撕破,切勿使破孔继续增大,用肌片、脂肪块等堵住漏孔,并妥善修补鞍底,以防术后脑脊液漏。

手术中要注意鞍内组织的变异情况,如观察不清,不可盲目操作。术中要时时注意保持正中入路,不可偏移,以免损伤两侧的海绵窦,颈内动脉和3、4、6脑神经。

肿瘤切除后,可用明胶海绵、肌块或不同类型的止血剂进行瘤床止血。要避免使用术后膨胀的物质,以免出现蝶鞍内压迫症状。封闭鞍底可用一块鞍底开窗稍大的骨片或软骨,将其放在鞍底骨与硬膜之间。Seiler(2000)还提出采用 Vicryl 有机合成的薄片进行修补,但大多数作者认为如无严重的脑脊液漏仅用自体脂肪或肌块加生物胶粘合固定即可。必要时还可将"蝶窦"腔填塞修补。最后拔出 Cushing 扩张器,用肠线缝合伤口,鼻腔用油纱条填塞,以防止出血影响愈合(图 3-42)。

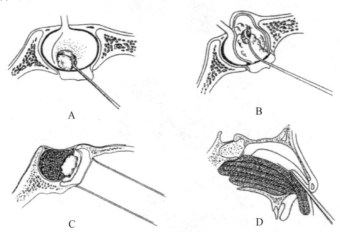

图 3-42 垂体微腺瘤手术示意图

A、B.切除肿瘤;C.用脂肪填充病腔;D.碘纺纱条填充鼻腔

(2)经鼻前庭-鼻中隔-蝶窦入路(nasoveslibulo-sphenoidal approach):经唇下-鼻中隔-蝶窦入路切除垂体瘤的方法有某些缺点,如经口腔手术污染较重,上唇黏膜切口血运丰富,出血较多,剥离鼻嵴及上颌骨鼻嵴易损伤鼻腭神经,咬除梨状孔下缘骨质易损伤上齿槽神经等。因此,不少作者已采用经鼻前庭-鼻中隔-蝶窦入路。

手术方法:先进行黏膜-骨膜下剥离。黏膜切开可选左侧或右侧鼻前庭,直达鼻中隔-鼻底的软骨及骨表面,用倒 V 形或人字形切口切断鼻小柱或作鼻翼侧方切开,分离两侧鼻前庭及鼻底的黏膜,以便有足够的空间放入扩张器,然后再进一步分离一侧鼻中隔的黏膜-骨膜层,暴露鼻中隔软骨面。离断鼻中隔软骨与鼻嵴骨的连接,将其推向对侧,沿骨性鼻中隔两侧放入扩张器(图 3-43)。

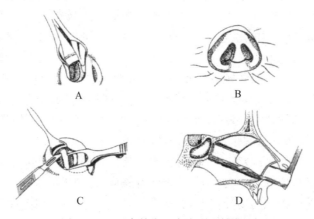

图 3-43 经鼻前庭-鼻中隔-蝶窦入

以后的步骤与经唇下-鼻中隔-蝶窦入路相同。两者相比,经鼻前庭入路的优点:①由

于无上唇遮盖,其入路较经唇下切口缩短 1～1.5cm,所需扩张器较短。②手术不需剥离鼻嵴黏膜及咬除梨状孔下缘的骨嵴,不会损伤鼻腭及上齿槽神经。③鼻腔与口腔相比污染机会少,且术前经滴入抗生素准备,剪除鼻毛及局部消毒,可视作相对无菌。④经唇下入路,影响术后进食,开始几天不能用力咬切食物,只能进流质或半流质饮食。个别人切口处出现溃疡,增加患者痛苦,而经鼻前庭入路则无此虑。⑤鼻小柱切口只要准确对位,细线缝合,瘢痕极小,数月后肉眼观察难以看出,不影响美容。

(3)经筛窦－蝶窦入路(ethmoidal－sphenoidal approach):全麻下取仰卧位,头部抬高20°,从右或左眼内眦与鼻中线间沿眶缘作 3cm 弧形切口,直达骨面。骨膜下剥离至眶内壁,将内眦韧带、眶内容物与泪囊向外牵开,找出筛前与筛后动脉,电凝切断。用微型钻钻开泪窝处筛骨纸板,咬除眶内壁约 1cm×2cm 大小,进入筛窦并刮除窦内纸样板及其黏膜。打开后组筛窦,看清其后壁即为蝶窦前壁。有人还在此切开鼻黏膜,切除中鼻甲后部,将后组筛窦黏膜瓣状向下翻开,用 X 线定位找到蝶窦黏膜后即可看到蝶鞍鞍底,其余步骤与前相同。

本入路最重要的注意事项为术中应保持正确的入路方向,避免偏斜。筛后动脉穿出的骨孔为一重要的解剖标志,是筛骨纸板切除范围的后界与上界。一般术中钻开筛窦并咬除眶内壁时最先在额筛线上遇到筛前孔,其中有筛前动脉与神经穿出。沿额筛线向后深入 1cm 即为筛后孔,有筛后动脉与神经穿出。筛后孔后 4～7mm 即为视神经孔,两者间有一骨桥相隔。额筛线为筛窦顶壁的标志,向上即为颅前窝底。筛骨切除越过筛后孔则可损伤视神经。筛后动脉穿过后筛窦顶,其后下壁就是蝶窦前壁。熟悉这些解剖标志对保证手术沿着正确方向前进非常重要。

经筛窦－蝶窦入路的优点:①与经唇下－鼻中隔－蝶窦入路相比,暴露野较宽,入路短。Landolt(1980)测量经筛窦－蝶窦入路,从切口至蝶鞍的平均距离为 55mm,而经唇下入路为75mm。②可不经过鼻腔,避免经鼻中隔－蝶窦入路手术可能引起的鼻中隔穿孔、萎缩性鼻炎等并发症。

本入路与前两种经蝶窦手术入路相比的不利之处在于:①由于其入路紧靠颅前窝底(额筛线),故到达蝶鞍后,其视野恰值蝶鞍的正前方,仅适于切除局限于蝶鞍内或向蝶窦底部扩展的肿瘤。对于向鞍上发展的肿瘤,则不如经唇下－鼻中隔－蝶窦或经鼻前庭－鼻中隔－蝶窦入路,后两者由前下进入蝶鞍,可以更好地显露鞍膈与鞍膈上的瘤块。②经筛窦－蝶窦入路由一侧进入蝶鞍,暴露本侧蝶鞍前方及对侧蝶鞍后方的肿块较为有利,但易致对侧海绵窦及颈内动脉损伤,不像前两种经蝶窦入路沿中线进入蝶鞍,可对称暴露两侧结构,且不易偏离中线,造成海绵窦及动脉损伤。

(4)直接经鼻蝶窦入路(direct transnasal approach to the sphenoid sinus):即单鼻孔入路。1987 年 Griffith 等提出直接经鼻孔将鼻镜插至蝶窦前壁,推开鼻中隔,显露蝶窦,不用经唇下或鼻部黏膜切口解剖鼻黏膜和切除鼻中隔软骨。近来采用者日益增多,且在经蝶窦内镜显微手术中得到广泛应用。

手术在全身麻醉下进行,仰卧位,头稍高并略偏向术侧。手术侧的选择视鼻中隔偏曲的情况而定。一般由鼻道较宽的一侧进入。用肾上腺盐水棉片收敛鼻腔黏膜,不做切口,在中鼻甲与鼻中隔间找到蝶筛隐窝及蝶窦开口,沿此方向插入 Hardy 扩张器,并张开固定,用电凝器电灼蝶窦前壁黏膜,予以刮除,显露骨面。如显露不够宽敞,可将扩张器进一步张开,在蝶骨嘴处将犁状骨折断,将其向对侧推移,暴露蝶窦前壁。

　　术中利用鼻中隔位置可指示中线方向,有时为准确起见,可用 C 形臂 X 线监视装置或术中 MRI 监测导航技术从侧方确认蝶鞍的方向,其余步骤与前述诸入路相同。手术结束时由对侧鼻孔将鼻中隔推回复位。本入路的优点在于:①入路较短,安全、简便,损伤较小,患者恢复快。②不需唇下或鼻腔黏膜切口,避免了鼻腔及鼻中隔黏膜的解剖重建,减少了鼻、口腔、鼻中隔、鼻窦发生并发症的可能性。③术后只需填塞术侧鼻腔,另侧鼻孔保留通气,患者痛苦小。④如肿瘤复发,再次手术较易施行。

　　(5)经蝶窦垂体腺瘤切除术的技术进展

　　1)手术入路:Das 等借助手术显微镜在 14 具尸体头颅上比较上述入路显露的空间体积,发现经唇下入路显露最大,其次是经鼻—蝶窦入路,经筛窦—蝶窦入路最小。Rhoton 报告经蝶窦入路切除垂体瘤 1000 例,开始时采用经唇下—鼻—蝶窦入路,以后对 45 例采用单鼻孔入路,除 2 例未成功外,均获满意效果。

　　2)鞍底重建:过去用自体骨或软骨片修补鞍底,以后改用自体脂肪或肌块加生物胶粘合。Seiler 等鞍底较大缺损用 Vieryl 片修补,Janecka 用肽网和聚乙烯移植片修补,95% 愈合良好。

　　3)内镜辅助的显微手术:手术显微镜下操作的最大缺点是存在视野盲区,经蝶窦手术对鞍膈上及侧方盲区内的肿瘤需靠术者经验非直视手术切除。20 世纪 90 年代以来,一些学者采用直径 2.5mm 与 3.5mm 不同角度的长柄内窥镜经蝶窦进入蝶鞍切除垂体瘤,并为此设计了特殊的固定装置,切除侵入海绵窦与颈内动脉内侧的瘤体,并可透过蛛网膜看到视交叉与前交通动脉。他们认为其优点在于:①可提高手术的精确度。②在内窥镜引导下找到蝶窦开口打开蝶窦,不切开鼻中隔,有时打开一侧蝶窦便可手术。③更换不同角度的内窥镜改变观察角度,可克服手术显微镜盲区。但内窥镜手术要求设备精良、技术熟练、手术视野无血或止血完全,临床应用仍有一定限制。

　　4)单纯内镜经蝶窦手术:只使用内窥镜单鼻孔蝶窦入路切除垂体腺瘤。其优点为鼻腔损伤小,术后不出现鼻中隔偏曲穿孔,萎缩性鼻炎、嗅觉减退明显减少;可显露鞍上结构,增加肿瘤的全切率;术后不用填塞鼻腔,减轻患者痛苦;缩短住院时间。缺点:设备昂贵、操作难度大。

　　5)神经导航技术的应用:将内镜技术与导航技术结合,其优点是精确定位重要结构、精确定位肿瘤、提高肿瘤全切率。缺点与单纯内镜手术相同。

　　6)术中超声的应用:Ram 和 Ratlife(2000)等提出,经蝶窦垂体瘤手术中采用外径 1～10mm、10～15mHz、15cm 的长深头进行术中超声探查(IOUS),有助于大腺瘤切除后确定显微镜盲区内的残瘤;通过对微腺瘤周边探测可发现新的残瘤及多发性垂体内微腺瘤;在邻近海绵窦探测颈内动脉的位置,可避免动脉损伤。

　　7)术中 CT 和 MRI 的应用:应用术中 CT 和 MRI 可实时观察肿瘤的切除情况,可提高肿瘤的全切率,术后患者激素水平恢复正常的机会增加。

　　8)扩大手术:近年来,许多学者报告了一些改良术式切除侵及颅底鞍旁的侵袭性垂体瘤及向蝶鞍、斜坡扩展的恶性肿瘤。

　　4. 术后处理　术后要给予较大量的抗生素治疗,持续 2 周左右。术后一般不给脱水剂及激素治疗。仅在 ACTH 腺瘤手术后,如肿瘤切除较多,体内激素分泌迅速减少,发生水及电解质紊乱,需在术后给予替代治疗,并逐步减量直至停药。术前有糖尿病的患者,术后应注意血糖改变,必要时予以药物治疗。有尿崩症者,需给予垂体后叶抗利尿激素治疗。

5.主要并发症

(1)脑脊液漏:多因手术中撕破鞍上池蛛网膜囊所致。由于脑脊液流入鞍内瘤床,且鞍底修补欠佳,填塞的肌块不够严密或脱落,而形成脑脊液鼻漏。其预防的关键在于鞍内填塞的肌块要充分,修补鞍底的骨片要稳固或辅用生物胶严密黏合;此外术中不可将垂体周围的蛛网膜撕破过多。如一旦发生,则应用筋膜小心覆盖。

(2)脑膜炎:一般多由于术中鞍上池蛛网膜被撕裂或术后脑脊液漏继发颅内感染所致。除应用抗生素控制感染外,脑脊液漏应及时修补。

(3)尿崩症:由于术中垂体后叶或垂体柄损伤所致。其中因垂体后叶损伤所致者症状较轻,且易恢复,给予垂体后叶素治疗1周左右便可逐渐好转。损伤越近垂体柄,所致的尿崩症越重,且难恢复。

(二)经颅垂体腺瘤切除术

与经蝶窦相比,经颅入路可以清楚地显露鞍上结构,适用于向鞍膈上发展及颅底、海绵窦遭侵袭的肿瘤。近年来,超声波监测及导航技术的发展,提高了手术的安全性与有效性,为切除巨型垂体侵袭性腺瘤创造了条件。其入路除传统的单侧额下入路、经翼点入路、双侧额下入路、额下-蝶窦入路外,一些学者还提出了新的入路。

1.适应证

(1)高度向蝶鞍上方扩展的肿瘤达到B级或C级者。

(2)巨型垂体瘤向鞍上发展且蝶鞍不扩大者。

(3)鞍膈上下的瘤块呈哑铃形生长者。

(4)鞍上瘤块向颅前、中、后凹生长者(D_1、D_2、D_3级肿瘤)。

(5)鞍上分叶状瘤块(图3-44)。

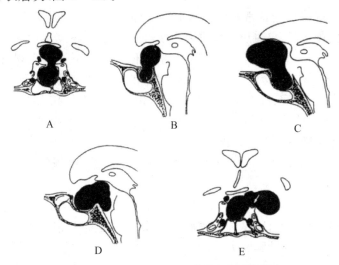

图3-44　几种适于颅入路手术的垂体腺瘤

A.鞍膈上下呈哑铃形生长;B.巨型垂体瘤向鞍上发展且蝶鞍不扩大;C.向额叶底部生长;D.向鞍后生长但不破坏鞍背及斜坡上部;E.向鞍旁侵袭,箭头示肿瘤侵及动眼神经从鞍膈上向外侧扩展

2.手术步骤

(1)经额下入路(subfrontal approach):这是Cushing最早提出的垂体外科手术入路,经

硬脑膜内、外抬起额叶,显示嗅束和视神经而达到垂体区。随着现代麻醉技术与手术方法的改进,显微镜照明,可将额叶的牵拉减至最小,从而提高了手术疗效。

1)头皮切口:头皮切口依个人的习惯有所不同,但采用较多的是 Frazier 切口。近年来由于美容的目的,更多的作者主张采用发际内冠状切口,以免在面部遗留切口瘢痕。

2)打开骨瓣与切开硬脑膜:额部的骨瓣要尽量开得低些,直抵颅前窝底的前缘,但应根据X 线或 CT、MRI 片所示额窦的大小设计骨瓣,尽量避免锯开额窦,若额窦不慎被锯开,则应按常规妥善处理。硬脑膜切口与眶上缘平行,其内、外端向前后剪开两个辅助切口,形成 H 形,切口前方的硬脑膜瓣缝吊在骨膜上。

3)进入鞍区、显露肿瘤:用脑压板轻抬额叶底面外侧,暴露外侧裂。撕开外侧裂表面的蛛网膜,吸出脑脊液,显露患侧嗅神经,并尽量予以保护。如嫌其妨碍操作或显示不够充分,亦可将嗅束切断,如术中不损伤对侧嗅束,则患者仍可保留嗅觉。沿蝶骨嵴向内直至前床突,即可看到手术侧视神经。抬起额叶时不可操之过急,必须耐心等待释放出足够的脑脊液使脑自动退缩,不可用力牵拉脑组织。垂体瘤常突出于视交叉的前方,两侧视神经被挤压变扁,视交叉向后移位。剥离视神经和视交叉的蛛网膜之后,即达肿瘤前部。为了证实肿瘤为实质性或囊性,并排除蝶鞍区的动脉瘤,在切开肿瘤前,应常规用细长针头进行穿刺抽吸。如为肿瘤囊性变者,则可抽得褐色囊液,囊壁下陷,更便于操作。

4)切除肿瘤:当确定为垂体瘤后,应将处于两侧视神经之间及视交叉前方的蛛网膜向后推开至视交叉上方,并在手术过程中使之紧贴额叶底面的脑组织,尽量避免撕破。该膜相当于覆盖在鞍膈表面视交叉池上方的蛛网膜,向后与大脑前一前交通动脉池的蛛网膜相连,手术过程中尽量保持完整,可减少动脉损伤的机会。在两侧视神经间远离视交叉处双极电凝处理膨起的鞍膈,用长柄尖刀洞形将其切开。鞍膈切开处灰红色的肿瘤组织常可自动涌出。一般在开始时,肿瘤较易出血,这时可用弯头的电凝镊伸入鞍膈下进行双极电凝。由于鞍膈下无重要的神经和血管(残留的正常垂体多被肿瘤压迫移位至后上方),且肿瘤供血常来自鞍膈,鞍结节及周围的硬脑膜,电凝后不仅可以止血,且可使膨隆的鞍膈收缩,瘤体变小,更利于进一步操作。切取肿瘤一般可用取瘤钳、镊或刮匙,但刮匙不可过于锋利,且操作要轻柔,刮除方向为自后方深部刮向前方浅部,尤其在刮除两侧时更应特别小心,不可刮破海绵窦内壁。垂体腺瘤组织多较脆软,经双极电凝后更易切除。由于垂体瘤的鞍上瘤块多未突破鞍膈,其上方被覆隆起的鞍膈与重叠的蛛网膜,下为鞍底硬脑膜及两侧海绵窦内壁,周围均为硬脑膜组织,止血多不困难。最后塌陷的鞍膈还可电凝止血收缩,使之张开于蝶鞍出口,以防术后视交叉塌陷至蝶鞍内而影响视力。彻底止血后结束手术。鞍膈的两侧为左右海绵窦,不可过分切除。以免引起大出血。

额下硬脑膜外入路:为 Cushing 早年改良并提倡的垂体瘤手术入路。骨瓣的操作与位置同前,但开颅后不切开硬脑膜,而从前颅窝底硬脑膜外抬起额叶,到达蝶骨嵴,沿之在其前方0.5cm 处切开硬脑膜。进入硬脑膜下,放出脑脊液,再向后进入鞍区,其他操作同前。

(2)翼点入路(pterional approach):有部分垂体腺瘤向蝶鞍旁或鞍后发展,或前置型视交叉肿瘤向视交叉后方生长,经额下入路不能显示肿瘤,则应采用翼点入路。开颅后,弧形或 Y形切开额下部和颞部硬脑膜,牵开额叶底面外侧部,显示嗅束后部和视神经。再向后开放视交叉池与颈内动脉池,分离该侧视神经与颈内动脉,放出脑脊液,降低颅内压,便可显示位于视交叉下方的垂体腺瘤,依前述经视交叉前方入路切除位于中线附近的肿瘤后,有些肿瘤向鞍旁伸延,或经视神经-颈内动脉间隙、颈内动脉-动眼神经间隙或动眼神经外侧-颞叶底部间隙向外膨出。这时需从相应的间隙切开肿瘤表面的硬脑膜,将囊内肿瘤切除。鞍旁蛛网膜下腔内有垂体柄,需注意保护。如手术不慎将其损伤,将导致尿崩症。

有些垂体腺瘤向鞍上视交叉前且同时向鞍旁生长,在 CT 与 MRI 影像上呈分叶状。为了在手术中充分显露且便于经视交叉入路及颈内动脉内侧或外侧入路切除肿瘤,可采用经额下和翼点联合入路,即将翼点入路的骨瓣向内侧扩大至中线。这样便可在手术中同时经这两种入路分别切除位于视交叉前方、鞍旁及颞叶内侧的瘤块。

(3)其他入路:近年来,有作者提出一些新的入路。Kallman 等(2001)提出经眉间-前颅窝底入路,磨除前颅窝骨质到达垂体区,可提供鼻腔、眶、筛窦和蝶窦的良好暴露,扩大了前颅窝手术视野;Czirjak 等(2001)报告经眉上外侧皮肤切口,采用额外侧 2.5cm×3.0cm 的锁孔手术,切除额底、鞍上、鞍旁的不同类型肿瘤 53 例,他认为该入路可提供足够的操作空间和脑保护。刘运生等(2000)报道采用单侧经眶、额、蝶联合入路切除巨型鞍内及鞍上肿瘤,使手术距离较额下入路缩短,且使额下与经蝶窦入路融为一体,较单一入路的术野扩大 1 倍以上,提高了巨型垂体瘤的全切率,可同时处理鞍内及鞍上的瘤壁。

3.术后处理 如手术顺利,手术后可按一般开颅手术常规处理,注意观察有无术后颅内血肿,并给予脱水及激素治疗。鞍区手术易致水电解质平衡紊乱,应注意每日查电解质并及时予以纠正,数天后多可逐渐恢复。

十、垂体腺瘤的药物治疗

1.溴隐亭(bromocriptine) 为半合成的麦角胺生物碱,能刺激垂体细胞的多巴胺受体,起到降低血泌乳素的作用,使患者恢复月经并可排卵受孕,也可抑制病理性泌乳,使泌乳素细胞腺瘤缩小。较大的泌乳素腺瘤,手术前给予溴隐亭可使瘤体缩小,有利于手术摘除。另外在妊娠期,由于生理性垂体增大,泌乳素细胞腺瘤可迅速增长而使症状加重,服用溴隐亭可控制瘤体的变化,改善症状,待胎儿足月分娩后再行手术。但本药不能根治泌乳素细胞腺瘤,停药后肿瘤继续增大,血泌乳素水平重新升高,闭经溢乳症状又复出现。部分患有泌乳素细胞腺瘤的青年妇女有生育要求而又不愿手术者,可服用本药。有些患者可有月经来潮妊娠生育,但在产后肿瘤增大时仍需手术或放射外科治疗。少数患者用药后发生肿瘤出血以至垂体卒中,应立即停药手术。

溴隐亭对垂体生长激素细胞腺瘤也可减轻症状,但所需药量可达数倍,且疗效不著,一旦停药肿瘤又可增大。溴隐亭对 Cushing 病只有少数患者有效,一般很少使用。

2.塞庚啶(cyproheptadine)、氨鲁米特等药物 可用于垂体促肾上腺皮素激素细胞腺瘤的治疗,可使症状暂时缓解,但并非每人都有效,也不能根治。

3.麦角胺衍生物 如 CV205-502 等长效多巴胺促效剂也可起到降低血泌乳素、缩小瘤体的作用,可用于对溴隐亭耐药的患者。

十一、垂体腺瘤各种治疗的疗效评价

垂体腺瘤治疗的疗效评价包括 3 个方面:①视力、视野恢复情况。②CT 或 MRI 所见的瘤体变化。③临床症状与激素化验所确定的内分泌功能。后者近年已建立了统一的标准。20 世纪 70 年代以来,微腺瘤早期手术疗效可达 60%～90%。其中 PRL 微腺瘤为 57%～90%,ACTH 腺瘤为 74%～90%,大腺瘤为 30%～70%。侵袭性大腺瘤不能彻底切除,只能

改善症状,难以根治。

随诊与复发:垂体腺瘤手术后复发率颇高,国外报告在 7%～35% 不等,单纯肿瘤切除为 50%;复发后如能及时诊断、手术或放疗,有效率仍在 80% 以上。一般认为影响复发的因素为:①手术切除不彻底是复发的主要因素。②肿瘤侵袭累及硬脑膜、海绵窦或骨组织,难以全切。③多发性微腺瘤未全部切除。④垂体细胞结节性或弥漫性增生,或有腺瘤细胞在瘤周增生。因此,手术后均需定期复查随访。

1. GH 腺瘤　瘤体柔软,易于手术切除。术后 GH 基础值<5μg/L 为生物学治愈,>10μg/L 为病情仍在活动。有人提出以≤10μg/L 为治愈,较手术前下降 50% 以上为进步。文献报告其治愈率约为 53%～80%。影响因素除术者经验外,主要与瘤体大小、发展情况、术前 GH 水平有关。Ross 与 Wilson 报道Ⅳ～Ⅴ级者的治疗效果远较Ⅰ～Ⅲ级者差。

2. PRL 腺瘤　生长缓慢,文献报道不乏经过 10 年而无明显改变者。手术疗效不如 GH 腺瘤和 ACTH 腺瘤,高 PRL 血症较易复发。非肿瘤本身所致的垂体柄及下丘脑损害亦可使血 PRL 升高,但不超过 200μg/L。一般认为:①术后血 PRL 值降至正常范围(≤20μg/L)、症状消失或好转者为治愈。②血 PRL<100μg/L 或较术前下降 50% 以上、症状好转、CT 或 MRI 未见肿瘤残留者为缓解。③血 PRL>100μg/L、症状无改善、CT 或 MRI 见肿瘤残留者为无效。一般微腺瘤术后症状缓解率为 57%～90%,大腺瘤为 40%～60%;术前血 PRL<200μg/L 者为 80%～90%,>200μg/L 者的症状缓解率明显降低。

3. ACTH 腺瘤　由于瘤体多藏于垂体深部,故需将垂体"十"字形或放射形切开探查,在切除肿瘤后还需切除其周围的正常垂体或行半或全垂体切除。许多文献报道早期术后缓解率为 80%～93%,2～4 年内 6%～15% 复发,最高达 25%。由于其内分泌症状改善不稳定,故被视为垂体腺瘤治疗的难点。Ludecke 采用手术前经双侧岩上窦置管取血查 ACTH 水平,结合术中垂体组织活检,以确定肿瘤存在于垂体的哪一侧(准确率约 58%),借以决定半垂体切除的侧别。Swearinger 报告术中发现微腺瘤并予以切除者效果最好,未见肿瘤而行垂体半侧切除或全切者 50% 以上病情不缓解。Ratlife(2000)报道 660 例患者,有 13 例为垂体内多发性微腺瘤。对这些患者应扩大蝶鞍骨窗以求更多显露,在高倍手术显微镜下于垂体表面及两侧每隔 1.5～2mm 作切口进行探查,并辅以超声波探测,有 69% 的患者发现多发性微腺瘤;少数未见肿瘤者将垂体切除 50%～80%,并于切下的标本中发现肿瘤。有人不主张垂体半侧或全切除,强调彻底探查,以避免垂体后叶与垂体柄损伤。

4. 无功能腺瘤　约占垂体腺瘤的 20%～35%,多为大或巨大腺瘤,伴有硬脑膜浸润及骨质破坏,即使手术获得包膜内全切除,术后影像检查未见肿瘤残留,仍难达到病理治愈。为巩固疗效和防止复发,应进行行术后放疗。放射剂量 47～48Gy 时效果最佳。放疗剂量增大或减少均未改善疗效。由于这种腺瘤不伴有激素水平异常,故不需更高的照射剂量,较为安全。

第三节　松果体区肿瘤

松果体区又称"第三脑室后部",松果体区的范围包括:背侧为胼胝体压部,前方为第Ⅲ脑室后界,后至小脑上蚓部,腹侧为中脑顶盖与四叠体板。松果体区肿瘤少见,但在儿童属于常见的颅内肿瘤之一,它是指一组原发于松果体区的肿瘤,由于其位置深在,手术难度也大,治疗方法也有一定争议。

松果体区肿瘤的发病率有明显的种族差异:欧美文献报告占脑瘤总数的 0.4%～1.0%,

在日本的发病率较高,为 4.5%～8.4%。Al－Hussaini 等(2009)报告松果体区肿瘤占全部 77264 例中枢神经系统肿瘤的 0.8%。北京天坛医院神经外科 1957—1995 年经病理证实的松果体区肿瘤 315 例,占同期 17110 例颅内肿瘤的 1.84%。松果体区肿瘤 84%发生在青少年。我们的资料显示松果体区肿瘤在儿童颅内肿瘤的发病率为 5.6%,儿童和少年松果体区肿瘤发病明显高于成年人,男性占绝对优势。

一、分类

根据 2007 版 WHO 中枢神经系统肿瘤分类,近期国际上提出松果体区肿瘤的新的分类(表 3－3),天坛医院根据其细胞来源分为五类(表 3－4),而 Shibui(2009)报告的日本 1188 例松果体区肿瘤,最常见的是生殖细胞瘤,占 49.2%,其次为松果体细胞瘤:8.5%,胶质瘤:6.5%;松果体母细胞瘤:5.5%;恶性畸胎瘤:5.2%,畸胎瘤:5.1%。在儿童以生殖细胞瘤和畸胎瘤多见,在成人则以神经胶质瘤相对较多。

松果体区肿瘤有多种类型,最常见的肿瘤是生殖细胞肿瘤,占 50%～75%,这类肿瘤起源于原始胚胎肿瘤,而不是起源于松果体腺体。松果体实质细胞瘤(起源于松果体细胞)为次常见肿瘤。尽管少见,松果体内星形细胞可形成胶质瘤。其他类型的肿瘤有脑膜瘤,脉络丛乳头状瘤,起源于三脑室的室管膜瘤,转移癌,淋巴瘤及神经元肿瘤(表 3－3,表 3－4)。

表 3－3　松果体区肿瘤的分类

1. 生殖细胞肿瘤
   (1)生殖细胞瘤类
    生殖细胞瘤 germinoma
   (2)非生殖细胞瘤类
    畸胎瘤 teratoma
    成熟性 mature
    未成熟性 immature
    伴有恶性转化 with malignant transformalion
    胚胎性癌 embryonal carcinoma
    卵黄囊瘤 Yolk sac tumors
    绒毛膜癌 choriocarcinoma
    混合性生殖细胞肿瘤 mixed germ cell tumors
2. 松果体实质肿瘤
    松果体细胞瘤 pineocytoma
    松果体母细胞瘤 pineoblastoma
    中等分化的松果体实质肿瘤
3. 胶质瘤
    顶盖胶质瘤 tectal glioma
    丘脑胶质瘤 thalamic glioma
    松果体胶质瘤 pineal glioma
    室管膜瘤 ependymoma
4. 脑膜瘤 meningioma
5. 转移癌,淋巴瘤,神经元肿瘤
6. 松果体区乳头状肿瘤 papillary tumors of the pineal region

表 3-4　天坛医院松果体区肿瘤的病理分类(315 例)

肿瘤组织学类型	例数	比例(%)
1.来自胚生殖细胞的肿瘤	175	55.56
生殖细胞瘤	113	35.87
畸胎瘤	46	14.60
恶性畸胎瘤	13	4.13
卵黄囊瘤	2	0.63
绒毛膜上皮癌	1	0.32
2.来自神经上皮样肿瘤	88	27.94
星形细胞瘤	30	9.52
胶质母细胞瘤	17	5.40
松果体细胞瘤	14	4.44
松果体母细胞瘤	13	4.13
室管膜瘤	8(母 1)	2.54
少枝胶质细胞瘤	4	1.27
脉络丛乳头状瘤	1	0.32
黑色素	1	0.32
3.脑膜瘤	12	3.81
4.囊肿与类肿瘤	36	11.43
皮样囊肿	22	6.98
蛛网膜囊肿	10	3.17
松果体囊	4	1.27
5.其他	4	1.27
转移癌	2	0.63
恶性淋巴瘤	1	0.32
脂肪瘤	1	0.32
共计	315	100.0

　　松果体区肿瘤包括多种肿瘤类型,大约 10%的病变为良性,包括囊肿,脂肪瘤、脑膜瘤等;10%的肿瘤呈相对良性,包括低级别的胶质瘤及皮样囊肿等。80%的病变为恶性,这些包括生殖细胞瘤、松果体细胞瘤、松果体母细胞瘤、未成熟畸胎瘤、胚胎癌、绒毛膜上皮癌、内皮窦肿瘤、胶质母细胞瘤、室管膜瘤等。常见的肿瘤为生殖细胞瘤、松果体细胞瘤和松果体母细胞瘤、畸胎瘤、皮样囊肿和上皮样囊肿等,下面将逐一描述。

　　1.松果体细胞瘤和松果体母细胞瘤　是松果体实质发生的肿瘤,年龄分布广,松果体细胞瘤多见于成年人,儿童多为松果体母细胞瘤,男女性别比例基本相等或女性多于男性。肿瘤多为灰红色、质软,略呈半透明状,基底部呈浸润性生长,与周围组织境界不清。肿瘤细胞或松散分布,或聚集成小团,细胞直径较大而且有许多胞浆,核浓染,多呈不规则形,肿瘤细胞之间有少量血管分布,有时可见肿瘤细胞形成典型的和不典型的环状排列,偶间形成类似假菊形团样结构。本肿瘤核分裂象不多见。但恶变后肿瘤细胞容易发生颅内沿脑脊液循环的播散,形成蛛网膜下腔的种植。

2.畸胎瘤 肿瘤有完整的包膜,境界清楚,表面光滑或结节状。呈球形或卵圆形。与脑组织有粘连。切面可见有大小不等的囊腔和实体自得肿瘤团块。囊壁为纤维结缔组织构成,囊内可见多胚层混合的组织结构,如皮肤和附属器、骨、软骨、脂肪、肌肉、神经、呼吸道上皮、肠上皮和柱状上皮等。脑内的畸胎瘤有时包括有生殖细胞瘤成分,绒毛膜上皮癌成分或者有一些幼稚的上皮成分,这种情况应诊断为恶性畸胎瘤或未成熟畸胎瘤。

3.皮样囊肿和上皮样囊肿 皮样囊肿境界清楚,包膜完整,球形或卵圆形,与周围脑组织有粘连。呈白色,有时呈黄色或褐色。切面可见囊壁厚薄不均匀。囊内大量黄白色油脂样物,角化的上皮,并有毛发夹杂在其中。囊内有少许浑浊性液体。镜下可见囊壁由两层构成,外层由纤维组织构成,内层由皮肤构成,尚有毛发、毛囊、皮脂腺、汗腺等皮肤附属器官。上皮样囊肿旧称"胆脂瘤"。有完整包膜,表面光滑或偶见结节状,囊肿表面可见有清晰的血管分布切面囊性,囊内充满白色或黄色角化物质,形如软蜡,强光下似有珠光。有时角化物液化,而形成黏稠样液体。肿瘤同脑组织之间有胶质纤维和胶原纤维增生,致使囊肿与脑组织粘连不易分离。镜下可见最外层是纤维组织形成的纤维膜。费的内层为厚薄不一的复层鳞状上皮,上皮层次同皮肤表皮相同。细胞内可见到角质颗粒,细胞之间有细胞间桥。腔内角化物为层板状角化上皮,并可见其中散在大量胆固醇结晶。此外囊内有时可见炎性反应并可见到异物巨细胞,偶见钙化。

二、临床表现

松果体区肿瘤的病程取决于肿瘤的位置(偏前或偏后)、体积大小和组织学类型,一般病程较短,自5天~12年,平均病程为11.3个月。肿瘤发展过程中产生的临床表现主要基于3种原因:①颅内压增高。②邻近结构受压征。③内分泌紊乱。

1.肿瘤突向第三脑室后部梗阻导水管上口,或向前下发展使导水管狭窄及闭锁,以致早期发生梗阻性脑积水而产生颅内压增高。其中头痛占86.35%,呕吐占66.98%,视力减退占46.67%,视盘水肿占77.46%。其他颅内压增高征尚有展神经麻痹、嗜睡等。

2.邻近脑受压征

(1)眼征:肿瘤压迫四叠体上丘可引起眼球向上下运动障碍、瞳孔散大或不等大等。Parinaud于1883年首次指出此部位肿瘤可致眼球上视不能,同时伴有瞳孔散大光反应消失,而瞳孔的调节反应存在。故此体征被称为Parinaud综合征。实际上典型的Parinaud综合征并不多见,后来常以单纯上视不能称为Parinaud综合征。有些作者指出此部位肿瘤有半数以上的病例存在上视不能和瞳孔变化。文献报告松果体区生殖细胞瘤有Parinaud综合征的比例为53.3%。本组有上视障碍者146例,占46.35%。

(2)肿瘤生长较大时可压迫下丘及内侧膝状体而出现双侧耳鸣及听力减退,本组有耳鸣、听力下降者73例,占23.17%。但在小儿中因检查欠合作而阳性率较低。

(3)小脑征:肿瘤向后下发展可影响小脑上脚和上蚓部,因而出现躯干性共济失调及眼球震颤。本组有眼震者94例,占29.84%,共济障碍者70例,占22.22%。当患儿有颅内压增高并伴有小脑体征,但缺乏上视障碍者常不易与后颅凹肿瘤相鉴别。

(4)下丘脑损害:可能为肿瘤直接侵犯或肿瘤细胞沿脑室液播散性种植至下丘脑所至。本组有5例除第三脑室后部有肿瘤(生殖细胞瘤)以外,同时第三脑室前部亦有较小肿瘤。亦有部分病例为肿瘤使导水管梗阻,以后第三脑室前部扩大而影响视丘下部。症状主要为尿崩症(视上核受损)(Choi报告为13.3%),嗜睡(本组为7.30%)及肥胖等。

3.内分泌症状　突出表现为性征发育紊乱,多数为性早熟(多见于男孩的松果体区畸胎瘤),少数亦有性征发育停滞或不发育。有的作者指出松果体的浸出液中可提取出半提纯物,曾被称为抗促性腺激素因子(antigonadotropic factor),现称为褪黑激素(melatonin),它可抑制垂体前叶的功能,特别是降低垂体前叶内促性腺激素的含量并减少这种激素的分泌。儿童及青春前期松果体的作用非常活跃,因而抑制了性征的发育。到青春期松果体开始退化,使性征得以发育。这可以解释儿童松果体区肿瘤破坏了松果体腺的正常分泌,使其性征提前发育(性早熟),本组性早熟者23例,占7.30%。而松果体功能亢进可使青春期后延(性征发育迟缓),后者仅见于松果体细胞瘤患者。

4.其他症状体征　有癫痫发作、单侧锥体束征、双侧锥体束征、昏迷等,这些皆与颅内压增高及中脑受压有关。

松果体区肿瘤绝大多数首发症状为颅内压增高,继之有四叠体受压症状,少数表现为性征发育紊乱个别病例首发症状为四叠体受压症状及体征,其后才有颅内压增高征。

5.肿瘤细胞脱落沿脑脊液发生播散性种植,如位于鞍上可出现多饮多尿等。

这主要是指松果体区的生殖细胞瘤、松果体细胞瘤和松果体母细胞瘤。瘤细胞可种植到椎管内而发生脊髓症状,生殖细胞瘤发生脑脊液种植的比率为7%～12%。有的患儿CT证实为颅内有2个肿瘤,较大的在松果体区,较小的在鞍上漏斗隐窝处,结合患儿有多饮多尿症状,考虑肿瘤原发部位在松果体区,经手术证实为生殖细胞瘤,所以估计鞍上病灶为瘤细胞种植到漏斗隐窝的结果,经放射治疗后颅内治疗皆消失,证实了我们的推测。有时可见治疗发生脑室内沿室管膜广泛性种植,CT或MRI显示有许多大小不等的肿瘤结节沿脑室壁分布。

三、辅助检查

1.实验室检查

(1)脑脊液脱落细胞学检查:由于生殖细胞肿瘤除畸胎瘤外均易发生肿瘤细胞脱落,并沿蛛网膜下腔发生播散种植,所以生殖细胞肿瘤的脑脊液中可找到脱落的肿瘤细胞,这对于患者的诊断以及治疗方案的确立都有相当重要的意义。在临床实际工作中,应注意脑脊液细胞学检查,为提高检出率,可采取标本离心等措施,并应尽量在标本留取后立即送病理科检查瘤细胞。

(2)肿瘤标志物检测:生殖细胞来源的肿瘤血清和脑脊液中绒毛膜促性腺激素(HCG)、甲胎蛋白(AFP)和癌胚抗原(CEA)含量可能升高,脑脊液HCG含量增高尤为明显;手术或其他治疗后可回顾到正常水平,治疗复发或播散时可再度升高。近年通过免疫组化及免疫电镜观察发现在松果体区生殖细胞瘤中存在的滋养层巨细胞是产生β-HCG的根本原因,亦为影响预后的主要因素,通过免疫组化检查,β-HCG发现率可达40%～50%,而血浆中β-HCG的浓度将随着肿瘤的缩小和消失而降低直至转阴,并将伴随肿瘤的复发而再度升高。因此应用敏感且有效的手段测定 β—HCG 的变化的意义,相对于辅助诊断而言,观察疗效及监测肿瘤的复发具有更为重要的临床价值。因而可用它作为疗效评价和复发监测的手段之一。但并非所有生殖细胞肿瘤均有 HCG、AFP 或 CEA 的特异性变化,因而血或脑脊液检测阴性不能完全否定诊断。AFP 轻度升高说明可能有未成熟畸胎瘤,如 AFP 极度升高,考虑为内胚窦瘤。

2.神经影像学检查

(1)CT 检查:生殖细胞瘤的 CT 征象因不同的病理组织类型而异,可表现为密度略高或高密度肿物,边界清楚而不规则,典型病例可见钙化(图 3—45),我们发现肿瘤的影像可呈"蝴蝶状"的特征,注药后多为均匀增强。

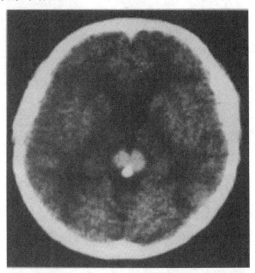

图 3—45 CT 显示生殖细胞瘤内有弹丸状钙化,肿瘤呈蝴蝶状

畸胎瘤因含有脂肪、牙齿及骨骼而呈混杂密度,低密度区 CT 值可低于脑脊液而高密度区可接近骨质,混合型肿瘤的表现可多为囊性病灶,生殖细胞瘤多表现均匀一致的明显强化。畸胎瘤的钙化或骨化与生殖细胞瘤的钙化有所不同:前者表现为点状与结节相混合,在肿瘤的中央及周边均可;而后者肿瘤影像常呈蝴蝶状(butterfly),稍高密度,钙化一般呈弹丸状。

松果体细胞瘤的 CT 平扫影像通常表现为等或高密度的松果体区肿物,除某些明显的坏死区外,肿瘤多呈均匀一致的增强。对于男性患者,难与无钙化的生殖细胞瘤相区分。相反,如果女性患者出现伴有钙化的松果体区肿瘤,极大可能性为松果体细胞瘤。松果体母细胞瘤少见出血与钙化,但一些可有囊变,在低密度的囊变区周围可见到环形增强。此点被认为是区别松果体细胞瘤和松果体母细胞瘤 CT 表现的重要指标。

此外,可因肿瘤大小及生长方向的不通而呈程度不同的梗阻性脑积水征象。

(2)MRI:由于松果体区的肿瘤基本位于中线,MRI 较 CT 能更好地显示肿瘤的大小和部位。较小的肿瘤在 CT 容易漏诊。由于中脑导水管受压或位于其上的大脑大静脉受压,在 MRI 上表现出上述流空效应减弱,这是较小的肿瘤因轻度占位效应而造成较早的间接征象,而一些正常人的松果体可以呈囊性,大小可达 $10\sim15mm$,T_1 加权像与 T_2 加权像均比脑脊液信号高。生殖细胞瘤在 T_1 加权像表现与正常白质等信号占位,T_2 加权像呈轻度高信号,多数肿瘤质地均匀,注药后有显著而均匀一致的异常对比增强,肿瘤多数侵入中脑顶盖,少数可发现小的囊变区(图3—46)。肿瘤的种植播散病灶,通过Gd—DTPA增强扫描表现为室管膜下或鞍上的结节状或片状异常增强信号(图3—47)。

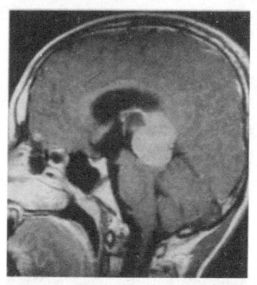

图3—46 松果体区生殖细胞瘤MRI矢状位显示肿瘤注药后明显强化

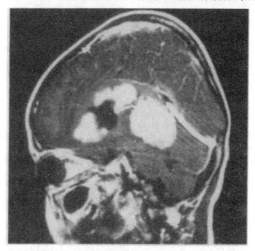

图3—47 MRI矢状位显示松果体区生殖细胞瘤发生侧脑室内种植播散

良性畸胎瘤一般呈质地不均的短T_1和等T_2信号,但因其不同组成成分而表现不同的信号强度(图3—48);恶性畸胎瘤一般肿瘤个体较大而形态不规则,T_1加权像表现高低信号混杂而质地不均,T_2加权像为高信号占位,边界不清,有时有出血、坏死、钙化及脂肪组织等多种改变,注药后呈不均匀增强;内胚窦瘤可呈等T_1信号类圆形肿物,T_2加权像为非均匀的高信号区;绒毛膜上皮癌呈混杂信号的浸润性病灶,伴有较多出血的征象。

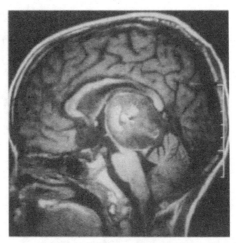

图 3—48 MRI 矢状位显示松果体区巨大畸胎瘤

星形细胞瘤表现在 T_1 加权像为与灰质相关联的低或等信号区，T_2 加权像呈高信号，肿瘤可囊变，与中脑顶盖及被盖部分界不清；松果体母细胞瘤的 T_1 及 T_2 加权像呈与灰质接近的分叶状等信号占位，肿瘤内可发现数个囊变坏死区（图 3—49），对周围的丘脑、顶盖、被盖部、胼胝体和小脑蚓部均可构成侵犯，Gd—DTPA 增强扫描明显而均匀一致。

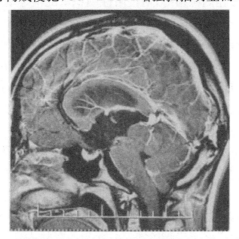

图 3—49 MRI 矢状位显示松果体区星形细胞瘤注药后无明细强化

脑膜瘤 MRI 影像为 T_1 加权像等信号，T_2 加权像等或轻度高信号，肿瘤表面光滑，偶见钙化在 T_1 及 T_2 像呈点状低信号，矢状位和冠状位扫描可发现肿瘤与小脑幕切迹游离缘及大脑镰会合部之间的紧密关系，注药 Gd—DTPA 增强明显。

上皮样囊肿的 MRI 信号强度为灰 T_1、灰 T_2，只有在 TE84 以上时才表现为长 T_2。肿瘤不仅在 MRI 信号上有其特点，就其解剖关系而言，典型脑外肿瘤，边界呈不规则的虫蚀状，沿脑池延伸的特点也有助于诊断。

此外亦有少见的松果体区囊肿和蛛网膜囊肿等。

四、治疗

松果体区肿瘤早期梗阻导水管而导致脑积水、脑室扩大、颅内压增高，若肿瘤压迫四叠体可有眼球垂直运动障碍、听力减退；压迫小脑上蚓部可走路不稳等，CT 显示肿瘤为稍高密度，有钙化斑,如肿瘤有弹丸状钙化,外观如蝴蝶状,则考虑为典型的生殖细胞瘤,而颅内压增高症状明显者应先行侧脑室-腹腔(V-P)分流,使颅内压增高缓解后再行实验性放疗或实验性化疗。如考虑畸胎瘤的可能性大则应 V-P 分流后 7～10 天直接行开颅手术切除肿瘤。

1. 手术治疗

(1)V-P 分流:为解决颅内压增高、减少术中及术后导水管不通畅带来的潜在危险,可先做 V-P 分流,但这种引流将脑室液引流到腹腔,有可能引起肿瘤在腹腔内种植。我们还发现 V-P 分流后虽然颅内压缓解,但肿瘤对局部压迫加重,表现为意识恶化(中脑受压),出现双侧病理征(+),如畸胎瘤需立即手术切除肿瘤解决脑干局部受压后患者才能清醒。曾有一例患者巨大松果体区生殖细胞瘤,V-P 分流后神志陷入浅昏迷,双侧病理反射呈阳性,立即给患者进行化疗(用药 4 天一个疗程)用药结束后患者神志迅速转为清醒,复查显示肿瘤体积已缩小 90%。

(2)脑室脑池造瘘术:对因松果体区 GCTs 引起的梗阻性脑积水除用 V-P 分流外,近年来多采用显微脑室内镜技术,即在右额后部中线旁钻孔,用脑室镜插入侧脑室额角,经室间孔进入第三脑室,在乳头体前方、漏斗隐窝三角的后壁造瘘,造瘘口不小于 5mm,使脑室液与脚间池相通,国外已用这种方法多数情况下代替了 V-P 分流术,可避免后者的一些并发症,如感染、分流管梗阻及肿瘤腹腔内种植等,对梗阻性脑积水的治疗取得了满意效果,可作为治疗松果体区肿瘤前的一项准备工作。

(3)立体定向肿瘤活检(stereotactic biopsy):生殖细胞肿瘤治疗前是否都要做活检,目前仍有争议,日本学者有的主张生殖细胞瘤术前一律做活检,这样治疗方针的确定就比较有把握,但不少学者认为不一定做活检,因生殖细胞肿瘤有其临床特点,治疗前凭症状、体征和神经放射学表现基本上可做出诊断,加上实验性放疗或化疗可取的立竿见影的效果,能肯定或否定原有的临床诊断。当然还有活检除增加诊断费用外,尚有一定危险性与并发症。Regis(1996)报告 1975—1992 年法国 15 个神经外科中心做立体定向活检 7885 例,位于松果体区者 370 例(4.7%),年龄自 2～73 岁,做出病理诊断者占 94%,有 19 例病理结果不明确(5%),活检死亡 5 例(1.3%),皆为术后血肿,有一过性神经系统功能障碍 27 例(7%),有严重并发症 3 例(0.8%),表现为昏迷或缄默不动有 4 例(1%)。总的来看,不良后果的发生率是比较低的,第一次活检诊断错误后经手术切除或第二次组织学检查证实了正确诊断该组结果松果体区最常见的肿瘤为生殖细胞瘤(27%),松果体细胞瘤或松果体母细胞瘤(24%)。日本学者多数主张 GCTs 治疗开始前皆应做活检来明确病理诊断,但基于活检有一定危险性,也可因取材不全面有误诊的可能性,基于颅内的 GCTs 有其临床和影像学特点,我们认为凭目前掌握的知识,如高度怀疑的生殖细胞瘤患者应先做试验性化疗或试验性放疗,即能做出诊断,同时也达到了治疗的目的;如考虑为 NG-GCTs 者也是先做化疗消除肿瘤中的生殖细胞瘤成分,为以后手术切除做好准备工作。

(4)直接手术:松果体区肿瘤部位深在,周围有重要神经血管,多年来此部位手术被视为对神经外科医师的挑战。早年对本病治疗直接手术死亡率高(手术死亡率为 10%～50%),故主张此部位肿瘤做 V-P 分流加放疗比较常用。近 20 年显微手术开展以来,直接手术死亡率降至 5%以内,故绝大多数神经外科医师主张直接手术切除松果体区肿瘤,松果体区肿瘤直接手术切除可采取不同的手术入路,具体手术方案应取决于肿瘤的生长方向、病理性质及手术医生的个人习惯,通常用的有 8 种(图 3—50)。

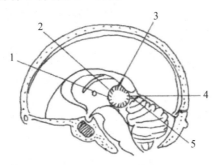

图 3—50　松果体区肿瘤手术入路

1. 额部经侧脑室入路;2. 额后经胼胝体－穹窿间入路;3. Dandy 入路;4. Poppen 入路;5. Krause 入路

1)额部经侧脑室入路(Egolov 入路):此入路是 1933 年 Dandy 首先开始应用,1954 年 Egolov 加以改进,适用于松果体区肿瘤向前生长接近室间孔者,患者采用仰卧位头稍侧偏,发际内冠状额部皮瓣,钻四孔开右额骨瓣,马蹄形剪开硬脑膜翻向中线侧,作额中回皮质切开或皮质造瘘进入侧脑室额角,用棉条阻塞侧脑室体部(防止术中出血流到枕角);在透明隔和视丘纹状静脉汇合处为室间孔后缘,因脑室系统梗阻室间孔常扩大,切开透明隔后在其下部钝性分离第三脑室顶,可看到紧贴或有 1～2mm 左右距离的两支大脑内静脉,将这两支血管向各自的一侧分开,即进入第三脑室顶部,肿瘤暴露在术野之内。肿瘤可采用分块切除法逐步缩小其体积,如肿瘤较硬可采用超声吸引器,在肿瘤实质部分边破碎边吸出瘤组织,然后再提起囊壁小心剥离。如为畸胎瘤我们绝大多数能做到全切除;若为生殖细胞瘤或胶质瘤,则可近全或大部切除。肿瘤切除后估计导水管梗阻未能解除时,可再经额底入路做终板造瘘术,使脑室液与脑池相沟通,以保证术后颅压高得以缓解。但是如肿瘤切除不彻底导水管很难通畅,术后不能解决颅压高,即皮质造瘘多在 1～2 周内闭锁而又发生颅压增高。

2)顶部经胼胝体入路(Dandy 入路):此入路又称经纵裂胼胝体后部入路,为 Brunner 在 1911 年首先应用,后来 Dandy 在 1921 年加以改进,故也可叫 Bruner－Dandy 入路,适用于肿瘤向上方生长、侵入或将胼胝体压部顶起。

一般采用俯卧位头部稍侧,亦可仰卧位用头架使颈部向前屈曲将头颅加以固定。在右侧顶枕部做大的皮骨瓣,内侧津贴矢状窦边缘,前缘在中央回后方;后缘在横窦上 2cm,必要时可采用跨越中线的骨瓣,以扩大暴露便于操作。马蹄形硬脑膜瓣向矢状窦侧翻开以减少回流静脉的损伤。选择无桥静脉的区域用脑板向外牵开大脑半球的内侧面使其与大脑镰分开,在此操作时注意不能牵拉过重而撕破中央静脉,为了暴露可电灼切断 1～2 支较细的位于顶后的桥静脉,如有大脑半球内侧面的引流血管与大脑镰相连时也可予以切断。剥离大脑镰下方的蛛网膜,避开大脑前动脉的胼周支,可见到已被肿瘤顶起的胼胝体压部,一般多已菲薄,用剥离器沿中线将其纵行切开 2～3cm 可显露肿瘤的顶部。有时为增加术野的暴露可电灼下矢状窦,连同大脑镰下半部一起剪开。发现肿瘤后首先判断其与大脑大静脉和大脑内静脉的关系,避开肿瘤上的血管电灼囊壁,如囊变可先穿刺抽取囊液使肿瘤体积缩小,实性肿瘤可切开囊壁,瘤组织质地软可用吸引器吸除一部分,肿瘤硬可用超声吸引器(CUSA)将肿瘤组织破碎后吸除。此时肿瘤体积明显缩小,再从肿瘤边缘分离肿瘤周围的血管,要特别注意保护大脑大静脉和大脑内静脉。有人报告损伤一侧大脑内静脉没有明显功能障碍,Dandy 早期报告结扎大脑大静脉和大脑内静脉对神志也无严重影响。我们认为必须防止这些静脉损伤，尤其是大脑大静脉破裂出血时切勿盲目电灼，可用明胶海绵予以压迫止血，否则有可能导致患者昏迷和死亡。肿瘤体积较大时可侵犯四叠体、丘脑或小脑上蚓部，分离时必须轻柔，有出血电灼时应及时用生理盐水冲洗降温，防止周围正常脑组织结构的热灼伤。

3)侧脑室三角区入路(Van Wagenen 入路)：此入路是 1931 年 Van Wagenen 首先应用，又称为 Van Wagenen 入路。通常可采用左侧卧位，右侧颞顶枕部做骨瓣开颅，马蹄形或十字形(以骨孔为标志呈对角线)剪开硬脑膜，在颞后顶下切开皮层，亦可做皮质造瘘进入侧脑室三角区，可用脉络丛确定位置：后者沿脉络裂突入侧脑室底部，附着在丘脑的后面和上面。侧脑室内侧壁由穹窿体和脚组成，较菲薄，沿穹窿纤维将其切开，这样可不损伤穹窿而达到第三脑室顶。此时可见肿瘤之外上壁，表面上方可见到大脑内静脉和其后的大脑大静脉。一定在囊内切除肿瘤使其体积缩小后再仔细剥离这些重要血管，切勿损伤而造成不良后果。

这种手术的优点是自肿瘤侧方开始剥离和切除，适用于肿瘤大，脑室扩大明显者，操作时大脑内静脉和大脑大静脉不易损伤；缺点是如脑室扩大不明显时此入路较困难。此外，脑组织的切开容易损伤视放射而导致同向性偏盲。

4)幕下小脑上入路(Krause 入路)：此入路为 1926 年 Krause 首先应用，又称为 Krause 入路。1971 年 Stein 重新介绍此方法的应用。通常采用坐位或左侧卧位。枕下后正中切口，枕骨的骨窗上缘显露横窦和窦汇，向下至枕骨大孔，Y 形剪开硬脑膜，将硬脑膜瓣翻向横窦并把尖端悬吊于临近的软组织。用脑板轻巧地向下牵拉小脑，如有引流到小脑幕的静脉 1~3 条可电凝切断，使小脑背侧与小脑幕完全分开，用脑压板将小脑向下进一步牵拉，另一脑压板向上牵拉小脑幕、横窦和窦汇(图 3—51，图 3—52)。在小脑幕切迹孔前方可见四叠体池和大脑大静脉池的蛛网膜，该处的蛛网膜因肿瘤的刺激可增厚，呈不透明的灰白色膜。剥离开蛛网膜后可见到肿瘤的后壁。先电灼肿瘤囊壁，穿刺排除血管瘤(如 Galen 静脉瘤)后将大脑大静脉推向上方，切除肿瘤过程中一定要注意保护。如肿瘤为生殖细胞瘤可仅做大部分切除，甚至部分切除，术后放疗可使肿瘤消失。

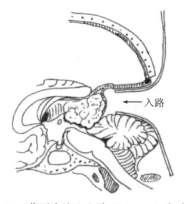

图 3—51 幕下小脑上入路(Krause 入路)侧面观

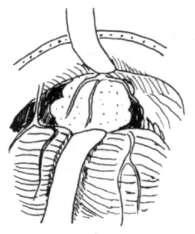

图3-52　幕下小脑上入路(Krause入路)背面观

此手术的优点是：如肿瘤切除困难可立即做脑室一枕大池分流术，但因其手术视野狭窄，操作时不够方便，近几年来已较少采用。

Zapletal(1956年)也用此入路切除松果体区肿瘤4例，皆取得成功。自1971年以来，Stein应用此入路采用显微手术技术切除松果体区肿瘤取得了良好的效果，积累了很多经验，其后被世界上广泛应用。北京天坛医院1978—1988年开始用此入路做过10余例手术，对肿瘤向后下生长较多者适用，但终因视野狭窄，操作有不便之缺点。Tribolet(1998)报告1例Krause入路因结扎小脑上行引流静脉引起小脑的梗死。我们也有1例小脑上行静脉结扎而引起小脑水肿及软化灶形成，术后遗留有共济失调而走路不稳。

5)枕部经小脑幕入路(Poppen入路)：本入路为1966年Poppen首先提出，又称为Poppen入路。采用坐位，作枕部(横窦上)直切口和颅骨环钻的小骨瓣，由于暴露不满意，1971年Jamisson做了改进，他采用左侧卧位，头稍俯，右顶枕皮瓣内侧皮瓣在中线，下部止于上项线(为横窦投影)，皮瓣向下翻钻四个骨孔后带蒂骨瓣翻向颞侧，亦可将骨瓣游离取下，术毕再将骨瓣复位固定，骨瓣掀开后以暴露矢状窦后部和横窦为宜。马蹄形或对角线交叉的十字剪开硬脑膜，切勿损伤横窦或矢状窦，右侧脑室穿刺放液或留置硅胶管引流来降低颅内压使枕叶下塌，用脑压板慢慢上抬枕叶(图3-53～55)。由于枕叶进入小脑幕的血管较少，抬起时多无困难(如有小的引流静脉可电灼切断)，此时可见到小脑幕游离缘、直窦及横窦。为便于操作，可安装自动脑牵开器将抬起的枕叶固定，注意保护颞后通向横窦的静脉，有出血可用明胶海绵压迫止血。注意观察小脑幕的情况，少数患者小脑幕含纵横交错的血窦，贸然切开可引起大出血，应边电灼边切开。电灼止血困难时可用银夹止血，小脑幕的切开可在横窦前2cm和直窦旁1cm。前段应剪开切迹的游离缘，用双极电凝将切开之小脑幕烧灼使之回缩呈楔形；亦可剪去一小条小脑幕使术野暴露更为清楚。正常情况下松果体位于小脑幕切迹后缘前下方，双侧大脑内静脉应在松果体后上方汇集成大脑大静脉，向后上走行进入直窦。在有肿瘤时局部蛛网膜增厚，四叠体池闭塞。应剥离肿瘤表面蛛网膜来显露肿瘤后界。由于肿瘤压迫使大脑大静脉和大脑内静脉向上移位。应用显微外科技术，剥离肿瘤和重要血管之前，先做肿瘤内切除使其体积缩小，然后用持瘤镊子提起囊壁分块剪除，使四叠体池与第三脑室后部沟通，解除脑脊液循环的梗阻。肿瘤切除后仔细止血，严密缝合硬脑膜，硬膜外置引流管(非必需)，骨瓣复位后将皮瓣缝合。Clark采用病变同侧(右侧)卧位并半俯卧位(图3-56)，这样剪开硬膜后,右侧枕叶因重力关系而自然下垂,不用牵拉即可暴露松果体区,避免了因抬起或牵拉枕叶造成脑组织挫伤的弊端。

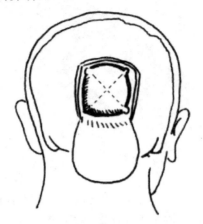

图 3－53　枕部经小脑幕入路(Poppen 入路)切口及骨瓣

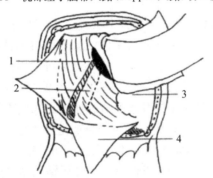

图 3－54　Poppen 入路
1.直窦;2.小脑幕切开;3.枕叶;4.切开后的硬膜

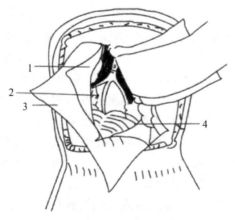

图 3－55　Poppen 入路
1.小脑幕;2.肿瘤;3.剪开的硬膜;4.小脑

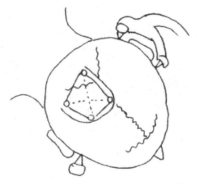

图 3—56　改良 Poppen 入路的体位

此手术入路比较常用,其优点为:①手术路径近。②脑外操作不经过脑室也不用切开脑组织。③手术暴露好,可在直视下操作,减少脑深部静脉之损伤。如颅内压增高严重,最好术前 10～14 天做左侧脑室－腹腔分流术,可减少术后颅压高危象的发生。

6)经胼胝体－透明隔－穹窿间入路:此入路切口在右额后,内侧到中线,后界在冠状缝后1cm,骨瓣内侧可显露矢状窦边缘,剪开硬膜翻向中线(图 3—57,图 3—58),此区域一般无大的引流静脉,避免了 Dandy 入路因牵拉而损伤大的引流静脉的缺点。脑板进入纵裂向外牵开大脑半球内侧面,向下暴露出胼胝体后再用自动脑板向外牵开额叶(注意用棉片保护胼周动脉)后加以固定,纵行切开胼胝体 2cm,可显露透明隔,进入透明间腔,分开穹窿间联合,进入第三脑室顶部,将显微镜向后倾斜可显露第三脑室后部肿瘤,将肿瘤剥离,常可见大脑内静脉被推向两侧分开。操作过程中如有出血可用止血纱布和明胶海绵压迫止血,切勿盲目电灼,肿瘤切除后常能见到被压扁的导水管上口。术后导水管如暂时不通,CSF 也可通过开放的第三脑室顶部而流至蛛网膜下腔。我们已经采用此入路切除近 300 例松果体区肿瘤,取得了良好效果。

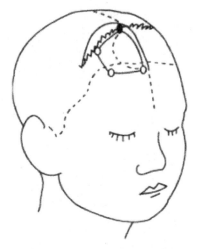

图 3—57　经胼胝体－穹窿间入路的皮瓣和骨瓣

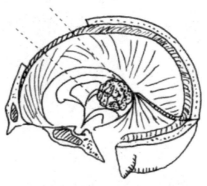

图 3-58 经胼胝体—穹窿间入路到达肿瘤路径示意图

7)经侧脑室脉络膜下入路:右额开颅,额中回皮质造瘘进入侧脑室额角,在脉络膜下切开进入第三脑室。

8)侧旁正中幕下小脑上入路:如小脑幕陡峭,用 Krause 入路操作困难,Vanden Bergh(1990)采用侧卧位,躯干上部抬高 30°,头部屈曲和面部朝下旋转 45°,注意不要使颈静脉回流受阻(图 3-59,图 3-60)。乳突后 S 形切口,分开肌肉,暴露枕骨,骨窗外侧至乙状窦,上达横窦,下端接近枕大孔,十字剪开硬膜,电灼小脑引流到横窦和小脑幕的静脉,分离小脑上缘和环池的蛛网膜,可见肿瘤在大脑内静脉和基底静脉之间,主要操作时小脑上动脉及其分支要保留。适用于较小肿瘤,如大肿瘤,则很难暴露肿瘤的后下部。

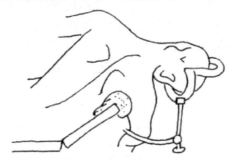

图 3-59 侧旁正中幕下小脑上入路的体位

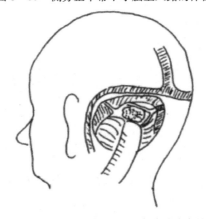

图 3-60 侧旁正中幕下小脑上入路暴露肿瘤的示意图

手术入路的选择不应该一概而论,应根据肿瘤大小、生长方向及手术医师的手术习惯来选择。Stein(1971)多选用 Krause 入路,Hoffman(1991)则多采用经胼胝体入路,Bruce

(1995)比较常用的手术为 Krause 入路、Poppen 入路和经胼胝体入路。我们近几年多采用经胼胝体－透明隔－穹窿间入路，对向幕下发展较多的亦采用 Poppen 入路，因切开小脑幕后直视下切除幕下肿瘤也很方便。

手术切除肿瘤过程中主要因病情而异，如已经做过分流术，患者无脑干受压症状，冰冻病理结果为生殖细胞瘤，手术切除肿瘤可随时终止，因活检和肿瘤全切除的效果并无区别，主要是靠术后化疗、放疗来取得良好效果。如畸胎瘤则应尽量分块全切除，术中注意保护深部大脑大静脉和大脑内静脉，也要注意肿瘤下方中脑四叠体的保护，术中剥离要轻柔，如术中虽报告畸胎瘤，但切除不够彻底者，术后应加用化疗和放疗（局部 35Gy），并且术后半年复查 CT 或 MRI 加以随诊。

上述手术入路可归纳为两类：一类是经脑室入路，其中包括额部经侧脑室入路、顶枕部经胼胝体入路及颞顶枕经三角区入路；另一类是不经过脑室的入路，包括枕部经小脑幕入路和幕下小脑上入路。对极其巨大的畸胎瘤，则可分期手术全切除。我们遇到 1 例直径 12cm 结节状的畸胎瘤，质地有些部分十分硬韧，第一次手术采用侧脑室三角区入路切除肿瘤的 70%，剩余生长至小脑幕下部分无法切除而残留，2 个月后再用 Poppen 入路将残余肿瘤全部切除。

一般来说，根据神经影像学检查所提示的肿瘤部位选择合理的手术入路是手术成功的关键，基本原则：一是选择距离肿瘤最近的入路；二是手术能够清楚暴露肿瘤从而对周围结构损伤较小。经过实践我们发现顶部经胼胝体入路对大脑半球牵拉较重，有时会影响中央静脉的回流而产生偏瘫等并发症。经侧脑室三角区入路只适用于肿瘤大而侧脑室扩大明显者，手术由侧方到达肿瘤，肿瘤对侧面的出血有时不易处理；额部经侧脑室入路对肿瘤偏前者较为适用。肿瘤偏后者可应用幕下小脑上入路，当肿瘤不能完全切除时，便于行经侧脑室枕大池分流术，我们采用此入路手术 47 例，发现其缺点是术野比较狭窄，不易直视下保护大脑内静脉及 Galen 静脉。经枕部经小脑幕入路受到越来越多的学者的推崇，我们采用 Poppen 入路，共手术 187 例，体会到采用经枕部经小脑幕入路可以明显克服幕下小脑上入路的缺点。近年我们体会用胼胝体穹窿间入路切除松果体区肿瘤具有下述优点：直视下操作，无手术盲区，术野中无明显的动脉血管，不会造成大出血，手术相对安全；可以切除向后方生长的巨大肿瘤，并能直视下分离与大脑大静脉粘连的肿瘤，做到全切除或近全切除，同时探查和打通导水管上口。

21 世纪以来随着麻醉和手术技术的提高，肿瘤手术的疗效明显提高，故主张直接切除肿瘤的作者逐渐增多。一般来说肿瘤完全切除或部分切除的死亡率已降至 5%～10%。天坛医院 2011 年报告采用经胼胝体穹窿间入路切除 150 例儿童松果体区肿瘤，全切除 129 例（86%），近全切除 15 例（10%），部分切除 6 例（4%），无手术后死亡，近记忆力障碍 94 例（62.7%），多数在半年内恢复，术后缄默 2 例（1.33%）。

2.放射治疗 松果体区肿瘤常见的生殖细胞瘤及松果体细胞瘤对放疗敏感，因而放疗对该区肿瘤有重要价值。生殖细胞瘤对放疗的敏感性与有丝分裂成正比，同时与性激素水平和肿瘤的标记物变化有一定关系。如畸胎瘤、生殖细胞瘤及恶性畸胎瘤分别处于细胞增殖周期的低、中、高增殖期，因而其对放疗的敏感性不同。对放射治疗敏感度以生殖细胞瘤最佳，次为松果体细胞瘤或松果体母细胞瘤，而较良性的畸胎瘤相对不敏感。生殖细胞瘤的瘤细胞易于脱落而发生蛛网膜下腔种植，与其生长在接近脑脊液循环通路和脑池有关，亦与肿瘤自身的生物学性质有关。因此，许多作者认为应常规行全脑脊髓轴放疗。Yamashita（1992）报告的经脑脊液转移的病例中，发现约有 80% 的病例的转移灶在非照射区，而对转移灶的处理十分困难。所以为防转移,有必要行全脑脊髓轴放疗,这在 HCG 及 AFP 阳性的肿瘤患者尤为重要。关于放疗的剂量报告不一,生殖细胞瘤患者脑部放疗总量一般为 45～50Gy,全脊髓放疗剂量为 20～30Gy,5 岁时用成人的 75%,8 岁以后可与成人剂量相同。Aydin(1992 年)报告了 1 例在仅接受 1600cGy 的生殖细胞瘤的患者的尸检结果,病理组织学检查发现病变区域已无具有生存活力的肿瘤细胞,瘤床基质成分有不同程度的增生,而肿瘤的淋巴成分变化不大。由此可见,小剂量放射治疗即可有效地杀灭生殖细胞瘤的肿瘤细胞。由于放疗可能造成儿童的生长发育障碍,故目前对较小儿童提倡以化疗为主。近十余年来我们减少了放疗剂量,其后加上化疗,对生殖细胞肿瘤取得很好效果。既消灭了肿瘤又对儿童生长发育影响较小,已成为目前治疗的趋势。

3. 化学治疗 化疗对生殖细胞肿瘤有肯定疗效。生殖细胞肿瘤自身的生物学特性与松果体区的解剖特性是对松果体区生殖细胞肿瘤进行有效化疗的基础:一方面胚胎生殖细胞对抗癌药物具有较高的敏感性;另一方面松果体区血脑屏障的解剖缺陷使得药物能得以有效地分布于靶细胞。

五、预后

松果体区肿瘤患者的预后取决于肿瘤的病理性质,松果体区良性畸胎瘤全切除术后效果良好,生殖细胞瘤虽为恶性肿瘤,但因对放射治疗极为敏感,故预后很好。而其他恶性肿瘤,尽管采取多种治疗方案,预后仍然极差。Wolden(1995)报告了一组放疗后长期随访的病例,其 10 年无病生存率:生殖细胞瘤为 91%,未活检的肿瘤为 63%;非生殖细胞性生殖细胞瘤为 60%。Bruce(1997)报告了 155 例松果体区肿瘤手术治疗的效果,5 年生存率分别为:松果体细胞肿瘤为 55%;生殖细胞瘤为 75%;恶性畸胎瘤为 0(2 年生存率为 45%)。Choi(1998)报告 60 例松果体区的胚生殖细胞性肿瘤,5 年生存率分别为:生殖细胞瘤 94%,良性畸胎瘤 80%,非生殖细胞瘤性的其他肿瘤为 49%,Shibui(2009 年)报告松果体区肿瘤 5 年生存率分别为:生殖细胞瘤:89.4%;松果体细胞瘤:84.1%;松果体母细胞瘤:46.1%;畸胎瘤:89.6%;恶性畸胎瘤:70.6%;胚胎癌:35.3%;内胚窦瘤:37.3%;绒癌:58.1%。本组松果体区生殖细胞瘤 5 年生存率 90%,但恶性畸胎瘤效果差,北京天坛医院 2012 年报告 37 例儿童松果体区未成熟畸胎瘤,先化疗后手术的病例平均生存期为 4 年,而先手术后化疗的病例平均生存期为 22 个月。

第四节　先天性肿瘤

一、表皮样囊肿和皮样囊肿

(一)组织发生

表皮样囊肿和皮样囊肿(epidermoid cysts and dermoid cysts)分为原发性和继发性两种。前者一般认为是在胚胎发育早期 3～5 周神经管闭合期间,来源于神经嵴的外胚层上皮组织被包埋于颅内发生异位残留所致。如果异位出现在极早期,此时外胚层上皮尚未发育成皮肤的各种结构,则被包埋后将分化为皮肤的各种成分而形成皮样囊肿;如在外胚层上皮细胞已经分化后才被包埋,则仅发育成表皮组织,从而形成表皮样囊肿。亦有人认为表皮样囊肿和皮样囊肿与发育时间无关,如外胚层上皮组织各层均发生异位,则发展成表皮样囊肿;如果仅有表皮组织异位,则发展成为表皮样囊肿。表皮样囊肿仅含有一个胚层,即外胚层成分。皮样囊肿含外胚层及中胚层两个胚层成分。畸胎瘤则含有三个胚层的成分。如果皮样囊肿和表皮样囊肿在形成的过程中累及其上面的皮肤,并导致下面的骨质封闭缺陷,则将形成皮瘘和脊柱裂。皮瘘多见于皮样囊肿,表皮样囊肿少见。

继发性表皮样囊肿和皮样囊肿较为少见,常因外伤、手术、反复腰椎穿刺等操作将皮肤组织异位带入所致。Choremis 等 1956 年报道了 5 例疑因反复腰椎穿刺导致的椎管内表皮样囊肿病例(4 例腰椎,1 例胸椎);Gutin 等 1980 年报道了因反复硬膜下穿刺导致的大脑凸面表皮样囊肿病例。

(二)表皮样囊肿

1807 年法国 Pinson 首次对这种疾病加以描述。1854 年 Remark 提出其来源为异位残留的残余表皮细胞理论。1928 年 Critchley 定名为表皮样瘤,亦称为表皮样囊肿,因肿瘤内容为乳白色角质物,及含有胆固醇和脂肪,又被命名为珍珠瘤(pearl tumor)或胆脂瘤(cholesteatoma)。

1.病理　表皮样囊肿大小不一,可从针头大小到橘子大小,圆形或椭圆形,外表光滑、不规则或结节状。表面覆有包膜,包膜可有钙化,与周围脑组织分界清楚,但可能与血管、神经、脑膜、脉络丛发生粘连。切面充满柔软的角化物,乳白色,作同心环状排列,呈碎蜡样或干酪样,发光。内容物主要为囊壁复层鳞状上皮细胞退化脱落所致。病变亦可发生中央坏死、液化而呈黏稠状,但大部分表皮样囊肿为实体性。因其表面包膜可与周围的血管、神经粘连牢固,因而全切困难。表皮样囊肿生长缓慢,故有时表皮样囊肿生长到很大体积而患者却没有明显症状。

镜检示囊壁外层为一薄层纤维结缔组织,其内层为复层鳞状上皮细胞,此层又可分为三层:基底层、颗粒层和角化层。角化层有很多角化细胞,为脱落的细胞空壳排列成行,中心部分大部为细胞碎屑,常含有脂肪、胆固醇结晶。其复层鳞状上皮层表面翻向囊内,不断有细胞角化脱屑形成瘤内容物,使瘤体积不断增大。

表皮样囊肿多为良性病变,亦有表皮样囊肿发生癌变的报道。Goldman 和 Grandy 报道了一例侧脑室表皮样囊肿患者在切除病变后原位发生癌变的罕见病例。Davison 等人报道了 5 例伴有额叶表皮样囊肿发生癌变并累及视神经的病例。此外也有人报道了表皮样囊肿癌变累及周围脑组织的病例。表皮样囊肿癌变后主要通过囊肿破裂并随脑脊液播散转移(图 3—61)。

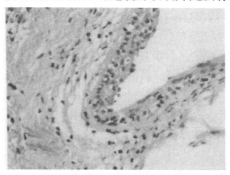

图 3—61　表皮样囊肿切片:复层鳞状上皮覆盖的角化物(H.E.染色,40 倍)

2.发生率、性别及年龄　国外资料表明表皮样囊肿在颅内占位性病变中占 0.5%～2.9%,国内报道其发生率约占 1.2%～2.9%。男性略高于女性。发病年龄可从 1 岁到 80 岁,以青壮年多见,21～40 岁者占 55%～67%。

3.部位　可发生于颅内各部位,大多位于硬脑膜内。约有 25% 的表皮样囊肿发生于颅骨板障和髓内,病变常会引起所在部位骨质破坏。

发生于硬膜内的表皮样囊肿常见于脑桥小脑角(37%)、鞍旁(31%)、菱形窝(11%)、椎管(5%),比较少见的发生部位有第四脑室、侧脑室、小脑、脑干等。

4.临床表现　表皮样囊肿生长缓慢,自出现症状至就诊时间最长可达数十年,平均为 8.2年。病变累及部位较为广泛,体征较多,但多较轻;也有因囊内出血血肿急剧增大致颅内压聚升而急性起病。临床表现无特异性,因生长部位不同而异。常出现脑积水,系因反复无菌性脑炎、脑膜炎或脑室内肿瘤所致。约一半左右的患者有癫痫发作的症状,若囊肿位于颞叶者,发病率更高。当病变增大到一定程度,则多出现头痛、呕吐、视盘水肿等颅内压增高症状。

各部位表皮样囊肿的症状体征分述如下:

(1)脑桥小脑角表皮样囊肿:首发症状为三叉神经痛者占 2/3,少数以面肌抽搐、耳鸣、耳聋、头痛起病。晚期常表现为脑桥小脑角综合征。检查可有面部感觉减退、面肌力弱、听力减退、共济失调、吞咽及迷走神经麻痹、病理反射等。个别患者可出现咀嚼肌萎缩、前庭功能减退、偏侧力弱或感觉减退等症状。

(2)鞍区表皮样囊肿:早期主要表现为缓慢进展的视力视野障碍,晚期可致视神经萎缩。个别的可有性功能减退、多饮、多尿等垂体损害症状。累及下丘脑可出现中枢性高热、应激性溃疡等症状。瘤体增大可导致第三脑室受压,而出现脑积水、颅内高压;累及大脑脚者可出现锥体束征。

(3)脑实质内表皮样囊肿:大脑、小脑、脑干间脑均可发生,依据肿瘤部位所在部位不同产生相应的症状。大脑半球肿瘤常有癫痫发作、精神症状及轻偏瘫。发生于小脑者,多有共济失调、眼球震颤等小脑症状。累及脑干者,可出现交叉性偏瘫以及相对应的脑功能障碍。发生于间脑的表皮样囊肿比较少见,仅见于丘脑及松果体区的个例报道。

(4)颅中窝表皮样囊肿:主要表现为三叉神经损害症状,常见面部感觉减退,咀嚼肌萎缩力弱。亦可压迫视神经、视束及眼运动神经,且有视力视野改变及眼球运动障碍,个别耳前有皮毛窦。

(5)脑室内表皮样囊肿:以第四脑室多见,早期无症状或仅有轻微头痛症状,肿瘤增大阻塞脑脊液循环时,则出现颅内压增高症状。侵及周围脑组织时,则可有相应的脑症状。如发生于侧脑室可有癫痫发作及轻偏瘫,个别患者有偏盲或偏侧感觉障碍。第四脑室肿瘤可出现走路不稳等。

(6)硬膜外表皮样囊肿:多发生于颅骨板障内,向外生长可见皮下肿物。可长期无症状,不易发现。肿瘤增大后可发现颅骨局部表面隆起,触之如橡胶感,无压痛。

5.辅助检查

(1)头颅 X 线片:颅骨表皮样囊肿可造成局部颅骨骨质破坏,内板破坏常较外板重,边缘清楚但不整齐,周围可见蜂窝状或硬化圈状压迹。发生于脑桥小脑角或者颅中窝时,可见岩骨尖或者岩骨嵴破坏,累及眶内者可见眶上裂及视神经孔扩大,有时可见钙化。

(2)CT 扫描:典型表现为均匀低密度灶,增强后无强化,个别可见边缘有轻微增强。有时可见高密度或等密度病灶,如肿瘤内含有较多角蛋白或有出血时,板障内表皮样囊肿可呈膨胀性破坏,表现为边缘锐利的混杂密度影。

(3)MRI:检查 T_1 加权像上(图 3—62)表现为略高于脑脊液的低信号,T_2 加权像上为高信号,信号多不均匀,增强后可见包膜轻度增强。境界一般较清楚,普通序列难以与蛛网膜囊肿相鉴别,而应用 FLAIR、DWI 等新技术,可比较简便地与之鉴别。

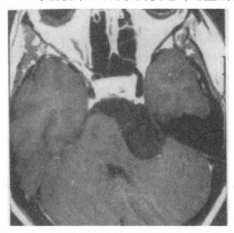

图 3－62　脑桥小脑角区表皮样囊肿 MRI 轴位 T_1 加权像

(4)脑脊液检查:正常情况下,脑脊液化验大多正常。当表皮样囊肿破裂时,脑脊液可呈现出一些非特异性的改变,如淋巴细胞增多、葡萄糖降低、蛋白质增高等。因囊肿破裂刺激机体,可出现无菌性脑膜炎,此时脑脊液中单核细胞升高。

6.诊断和鉴别诊断　青年患者出现三叉神经痛或一侧面肌抽搐应考虑本病,结合 CT、MRI 等辅助检查,一般即可确诊本病。但仍需与以下几种疾病鉴别:

(1)蛛网膜囊肿:信号强度与脑脊液相似,且信号均匀。位于脑池的表皮样囊肿,信号可与脑脊液类似,应用 DWI、FLAIR 序列可以鉴别。

(2)脑膜瘤:多见于中年人,脑神经受累较轻,但颅高压出现较早。颅中窝脑膜瘤常见颅底骨质增生或破坏。CT 平扫为均匀的略高密度或等密度影,边界清楚,分叶状或球状,注射造影剂可见均匀明显的强化。MRI 扫描为等 T_1、等或稍长 T_2 信号,边界清楚,增强后可见"脑膜尾征"。

(3)神经源性肿瘤:如听神经鞘瘤、三叉神经鞘瘤等。前者多位于脑桥小脑角,常以耳聋、耳鸣起病,MRI 增强扫描可见肿瘤明显强化,多见内听道扩大。三叉神经鞘瘤位于颅中窝,MRI 增强明显且伴有卵圆孔扩大。

(4)皮样囊肿:好发于中线部位,内含脂肪、毛发、骨骼、牙齿等成分,CT、MRI 较易鉴别。

(5)胶质瘤:位于松果体区的胶质瘤有时在 CT 表现为低密度,MRI 表现为长 T_1 长 T_2 信号,不易鉴别,但增强扫描多有强化,且伴有瘤周水肿。

7.治疗

(1)治疗目的:由于表皮样囊肿缺乏血供,组织脆软,应力争将囊肿及囊壁完全切除。有些肿瘤,如果肿瘤体积较小,无颅腔内扩散或感染,与周围组织粘连轻微,特别是位于第四脑室者,手术可望全切。但如果肿瘤体积过大,与周围神经、血管、脑组织粘连严重,尤其在蛛网膜下腔生长广泛者,应避免全切除,实行次全切除或部分切除。

(2)手术入路:视病变部位不同选择最佳入路。脑桥小脑角病变可采用枕下乙状窦后入路,第四脑室病变可采用枕下后正中入路,第三脑室病变可采用经前纵裂—胼胝体入路,侧裂池和鞍区病变可采用经翼点—侧裂入路。

(3)手术方法：表皮样囊肿脆而软，血供少，易摘除或吸出，应先切除病变的中央部分使包膜塌陷，而后再分块切除病变包膜；当脑神经被包裹时，不宜使用 CUSA 以免造成神经损伤；如包膜与重要结构粘连紧密时，可残留少量包膜，而不强求全切除。切除病变时，周围组织应以棉片保护、防止肿瘤碎屑随脑脊液扩散。切除后用盐水反复冲洗，以防术后无菌性脑膜炎。

(4)术后并发症：由于囊内容物含脂肪酸及胆固醇，对脑组织产生化学性刺激，所以手术后最常见的并发症是无菌性脑膜炎，Yasagil 手术组报告 15％有此并发症。对此，术后给予激素治疗，反复腰椎穿刺或引流，一般都可控制。此外，尚有感染、脑积水、脑神经麻痹等并发症。

患者预后一般较好，如肿瘤能够全切，复发可较晚出现，部分病例数年以后才复发。

(三)皮样囊肿

1.病理　皮样囊肿一般为球形，或呈分叶状、界限清楚，偶与脑组织有紧密粘连。囊壁光滑较厚，常有瘤组织呈乳头状突入腔内，少数有钙化，囊内含有凡士林样脂性物质，呈淡黄色或灰黄色，黏稠半流体状态，囊内可有皮脂腺和毛发结构。伴有皮瘘的发生率较表皮样囊肿者多，尤其椎管内，皮瘘多位于中线，偶发于侧位。

镜检囊壁外层为复层鳞状上皮细胞，其基底层含有较多的纤维组织及真皮层，含有皮脂腺、汗腺、毛囊及毛发结构。囊内容物为湿腻的油脂样物质，混有毛发。与皮肤相连的狭窄通道(皮毛窦)通常为上皮细胞覆盖，含有皮肤的腺样结构。

2.发生部位　皮样囊肿好发于中线部位，推测可能与其发生学相关。由于生长缓慢，因而肿瘤易朝阻力最小的方向生长，如脑池、脑沟和脑裂等。颅内皮样囊肿中有 1/3 发生于第四脑室，此外三脑室、颅底也可累及。发生于小脑蚓部及邻近脑膜和马尾部的皮样囊肿，常伴有皮毛窦。

在椎管内，多发于腰骶段，肿瘤可位于髓内，亦可位于髓外。

3.发生率、性别及年龄　本病很少见，仅占颅内占位性病变的 0.1％～0.7％。发生率为表皮样囊肿的 1/10～1/4，性别无显著差异。多见于儿童，大多数在 30 岁以前发病。

4.临床表现　由于肿瘤生长缓慢，临床进展较慢，从出现症状到确诊平均要 6.8 年；但若因囊肿增大阻塞脑室，则病情发展迅速，自出现症状到就诊时间多在 1 年之内。

最常见的临床表现是头痛和癫痫，其他临床表现与肿瘤所在部位、大小及机体对其内容物的反应有关。肿瘤较小时可无明显症状，随着肿瘤增大则可逐渐出现头痛、呕吐等颅内高压症状。鞍区肿瘤常有视交叉变形，从而引起视力、视野障碍，有时肿瘤可引起垂体功能异常。约 1/3 的皮样囊肿发生于第四脑室，导致头痛、共济失调、走路不稳等。侧脑室皮样囊肿非常罕见，常引起神经精神症状。岩骨皮样囊肿可引起面瘫、三叉神经痛等。若囊肿内容物外漏，可引起无菌性脑膜炎，患者表现出头痛、畏光、颈强等类似细菌性脑膜炎的症状。

颅后窝皮样囊肿常伴有皮毛窦，有索条状窦道与肿瘤相连。皮下感染时，细菌可通过皮毛窦进入颅内导致颅内感染，可并发脑膜炎，甚至形成脑脓肿。颅外症状主要见于儿童，表现为无痛性头皮下肿物。

5.辅助检查

(1)CT 扫描：常表现为境界清楚的圆形均匀低密度病灶，CT 值可为 0～150Hu，内含密度较低的脂肪密度影，注射造影剂后病灶不强化。当有皮毛窦与皮下相通时可见颅骨中断(图 3—63)。有时可见病变含高密度钙化灶。

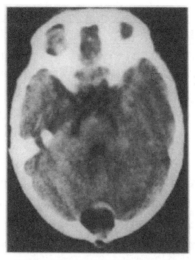

图 3-63 CT 示颅后窝硬膜外的皮样囊肿与皮毛窦相连

(2)MRI 检查:典型的 MRI 表现是 T_1 加权像呈高信号,T_2 加权像呈低信号或高信号。依据囊肿内容物的成分不同,含有脂质成分时表现为高信号,含毛发较多时则呈现低信号,脂肪抑制序列显示低信号。增强扫描病灶强化不明显,少数可见囊壁强化(图 3-64)。

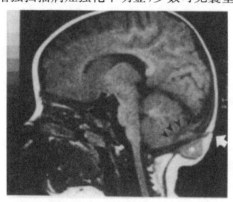

图 3-64 MRI 示颅后窝的硬膜外皮样囊肿与皮下皮样囊肿相连,白色箭头为皮毛窦

6.诊断和鉴别诊断 根据发病年龄及临床特点,特别是儿童枕部皮肤有窦道形成的,应考虑皮样囊肿。无皮毛窦者,可根据患者 CT、MRI 检查做出诊断。皮样囊肿需与以下疾病鉴别:

(1)表皮样囊肿:多发生于成年人,好发部位为脑桥小脑角、鞍区等。密度和信号与脑脊液相似,CT 及 MRI 扫描可予鉴别(表 3-5)。

表 3-5 表皮样囊肿与皮样囊肿的鉴别

鉴别要点	皮样囊肿	表皮样囊肿
发病率	占颅内占位性病变的 0.2%~0.7%	占颅内占位性病变的 1.2%~1.9%
性别	男性等于女性	男性略多于女性
年龄	儿童多见	多见于 20~50 岁的成年人
起源	外胚层	外胚层

鉴别要点	皮样囊肿	表皮样囊肿
好发部位	中线部位	中线外侧部位
合并先天畸形	约有50%常合并有先天性畸形	不常见
CT	极低密度	低密度
MRI	T_1高信号，T_2等信号	T_1、T_2与脑脊液等信号
增强扫描	可有中等强化	少有强化
MR信号特点	信号混杂	信号均匀
囊壁	含有皮肤附属结构	仅为鳞状上皮
内容物	角质、胆固醇、毛发、皮脂腺	角质、胆固醇
并发脑膜炎特点	可发生反复细菌性脑膜炎	多为无菌性脑膜炎
恶变率	非常罕见	有病例报道
生长特点	鳞状上皮脱屑和皮脂腺、汗腺分泌	鳞状上皮脱屑

（2）脂肪瘤：少见，常位于中线附近，以胼胝体最多见。常合并其他中枢神经系统先天畸形，如脊柱裂、颅骨缺损等。

（3）畸胎瘤：最常见于松果体区，CT平扫可见脂肪、软组织、钙化影，增强后多有强化。MRI显示长T_1长T_2混杂信号，增强可见不均匀强化。

7.治疗　以手术治疗为主。对合并有枕部皮肤病变特别是皮肤隧道形成者，应尽快手术以防止感染。手术应尽量全切，若肿瘤和周围血管、神经等重要结构时粘连紧密时，可做次全切除或部分切除。术中应注意保护周围组织，避免囊肿内容物外漏引起无菌性脑膜炎等术后并发症。发生于硬脑膜外的皮样囊肿并伴有皮毛窦者勿切开硬膜，以免感染，同时皮肤窦道也应一并切除。

术后常见的并发症有无菌性脑膜炎、脑室炎，常由内容物外溢刺激机体引起。此外尚有感染、脑积水、局部神经功能缺损等并发症。

肿瘤切除后一般预后良好，复发较晚，癌变率较表皮样囊肿低，癌变者以鳞状细胞癌多见。

二、畸胎瘤

颅内畸胎瘤（intracranial teratoma）为中枢神经系统罕见肿瘤，2007年WHO中枢神经系统肿瘤分类将其归于生殖细胞肿瘤类，属于交界性或未定性的肿瘤，分为成熟畸胎瘤、未成熟畸胎瘤和畸胎瘤伴恶性转化，其中成熟畸胎瘤属于良性范畴，未成熟畸胎瘤和畸胎瘤伴恶性转化属于恶性范畴。

（一）病理和部位

颅内畸胎瘤常发生在大脑近中线部位，80%左右的畸胎瘤出现在第三脑室脑室周围，约半数发生于松果体区，其次是鞍区。亦可见于小脑，偶见于大脑半球或侧脑室内。

巨检肿瘤呈球形或结节状，表面光滑，囊壁坚韧。肿瘤内各部硬度不一致，可有囊性变。镜下可见肿瘤内含三个胚层组织，包括外胚层的神经组织、复层上皮组织及牙齿；中胚层的骨、软骨、脂肪及结缔组织；内胚层的消化道腺，甲状腺腺体等。这些组织的分化程度决定了畸胎瘤的成熟程度。未成熟畸胎瘤由分化程度不同的未成熟组织组成。

畸胎瘤伴恶性转化内含恶性肿瘤的转化基因,多转化为横纹肌肉瘤或未分化肉瘤,鳞状上皮细胞癌及肠腺癌少见。

(二)发病率、性别、年龄

颅内畸胎瘤少见,约占颅内肿瘤的 0.5%,占生殖细胞肿瘤的 20%。80%~90%患者在 25 岁以下,发病高峰为 10~14 岁,男性明显多于女性。

(三)临床表现

松果体区畸胎瘤易阻塞脑脊液循环,患者颅内压增高症状明显,自发病至就诊大多在半年以内。其他部位者则病程稍长。位于松果体区肿瘤增大可压迫中脑顶盖出现帕瑞诺综合征(Parinaud syndrome),表现为眼球共轭运动受损,上视不能,有时有共济失调等,亦可有性早熟。位于鞍区的肿瘤典型临床表现为视力,视野改变,常有尿崩症,生长迟缓等症状。位于脑实质内者依其所在部位产生相应症状。

(四)辅助检查

1. 血液检查　未成熟性的畸胎瘤能分泌微量的 β—人绒毛膜促性腺激素(β—human chorionic gonadotropin,β—HCG)和甲胎蛋白(AFP),血 β—HCG 及 AFP 的阳性率较高,一般为轻中度增高,畸胎瘤伴恶心转化 AFP 可明显升高。肿瘤切除后两者可有不同程度的下降,肿瘤全切除的患者可降至正常。

2. 影像学检查　头颅 X 线片多显示颅内压增高,有的可见钙化,个别有牙齿影像。CT 扫描示肿瘤形态不规则,大多为团块状、结节状圆形或者类圆形影,密度不均,部分边界不清,内可有钙化、低密度囊变,位于鞍区者可见鞍底骨质破坏,增强扫描示不均匀强化。MRI 检查:畸胎瘤的 MRI 信号复杂,多为不规则长 T_1、长 T_2 混杂信号,部分边界不清楚,可有多房囊变。增强扫描示不均匀强化,脂肪抑制像肿瘤不消失。

(五)治疗

成熟畸胎瘤手术切除肿瘤可以治愈。松果体区肿瘤可采取 Poppen 入路、胼胝体穹窿间入路等,后者更容易保护大脑大静脉,易于全切除肿瘤。丘脑底节区肿瘤可采取胼胝体侧脑室入路或脑室额角造瘘入路,鞍区肿瘤可采用额底＋纵裂入路。肿瘤体积较大或贴近重要神经血管难以全切时,可行脑室腹腔分流术以缓解颅内压增高。

未成熟畸胎瘤和具有恶性转化的畸胎瘤提倡先化疗,待瘤体缩小并周围浸润局限后再行手术治疗。术后辅以放、化疗可明显延长患者的生存时间。术前及术后的化疗方案均可采用"TPI"方案。对于年龄小于 3 岁的,放疗应视为禁忌,尤其是全脑全脊髓放疗。可先行化疗,待患者能够耐受放疗时再行放疗。

三、脊索瘤

脊索瘤(chordoma)为一种罕见肿瘤,虽分属于骨肿瘤,占所有骨肿瘤的 1%~4%,但通常发生于中枢神经系统。虽然被认为是一种低级别的肿瘤,脊索瘤表现出极易复发的特性,其临床特点与恶性肿瘤类似。Lushka 于 1856 年首次对脊索瘤作出描述:当镜下观察时,此类肿瘤细胞内有特殊的空泡样结构,故也称囊泡内生性骨疣(ecchordosis physaliphora)。1858 年 Müller 确认本病起源于胚胎脊索结构的残余组织,至 1890 年 Ribbert 将其正式命名为脊索瘤。

胚胎在发育第 4 周时出现脊索结构,上端分布于颅底的蝶骨和枕骨处,部分与蝶鞍上部的硬脑膜相衔接,在枕骨部分可达到其舌咽面,一部分亦可位于颅底骨板和咽壁之间;脊索下端分布于骶尾部的中央和中央旁等处。在胚胎第7周时脊索开始退化,残留为正常人椎间盘的髓核。然而在上端的蝶枕部和下端的骶尾部常可在胚胎后期和出生后仍不完全消退,甚至可保持到成年期。这些脊索残余结构较多见于蝶骨、枕骨底部及其软骨结合处的周围、骶尾部及其余各段脊柱。

脊索瘤一度被认为其骶尾部发病多于颅底发病。近年来研究表明脊索瘤在颅底、各段脊柱、骶尾部发病率接近(分别为32%,32.8%,29.2%)。脊索瘤约占骶尾部原发肿瘤的50%。之所以推断脊索瘤可能来源于残余脊索结构,是因为脊索瘤的好发部位和这些脊索残余结构的部位相吻合。

(一)病理

颅底部的肿瘤起初在硬膜外生长,上面覆盖有包膜,底部浸润破坏颅底的骨质和侵犯神经。骶尾部肿瘤在椎骨和椎间浸润破坏。肿瘤多呈分叶状,表面光滑,触之有润滑感,灰白色,质软硬不等,早期分界多较清楚,晚期界限不清。切面可见大小不等的囊腔,内含半透明胶冻样或黏液样物质,纤维组织分隔为小叶,可有钙化,常见陈旧性出血、坏死和囊性变。瘤组织质软者产生黏液较多,倾向于良性,质硬者可能钙化较多,恶性倾向较大。

镜检肿瘤细胞可呈立方形、片状多角形或圆形。脊索瘤细胞以胞浆呈空泡状为主要特征,内含有黏液,即所谓的囊泡状细胞(Physaliphorous cell),其PAS染色或胭脂红染色呈阳性。细胞密集、黏液很少且有核分裂者,为恶性脊索瘤,约占10%。肿瘤细胞的免疫学检查表现为S-100阳性及上皮样标记物(如上皮细胞膜抗原MUC1和细胞角质素)阳性。但目前研究表明良性脊索瘤和软骨肉瘤的S-100均表现出免疫活性,这使得两者的鉴别比较困难。此外,脊索发育转录因子可能是脊索瘤新的标记物。

根据不同的病理特征,通常将脊索瘤分为三类:经典型、软骨样型和未分化型。其中经典型通常表现为质软、灰白色、分叶状肿瘤,细胞簇间有纤维组织分隔。软骨样型常兼具脊索瘤和软骨肉瘤的特点。

(二)流行病学

脊索瘤的人群发病率较低(0.08/100000),好发于男性,男女比例为2:1。以50~60岁中年人居多,40岁以前发病的患者较少,儿童患病率尤低(仅占所有脊索瘤患者的5%)。颅内脊索瘤常见于年轻人,这可能是由于颅内脊索瘤较骶尾部脊索瘤较早出现症状。

(三)临床表现

脊索瘤呈惰性生长,病程较长,平均在3年以上,患者就医时肿瘤体积常常已经很大。肿瘤的临床表现不一,与其位置有关。颅底脊索瘤多生长于斜坡,患者常表现有脑神经麻痹。如果脊索瘤体积较大或累及鞍区,患者可能出现内分泌异常,颅高压症状常出现较晚。侵袭脑组织者较少,肿瘤向鼻咽部发展突出,13%~33%的病例可发现鼻咽部肿物。脊柱或骶尾部的脊索瘤可表现为与脊髓节段相关的深部疼痛或放射痛。由于肿瘤生长缓慢且症状不具特异性,有时患者直到出现肠道或膀胱功能障碍才就诊。

1.斜坡部肿瘤 主要表现为Ⅴ~Ⅶ脑神经损害症状。因肿瘤常偏于一侧,神经症状以患侧为重。常伴有对侧锥体束征及感觉障碍,亦可累及两侧。

2.中颅窝肿瘤 肿瘤位于中颅窝者,主要表现为眼动神经麻痹,尤以展神经受累较多见,并常压迫视束或视神经,出现对侧偏盲、原发性视神经萎缩、视力减退等。肿瘤亦可累及三叉神经。

3. 鞍区肿瘤　压迫视神经、视交叉产生视神经原发性萎缩、视力减退、双颞侧偏盲等。并多有内分泌功能障碍，主要表现为阳痿（男性）、闭经（女性）、体重增加等。

4. 骶尾部肿瘤　首先起源于骶骨中心部，虽然可向后发展至骶部后方皮下，但却更多向骶前发展，可形成较大肿块，并浸润腹膜后软组织，推压直肠和膀胱而产生相应症状。当肿瘤侵犯骶管的神经根时，可产生骶神经的根性疼痛，并向下肢放射，或出现会阴部的感觉异常。

5. 远处转移　5%的脊索瘤可转移至肺、骨、皮肤、脑等组织，但肿瘤远处转移患者的生存时间并未因此缩短。

（四）辅助检查

1. 脑脊液检查　压力多不增高，蛋白量及细胞大多正常。

2. 头颅 X 线检查　斜坡、鞍背、后床突、岩骨尖、中颅窝底、蝶骨大翼、蝶鞍、蝶窦等大多可见广泛的骨质破坏，约 1/3 可见斑状或片状钙化。

3. 脑血管造影　斜坡部肿瘤者行椎动脉造影可显示基底动脉向背侧移位，或同时有侧移。幕上肿瘤者行颈动脉造影可显示颈内动脉虹吸段拉直抬高，中颅窝肿瘤者可见大脑中动脉向上移位。

4. CT 扫描　可显示颅底部高密度或混杂密度肿瘤影像，常见钙化。生长于脊柱的肿瘤中心位于椎体，沿中线生长，有骨质破坏，表现为中心位于椎体的肿块。

5. MRI 检查　T_1 加权示骨化中心呈略低信号或等信号影，T_2 加权常呈高信号影，注射造影剂后肿瘤呈均匀增强（图 3—65）。

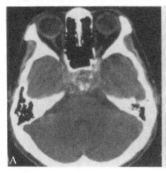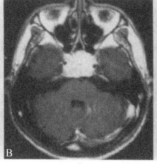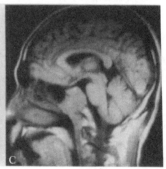

图 3—65　CT/MR 扫描

A. 示鞍区不均质密度肿瘤，内有散在钙化，后床突骨质破坏。MR 增强扫描；B. 示肿瘤显著强化。T_1 加权；C. 示肿瘤呈等信号

6. 病理活检　手术前细针穿刺病理活检被认为是确诊的金标准，但行穿刺时需注意避免肿瘤他处种植。

（五）诊断

长期头痛，特别是中年人有多组脑神经受累者，应考虑本病。如于影像学检查上见到颅底骨质破坏或并有钙化、病理活检见到空泡样细胞、免疫分析符合者诊断大多可以确立。

有鼻咽部肿物者需与鼻咽癌相鉴别，后者病程较短，做活检可明确诊断。斜坡部肿瘤者有时需与前庭神经施万细胞瘤、脑膜瘤相鉴别。鞍区者需与垂体瘤、颅咽管瘤等相鉴别。骶尾部区域脊索瘤需与骨肉瘤相鉴别，前者侵袭邻近椎体时常经过椎间盘，后者通常无此表现。

（六）治疗

手术切除肿瘤可以有效缓解脊索瘤的占位效应，不同区域的肿瘤手术策略不同。肿瘤局部复发与患者整体预后相关，首次手术的范围直接影响治疗效果。有效的术后辅助治疗可显著改善患者预后。

1.颅内脊索瘤的手术治疗　由于肿瘤广泛侵犯颅底，且常累及多条脑神经，手术困难，且大多不能完全切除，术后体征亦多不能恢复。斜坡区肿瘤可经蝶、经上颌窦、经口、经鼻咽腔等切除，尤其是经鼻神经内镜肿瘤切除技术得到了一定应用。对于侵袭到邻近神经、血管组织的脊索瘤，合理的手术策略为尽可能减少对神经功能的损伤，即便局灶有少量肿瘤组织残留。术后可考虑辅以立体定向治疗或放疗。前颅窝底脊索瘤术后常出现脑脊液漏，新的局部补片修补技术可有效预防该并发症的发生。

2.骶尾部脊索瘤的手术治疗　目前认为，不破坏囊壁的脊索瘤全切除可以减少因囊壁破坏造成的肿瘤种植，从而降低术后复发风险。对于肿瘤的根治性全切除，其效果明显好于对于肿瘤的次全切除（局部肿瘤复发时间分别为 2.27 年和 8 个月）。手术入路选择取决于病变累及的范围。位于骶髂关节以下的脊索瘤可通过会阴后暴露入路以达到全切，且可避免繁琐的脊柱重建。骶尾部脊索瘤常侵犯直肠周围脂肪、坐骨直肠间隙、肛周间隙和臀部肌肉，因此手术很难做到肿瘤全切，术后复发难免。骶尾部手术术后可有大小便功能障碍，术中应注意保护骶部神经。

总体而言，目前外科手术治疗不能只追求肿瘤全切，而应同时考虑神经功能保护以改善患者生存质量。

3.脊索瘤的放射治疗　未达到手术全切的脊索瘤术后复发概率较高。低剂量放疗对减少肿瘤复发有一定效果；高剂量质子或带电粒子可使得肿瘤局部获得足够的射线暴露，且对周围组织损伤较少，较传统的质子射线效果好。

4.脊索瘤的化学治疗　化学治疗对于脊索瘤的效果尚不确定。不同报道表明蒽环霉素、顺铂、烷化剂、喜树碱类似物对脊索瘤（尤其未分化型脊索瘤）有效。分子生物学证实脊索瘤细胞存在过度表达的血小板源生长因子受体（platelet－derived growth factor receptor，PDG-FR）、酪蛋白激酶受体（tyrosine－protein kinase receptor，KIT receptor）及表皮生长因子受体（epidermal growth factor receptor，EGFR），有研究显示 KIT 受体抑制剂（如伊马替尼）可以抑制脊索瘤的生长。

（七）预后

根据 SEER（surveillance，epidermiology and end results）数据库的研究显示：无论种族与性别，脊索瘤患者的中位生存期为 6.29 年，5 年、10 年、20 年生存率分别为 67.6%、39.9%、13.1%。

参考文献

[1]唐朝芳,毛素芳.神经外科颅脑术后并发手术部位感染患者抗菌药物的应用分析[J].中国实用神经疾病杂志,2014(02):16—18.

[2]苏海涛,柳爱军,王志军.早期综合治疗颅脑损伤致颈性眩晕、头痛的临床研究[J].中国实用神经疾病杂志,2014(06):29—30.

[3]刘玉光.简明神经外科学[M].济南:山东科学技术出版社,2010.

[4]雷霆.神经外科疾病诊疗指南 第3版[M].北京:科学出版社,2013.

[5]杨春伍,刘爱举,顾汉印,丁玉.20例大面积脑梗死临床分析[J].中国实用神经疾病杂志,2013(22):35—36.

[6]赵世光.神经外科危重症诊断与治疗精要[M].北京:人民卫生出版社,2011.

[7]张宏兵,苏宝艳,王晓峰,李加龙,王军,张坤虎.急性小脑出血伴脑疝53例临床分析[J].中国实用神经疾病杂志,2014(04):75—76.

[8]蒋宇钢.神经外科手术及有创操作常见问题与对策[M].北京:军事医学科学出版社,2009.

[9]王国芳,朱青峰.后颅窝手术后颅内感染12例分析[J].中国实用神经疾病杂志,2012(23):20—21.

[10]陈礼刚,李定君.神经外科手册[M].北京:人民卫生出版社,2011.

[11]杨春伍,刘爱举,顾汉印,丁玉.20例大面积脑梗死临床分析[J].中国实用神经疾病杂志,2013(22):35—36.

[12]黄焕森,高崇荣.神经外科麻醉与脑保护[M].郑州:河南科学技术出版社,2012.

[13]徐圣君;赵晓平.老年脑卒中患者并发肺部感染60例临床分析[J].中国实用神经疾病杂志,2013(24):22—24.

[14]赵继宗.神经外科学 第二版[M].北京:人民卫生出版社,2012.

[15]冯毅,蔡冰,白西民,党俊涛,杜春亮.高血压脑出血术后再出血的影响因素分析[J].中国实用神经疾病杂志,2014(19):7—9.

[16]张其利,张守庆,王泉相.实用神经外科诊疗指南[M].北京:中医古籍出版社,2009.

[17]李义游.血管栓塞术在脑动脉瘤患者中的综合应用价值研究[J].中国实用神经疾病杂志,2014(13):33—35.

[18]北京协和医院.神经外科诊疗常规 第二版[M].北京:人民卫生出版社,2012.

[19]李春晖,邸辉,王佳良.神经外科手术治疗学[M].上海:第二军医大学出版社,2010.